临床常见
心电图案例分析

U0309566

刘 凯 赵信科 主编

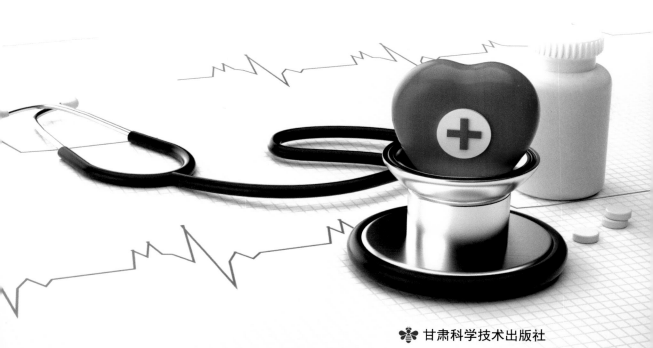

甘肃科学技术出版社

图书在版编目（CIP）数据

临床常见心电图案例分析 / 刘凯，赵信科主编 . --
兰州 ： 甘肃科学技术出版社，2022.12
ISBN 978-7-5424-2962-9

Ⅰ. ①临… Ⅱ. ①刘… ②赵… Ⅲ. ①心电图—病案
—分析 Ⅳ. ①R540.4

中国版本图书馆CIP数据核字（2022）第145670号

临床常见心电图案例分析

刘 凯 赵信科 主 编

责任编辑 马婧怡
封面设计 雷们起

出 版 甘肃科学技术出版社
社 址 兰州市城关区曹家巷1号 730030
电 话 0931-2131575（编辑部） 0931-8773237（发行部）

发 行 甘肃科学技术出版社 印 刷 兰州万易印务有限责任公司
开 本 787毫米×1092毫米 1/16 印 张 22.75 插 页 1 字 数 460千
版 次 2023年9月第1版
印 次 2023年9月第1次印刷
印 数 1~2000
书 号 ISBN 978-7-5424-2962-9 定 价 68.00元

编委会

主　审：李应东

主　编：刘　凯　赵信科

副主编：陆玉琴　邢喜平　陈凤琴

编　委：纪召娟　徐晓东　陈舜宏　史慧芳

　　　　张雪银　赵会林　王　薇　霍耀辉

序

  常规体表心电图是利用心电图机从体表记录心脏每一心动周期所产生的电活动变化的技术。心电图是诊断心律失常、心肌缺血、心肌梗死等疾病的重要依据。对临床心电图的正确识别是一位合格临床医生必备的技能。心电图是心脏生物电活动的反应,涉及心脏综合电向量的瞬时变化,由于心脏电活动变化的复杂性决定了心电图变化的多样性及难准确识别性,所以掌握临床心电图的正确识别是临床医生人才培养的难点。

  甘肃中医药大学附属医院心血管中心为国家级心血管重点专科,其医疗人员承担着甘肃省心血管人才培养的职责。为便于在培训中,使被培训人员快速掌握临床常见心电图的识别,心血管中心医疗人员收集了典型的常见临床心电图,明确诊断后,逐条列出诊断依据,重点阐释其出现异常的机制,并解析机制同异常心电图表现的联系编写了本书。全书由浅入深、环环紧扣,重点突出分析临床常见心电图,使读者通过机制去推理心电图的异常表现,将晦涩难懂、枯燥乏味的心电图基础理论知识与临床常见心电图表现紧密结合在一起,在分析心电图的过程中融会贯通,在理解的基础上灵活应用。本书列举了临床中常见的心电图,涉及范围全面,作为学习心电图的识别工具书,具有内容详尽、案例典型、图文并茂、重点突出、指导性强的特点,希望能为医学生、规培及进修医生和临床各科医师提供有力帮助。

李应东

前　言

心电图在临床中应用广泛,尤其在住院患者中作为常规检查,是各种检查中最便捷、最直观、重复性最好的无创且经济的检查方法。心电图在疾病的诊断中起到非常重要的指导作用,尤其是对心律失常的诊断,对于疾病的诊断、用药以及病情的判断均有一定的指导作用。心电图的诊断是每位临床医生、心电诊断医生必须掌握的技能。然而,对于初学者来说,心电图的诊断较为困难,尤其是心电图的基础知识比较复杂,有些心电图理论不易理解。目前已出版的心电图书普遍理论知识扎实,但选用的病例较少,有时只凭借理论无法真正理解心电图的诊断。鉴于此,我们收集了500余份的心电图,结合理论,对每份心电图作出了较为明确的诊断及详细的诊断依据。

全书理论联系实际,图片资料丰富,注重实用,参考陈清启教授等编写的《心电图学》基础理论,对各种类型心电图进行分类编辑。本书分为窦性心律失常、期前收缩、室上性心动过速、室性心动过速、宽QRS心动过速的鉴别诊断、心房颤动、心房扑动、心室扑动、心室颤动、逸搏及逸搏心律、加速性逸搏及逸搏心律、心脏阻滞、急性心肌梗死、急性心肌梗死合并心律失常、预激综合征、特殊心电图、常见临床相关疾病心电图等。章节对于期前收缩着重编写,将房性期前收缩、室性期前收缩进行详细分型,对于房性期前收缩和室性期前收缩的起源作了详细的介绍,并附图,对每份心电图作了详细的解释,对于判断期前收缩起源点更直观、更简便,适合各级、各类、各专业医护技人员阅读、参考。

本书在刘凯教授的带领下,在李应东教授的指导下进行编写,在编写过程中,得到了本院心电图室及定西市人民医院心电图室的大力支持,尤其在收集心电图方面做了大量工作,在此谨表衷心感谢。书中疏漏不妥之处,敬请各位专家及广大读者批评指正。本书的出版由国家中医药管理局重大疑难疾病中西医临床协作项目——难治性高血压项目资助。

目　　录

第一章　窦性心律失常

第一节　概　述

　　窦房结是一个位于上腔静脉及高位右心房侧壁间、心外膜下的扁椭圆形结,具有最高的固有发放冲动频率和自律性的特征,是心脏一级(最高级)起搏点。凡起源于窦房结的心脏节律,称为窦性心律(Sinus rhythm)。窦性心律属于正常节律。

一、窦性心律的心电图特点

　　1.P波在Ⅰ、Ⅱ、aVF、V_{4-6}导联直立,aVR导联倒置。

　　2.P波规律出现,即P-P间距基本均齐,在一定时间内(一般为10s),P-P间距相差<0.12s。

　　3.P波后继以下传的QRS波群,P-R间期≥0.12s且保持恒定。

　　4.频率:60~100次/min。

二、示例

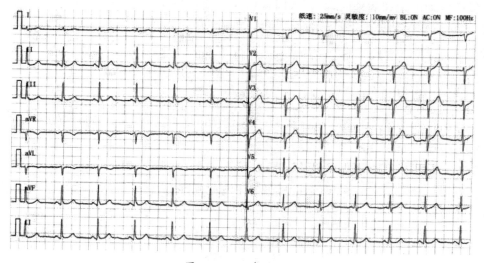

图1-1-1　正常心电图

【心电图诊断】

a.窦性心律:72次/min。

b.正常心电图。

【诊断依据】

该图中P波在Ⅰ、Ⅱ、aVF、V$_{4-6}$导联直立,aVR导联倒置,P波规律出现,即P-P间距基本匀齐,P波后继以下传的QRS波群,P-R间期≥0.12s且保持恒定,HR72次/min,在60~100次/min,符合正常心电图心电图表现。

三、窦性心律失常

在生理和病理情况下,窦房结激动形成异常或窦性激动传导障碍,产生窦性心律失常。包括窦性心动过速、窦性心动过缓、窦性心律不齐、窦性游走节律、窦性并行心律、窦性停搏和窦房传导阻滞等窦性心律失常。

第二节　窦性心动过速

不同年龄段诊断窦性心动过速的标准不同,成人的窦性心动过速:窦性心律超过100次/min;出生婴儿的窦性心动过速:窦性心律超过150次/min;2岁儿童的窦性心动过速:窦性心律超过125次/min;4岁儿童的窦性心动过速:窦性心律超过115次/min。

一、窦性心动过速的原因

包括生理因素和病理因素,生理因素包括烟、酒、茶及咖啡的摄入以及运动、精神紧张等;病理因素包括发热、贫血、缺氧、感染、出血、低血压、休克、疼痛、甲状腺功能亢进、心肌炎、心功能不全等。

二、心电图表现

1.频率快而规律的窦性P波,频率在100次/min以上,最高可达160次/min,偶有180次/min。

2.P-R间期相应缩短,但仍>0.12s。

3.有时可伴有继发性ST段轻度压低和T波振幅降低,Q-T间期缩短,但用心率校正的QTc正常。

三、示例

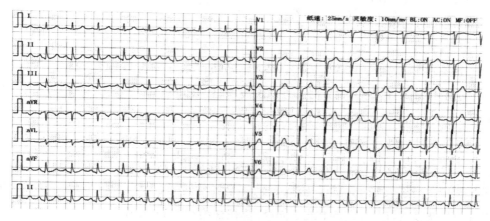

图 1-2-1 窦性心动过速（成人）

【心电图诊断】

a.窦性心律：104次/min。

b.窦性心动过速。

【诊断依据】

该患者64岁，图中P波在Ⅰ、Ⅱ、aVF、V$_{4-6}$导联直立，aVR导联倒置，P波规律出现，即P-P间距基本匀齐，P波后继以下传的QRS波群，P-R间期≥0.12s且保持恒定，HR104次/min，在100次/min以上，符合窦性心动过速心电图表现。

四、鉴别诊断

当窦性心动过速的频率>150次/min时，应与阵发性房性心动过速和心房扑动伴2:1房室传导相鉴别。

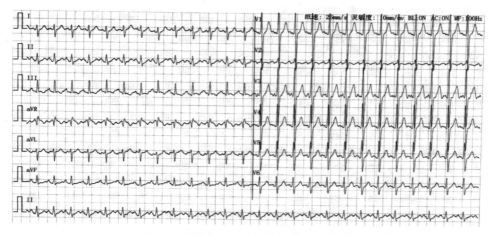

图 1-2-2 窦性心动过速（>150次/min）

【心电图诊断】

a.窦性心律:154次/min。

b.窦性心动过速。

【诊断依据】

该患者49岁,图中P波在Ⅰ、Ⅱ、aVF、V$_{4-6}$导联直立,aVR导联倒置,P波规律出现,即P-P间距基本匀齐,P波后继以下传的QRS波群,P-R间期≥0.12s且保持恒定,HR154次/min,在150次/min以上,符合窦性心动过速心电图表现。

(一)阵发性房性心动过速

窦性心动过速发作时的P波形态与发作前的P波形态一致,心律不是绝对匀齐,心率呈逐渐性变化,按压颈动脉窦可逐渐减缓,不会突然转为正常。而阵发性房性心动过速发作时的P波形态与发作前的P波不同,心律往往绝对匀齐,按压颈动脉窦可突然转为窦性心律或按压无效。

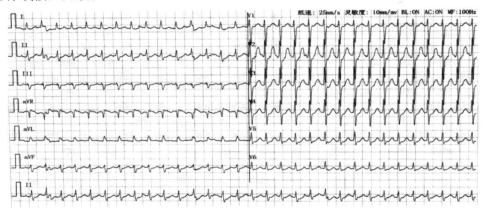

图1-2-3　阵发性房性心动过速

【心电图诊断】

a.异位心律:平均心室率179次/min。

b.阵发性房性心动过速。

c.ST段改变。

d.异常心电图。

【诊断依据】

a.窦性P波消失,P'波不易辨别,心律绝对匀齐,QRS波群形态正常,心室率179次/min,符合阵发性房性心动过速心电图表现。

b.广泛导联ST段压低0.1~0.2mV,符合ST段改变心电图表现。

(二)心房扑动伴2:1房室传导

窦性心动过速发作时的P波形态与发作前的P波形态一致,心律不是绝对匀齐,心率呈逐渐性变化,按压颈动脉窦可逐渐减缓,不会突然转为正常。心房扑动伴2:1房室传导发作时的P波形态与发作前的P波形态不一样,心律往往匀齐,按压颈动脉窦可减缓房室传导,可显示F波。

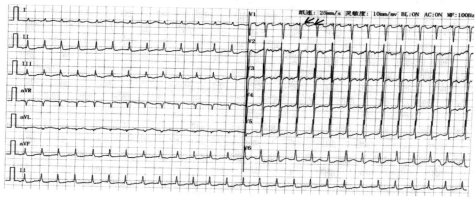

图1-2-4 心房扑动(2:1)

【心电图诊断】

a.异位心律:平均心室率156次/min。

b.心房扑动(2:1)。

c.ST-T改变。

d.异常心电图。

【诊断依据】

a.窦性P波消失,代之以大小相等、方向一致、形态一致的F波(箭头处)(图1-2-4)出现,以 V₁ 导联最为明显,以2:1比例下传,心律绝对匀齐,QRS波群形态正常,心室率156次/min,符合心房扑动心电图表现。

b.广泛导联ST段压低约0.05mV,T波低平,符合ST-T改变心电图表现。

第三节 窦性心动过缓

一、概念

成人窦性心动过缓的心率在60次/min以下称为窦性心动过缓,一般为45~59次/min,如果<40次/min,应多考虑是否伴有2:1窦房传导阻滞。

二、病因

1.生理性因素

正常人安静睡眠时、部分高强度体力劳动者或运动员等。

2.病理性因素

常见于中枢神经系统疾病、急性下壁心肌梗死、病态窦房结综合征、甲减、服用减慢心率的某些药物如心得安、洋地黄、麻醉药等。

三、心电图表现

1.窦性P波频率在60次/min以下,一般为45~59次/min;<45次/min为严重的窦性心动过缓。

2.P-R间期正常或稍延长,每一个P波之后紧随一个正常的QRS波群。

3.Q-T间期相应延长,但校正后QTc正常。

4.常伴有窦性心律不齐或出现逸搏、干扰性房室脱节。

四、示例

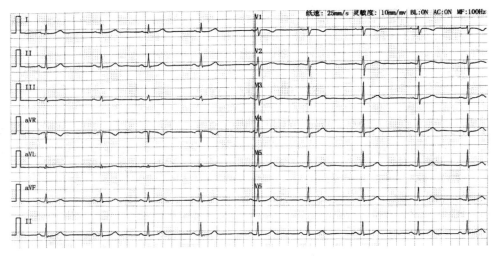

图1-3-1　窦性心动过缓

【心电图诊断】

a.窦性心律:51次/min。

b.窦性心动过缓。

c.异常心电图。

【诊断依据】

该图中P波在Ⅰ、Ⅱ、aVF、V$_{4-6}$导联直立,aVR导联倒置,P波规律出现,即P-P间距基本匀齐,P波后继以下传的QRS波群,P-R间期≥0.12s且保持恒定,HR51次/min,<60次/min,符合窦性心动过缓心电图表现。

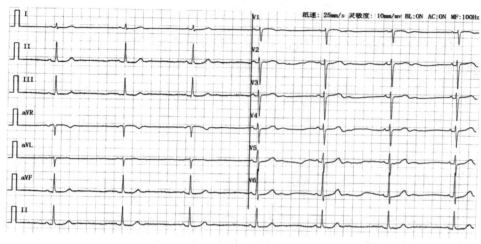

图 1-3-2　严重的窦性心动过缓

【心电图诊断】

a.窦性心律:39次/min。

b.窦性心动过缓。

c.异常心电图。

【诊断依据】

该图中P波在Ⅰ、Ⅱ、aVF、V_{4-6}导联直立,aVR导联倒置,P波规律出现,即P-P间距基本匀齐,P波后继以下传的QRS波群,P-R间期≥0.12s且保持恒定,HR39次/min,<45次/min,符合严重的窦性心动过缓心电图表现。

第四节　窦性心律不齐

窦性心律不齐是指窦房结发出的激动不匀齐,因而心房及心室的节律也变为不齐。根据是否随呼吸发生改变分为呼吸性窦性心律不齐(又称为时相性心律不齐)和非呼吸性心律不齐,呼吸性心律不齐是指心率随呼吸变化,而非呼吸性心律不齐与呼吸无关。

需要根据临床依据,窦性心律不齐的表现形式分为5种类型,即呼吸性窦性心律不齐、非呼吸性心律不齐、心室相性窦性心律不齐、窦房结内游走心律、心房内游走心律。

一、呼吸性窦性心律不齐

发生机制。心率变化与呼吸相关,即吸气时,迷走神经兴奋抑制,心率加快;呼气时,迷走神经兴奋性增高,心率减慢。窦性心律不齐常见于正常人,尤其是青年人,也可见于各种原因导致的窦性心动过缓。

(一)心电图表现

1.窦性P波频率逐渐改变,两次心率开始变慢或开始变快的间期相当于呼吸周期,为5~10s呈周期性变化,屏住呼吸心律不齐消失或变得不明显。

2.同一导联P-P间距差异达0.12s以上。

3.P-R间期正常。

(二)示例

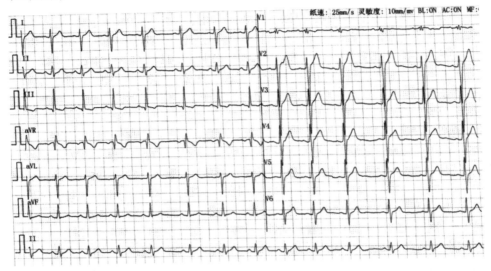

图1-4-1　窦性心律不齐

【心电图诊断】

a.窦性心律:87次/min。

b.窦性心律不齐。

c.顺钟向转位。

【诊断依据】

a.窦性心律:HR87次/min,P波在Ⅰ、Ⅱ、aVF、V_{4-6}导联直立,aVR导联倒置,同一导联P-P间距差异达0.12s,P-R间期正常,符合窦性心律不齐心电图表现。

b.该图中V_5、V_6导联R/S≈1,符合顺钟向转位心电图表现。

二、非呼吸性心律不齐

此种窦性心律不齐与呼吸无关,临床上常见于冠心病、颅内压增高、吗啡中毒、洋地黄中毒等病理情况和老年人。

(一)心电图表现

1.同一导联P-P间距差异达0.12s以上。

2.P-R间期正常。

（二）示例

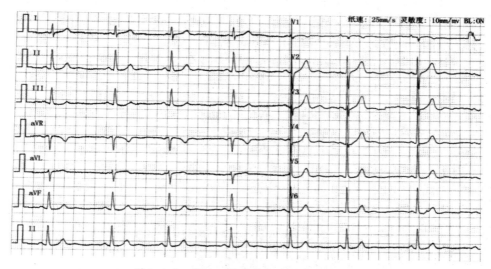

图 1-4-2　窦性心动过缓合并窦性心律不齐

【心电图诊断】

a.窦性心律：49 次/min。

b.窦性心动过缓。

c.窦性心律不齐。

d.异常心电图。

【诊断依据】

a.该图中 P 波在Ⅰ、Ⅱ、aVF、V$_{4-6}$ 导联直立，aVR 导联倒置，P 波规律出现，即 P-P 间距基本匀齐，P 波后继以下传的 QRS 波群，P-R 间期 0.16s 且保持恒定，HR49 次/min，<60 次/min，符合窦性心动过缓心电图表现。

b.窦性心律 HR72 次/min，P 波在Ⅰ、Ⅱ、aVF、V$_{4-6}$ 导联直立，aVR 导联倒置，同一导联 P-P 间距差异达 0.12s 以上，P-R 间期正常，符合窦性心律不齐心电图表现。

三、心室相性窦性心律不齐

（一）概念

在完全性或二度房室阻滞中，含有 QRS 波的 P-P 间期较短，而不含 QRS 波的 P-P 间期较长，两者相差>0.02s，称为心室相性窦性心律不齐。

（二）发生机制

其可能由于心室收缩，房内压轻度增高，导致迷走神经兴奋性被抑制，使随后窦性频率加快，在心电图表现为含有 QRS 波的 P-P 间期较短，而不含 QRS 波的 P-P 间期较长，两者相差>0.02s。

（三）示例

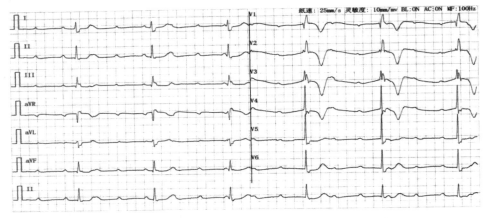

图 1-4-3 三度房室传导阻滞合并心室相性窦性心律不齐

【心电图诊断】

a.窦性心律:心房率100次/min,心室率34次/min。

b.三度房室传导阻滞。

c.室性逸搏心律。

d.心室相性窦性心律不齐。

e.异常心电图。

【诊断依据】

a.窦性P波与QRS波无关,P-P间期和R-R间期各有其规律,心房率100次/min,心室率34次/min,心房率>心室率,形成完全性房室分离,符合三度房室传导阻滞心电图表现。

b.QRS波形宽大畸形,类似于完全性右束支传导阻滞形态,其前无与之有传导关系的P波,联律间期1.72s,在1.5~3.0s之间,心室率34次/min,在20~40次/min之间,且连续出现,符合室性逸搏心律心电图表现。

c.该图中含有QRS波的P-P间期较短,而不含QRS波的P-P间期较长,两者相差>0.02s,符合心室相性窦性心律不齐心电图表现。

第五节　窦房结内游走心律

一、概念

窦房结内游走节律是指窦性激动起搏点在窦房结内游走,从头部到尾部,再从尾部到头部,在心电图上引起相应的P波形态逐渐变化。常见于健康人,少数见于洋地黄中毒者。

二、心电图表现

1.P波均为窦性P波。

2.同一导联中P波形态逐渐变化,心率快时P波高尖,P-R间期延长;心率慢时,P波低平,P-R间期变短,但P-R间期均在0.12~0.20s。

三、示例

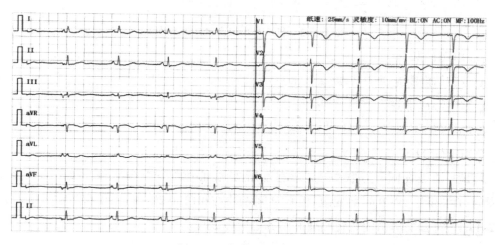

图1-5-1 窦房结内游走心律

【心电图诊断】

a.窦房结内游走性心律:56次/min。

b.正常范围心电图。

【诊断依据】

该图中P波在同一导联中P波形态逐渐变化,心率快时P波高尖,P-R间期延长;心率慢时,P波低平,P-R间期变短,但P-R间期均在0.12~0.20s,符合窦房结内游走心律心电图表现。

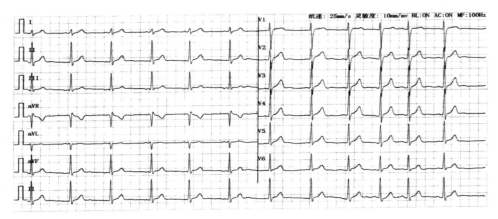

图1-5-2　窦房结内游走心律并不齐

【心电图诊断】

a.窦房结内游走性心律:72次/min。

b.窦性心律不齐。

c.正常范围心电图。

【诊断依据】

该图中P波在同一导联中P波形态逐渐变化,心率快时P波高尖,P-R间期延长;心率慢时,P波低平,P-R间期变短,但P-R间期均在0.12~0.20s,同一导联P-P间距差异达0.12s以上,符合窦房结内游走心律并不齐心电图表现。

第六节　心房内游走节律

一、概念

窦性起搏点从窦房结逐渐移行至心房甚至房室交界区,而后又逐渐移回至窦房结,称为窦房结至房室交界区的游走心律,又称为心房内游走节律。

其发生原因主要与呼吸周期相关。

二、心电图表现

1.同一导联至少有3种以上形态的P波,且P波形态、大小、方向及P-R间期随起搏点位置改变而变化。

2.窦性起搏点从窦房结逐渐移行至房室交界区,频率逐渐减慢,P波变小,甚或倒置,P-R间期逐渐缩短,但一般≥0.12s;当起搏点又逐渐移至窦房结时,频率逐渐加快,P波变为正向,振幅加大,P-R间期延长。

三、示例

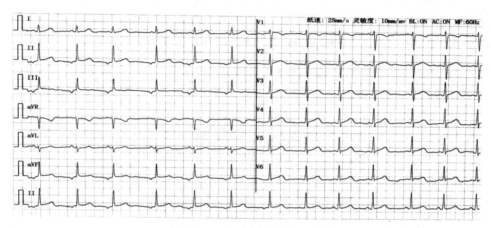

图1-6-1 心房内游走性心律

【心电图诊断】

a.心房内游走性心律:72次/min。

b.正常范围心电图。

【诊断依据】

该图中P波在Ⅱ导联中P波形态呈倒置、低平、直立3种形态,频率逐渐减慢,P波变小倒置,P-R间期逐渐缩短,频率逐渐加快,P波变为正向,振幅加大,P-R间期延长,HR72次/min,符合心房内游走心律心电图表现。

第七节　窦房结功能障碍

窦房结功能障碍是指由于窦房结激动形成和(或)传导障碍引起的心律失常,表现为窦性停搏、窦房阻滞和病态窦房结综合征。

一、窦性停搏

(一)概念

窦性停搏,又称为窦性静止,是指由于各种原因导致窦房结内起搏细胞暂时不能发出激动。

(二)常见影响因素

强烈刺激迷走神经如吞咽、咽部刺激、按摩颈动脉窦等,也有冠心病、心肌炎、窦房结退行性纤维化,心脏手术损伤窦房结,高钾血症,洋地黄等药物影响。

(三)心电图表现

1.在正常的窦性节律中出现P-QRS-T波群的消失,停搏时间长短不等,数秒至数十秒,常间歇发作。

2.长P-P间期与短P-P间期不成倍数关系,而且在停搏以外其余P-P间期均等长。

3.长间歇中常出现交界性逸搏或室性逸搏。

(四)示例

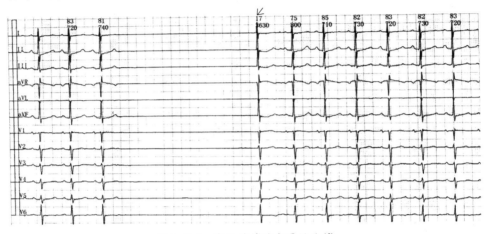

图1-7-1 窦性停搏伴交界性逸搏

【心电图诊断】

a.窦性心律:56次/min。

b.窦性停搏。

c.交界性逸搏。

d.异常心电图。

【诊断依据】

a.该图中P-P间期规则,第3个P波与第4个P波之间突然出现一个长间歇,长P-P间期与短P-P间期不成倍数关系,P-R间期固定,符合窦性停搏心电图表现。

b.第4个(箭头处)QRS波群出现在长间歇之后,QRS波群形态正常,其前无窦性P波,符合交界性逸搏心电图表现。

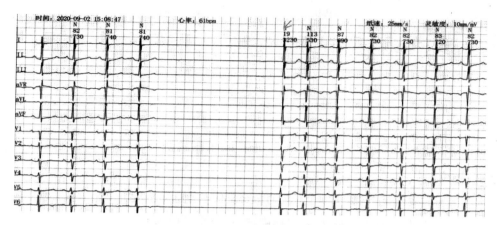

图 1-7-2 窦性停搏伴交界性逸搏、窦性夺获

【心电图诊断】

a.窦性心律:61次/min。

b.窦性停搏。

c.交界性逸搏。

d.窦性夺获。

e.异常心电图。

【诊断依据】

a.该图中P-P间期规则,第4个P波与第5个P波之间突然出现一个长间歇,长P-P间期与短P-P间期不成倍数关系,P-R间期固定,符合窦性停搏心电图表现。

b.第5个(箭头处)(图1-7-2)QRS波群出现在长间歇之后,QRS波群形态正常,其前无窦性P波,符合交界性逸搏心电图表现。

c.第6个QRS波群提前出现,形态与窦性QRS波群一致,其前T波与其他T波不同,考虑其前有窦性P波,且与前一T波重叠,符合逸搏后窦性夺获心电图表现。

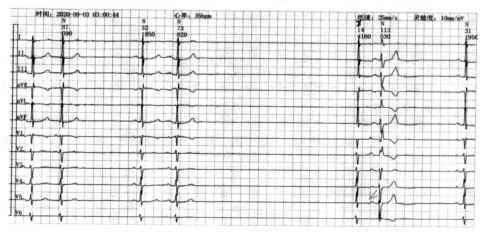

图 1-7-3 窦性停搏伴交界性逸搏、窦性夺获伴室内差异性传导

【心电图诊断】

a.窦性心律:38次/min。

b.窦性停搏。

c.交界性逸搏。

d.窦性夺获伴室内差异性传导。

e.异常心电图。

【诊断依据】

a.该图中P-P间期规则,第4个P波与第5个P波之间突然出现一个长间歇,长P-P间期与短P-P间期不成倍数关系,P-R间期固定,符合窦性停搏心电图表现。

b.第5个(箭头处)(图1-7-3)QRS波群出现在长间歇之后,QRS波群形态正常,其前无窦性P波,符合交界性逸搏心电图表现。

c.第6个QRS波群提前出现,形态与窦性QRS波群不一致,其前有窦性P波,符合逸搏后窦性夺获伴室内差异性传导心电图表现。

(五)鉴别诊断

需与二度窦房阻滞鉴别,二度窦房阻滞长间歇的P-P间期为基本窦性P-P间期的2倍或3倍,而窦性停搏时长P-P间期与短P-P间期不成倍数关系(见图1-7-5)。

二、窦房传导阻滞

(一)概念

指窦房结仍能正常发出冲动,但其冲动通过窦房结与心房组织的连接处发生传出延缓或中断现象,导致窦房结产生的冲动延迟或部分甚至全部不能到达心房。常见的影响因素有迷走神经兴奋性增高、颈动脉窦过敏、急性下壁心肌梗死、高钾血症、洋地黄中毒等。

(二)分类

窦房传导阻滞按阻滞程度分为一度窦房传导阻滞、二度窦房传导阻滞、三度窦房传导阻滞。由于窦房结很小,窦房结电位在体表心电图上无法表现,故一度窦房传导阻滞在心电图上无法诊断。二度窦房传导阻滞在心电图上可以诊断,与二度房室传导阻滞一样,也分为两种类型,即Ⅰ型(文氏型)和Ⅱ型。三度窦房传导阻滞与窦性停搏难以鉴别,尤其是发生窦性心律不齐时更加难以鉴别。

1.二度Ⅰ型窦房传导阻滞心电图表现

P-P间期呈文氏现象,P-P间期进行性缩短,继而出现一个长P-P间期,最长P-P间期<最短P-P间期的2倍。

(三)示例

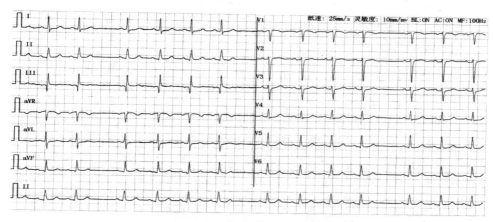

图1-7-4 二度I型窦房传导阻滞

【心电图诊断】

a.窦性心律:75次/min。

b.二度I型窦房传导阻滞。

c.异常心电图。

【诊断依据】

该图中P_{2-3}之间有一长间歇,P_{3-4}间期0.72s,P_{4-5}间期0.68s,P_{5-6}间期0.60s,第6个QRS波群后出现一个长P-P间期(第6个P波和第7个P波之间),P_{8-9}间期进行性缩短呈文氏现象,最长P_{6-7}间期<最短P-P间期的2倍;P_{7-8}间期0.76s,P_{8-9}间期0.72s,P_{9-10}间期0.68s,第10个QRS波群后出现一个长P-P间期(第10个P波和第11个P波之间),PP间期进行性缩短呈文氏现象,最长P_{7-8}间期<最短P-P间期的2倍,符合二度I型窦房阻滞心电图表现。

2.二度Ⅱ型窦房传导阻滞心电图表现

P-P间期规则,突然出现一个长P-P间期,长P-P间期是窦性P-P间期的整数倍。

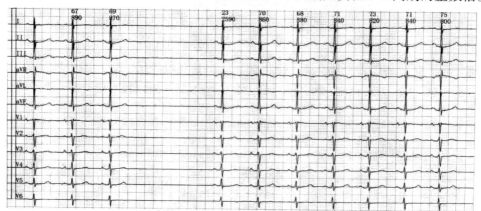

图1-7-5 二度Ⅱ型窦房传导阻滞

【心电图诊断】

a.窦性心律:49次/min。

b.二度Ⅱ型窦房传导阻滞。

c.异常心电图。

【诊断依据】

该图中P-P间期规则,第3个P波与第4个P波之间突然出现一个长间歇,长P-P间期是窦性P-P间期的3倍,P-R间期固定,符合二度Ⅱ型窦房阻滞心电图表现。

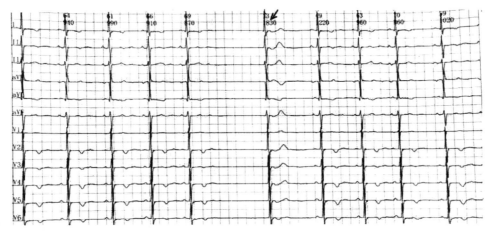

图1-7-6 二度Ⅱ型窦房传导阻滞伴交界性逸搏

【心电图诊断】

a.窦性心律:56次/min。

b.二度Ⅱ型窦房传导阻滞。

c.交界性逸搏。

d.异常心电图。

【诊断依据】

a.该图中P-P间期规则,第5个P波与第6个P波之间突然出现一个长间歇,长P-P间期是窦性P-P间期的2倍,P-R间期固定,符合二度Ⅱ型窦房阻滞心电图表现。

b.第5个(箭头处)QRS波群出现在长间歇之后,QRS波群形态正常,其前无窦性P波,符合交界性逸搏心电图表现。

三、病态窦房结综合征

(一)概念

病态窦房结综合征简称病窦综合征或病窦,是窦房结及其周围组织的器质性病变,造成窦房结起搏功能和(或)传导功能障碍,从而产生多种心律失常和临床症状的综合征。

（二）病因

分为内源性窦房结功能障碍和外源性窦房结功能障碍。内源性窦房结功能障碍常见于原发性起搏传导系统的退行性病变,部分表现为家族性;外源性窦房结功能障碍包括冠心病所致的窦房结供血不足、心肌病、心肌炎、风湿性心脏病等。

（三）心电图表现

1.明显而持久的窦性心动过缓,HR<50次/min,且不因运动、发热或药物等相应增加。

2.窦性停搏,动态心电图记录到3s以上的窦性停搏。

3.莫氏Ⅱ型窦房传导阻滞。

4.慢性心房颤动或复发性心房颤动伴有缓慢心室率(频率<60次/min)。

5.慢-快综合征指在上述窦性心动过缓、窦性停搏、窦房传导阻滞基础上,反复发生阵发性室上性心动过速、心房扑动或心房颤动者。心动过速终止后常有一长间歇。

6.双结病变是指在上述窦性心动过缓、窦性停搏、窦房传导阻滞基础上,不能及时出现房室交界性逸搏或房室交界性逸搏心律。

（陈凤琴）

第二章　期前收缩

第一节　概　述

期前收缩又称为过早搏动,简称早搏。早搏是在窦性或异位心律的基础上,心脏某一起搏点比基本心律提前发出的激动,过早地引起了心脏某一部分或全部发生除极。

一、分类

1.根据起源部位

根据起源部位期前收缩可分为窦性期前收缩、窦房交界性期前收缩、房性期前收缩、交界性期前收缩、室性期前收缩。其中以房性早搏最常见,室性早搏次之,窦性早搏和窦房交界性早搏罕见。

2.根据频率

根据频率分为偶发早搏和频发早搏。偶发早搏指<5次/min,频发早搏指>5次/min。

3.根据起搏点数量

根据起搏点的数量可分为单源性期前收缩、双源性期前收缩和多源性期前收缩。

4.根据期前收缩的发生机制

根据期前收缩的发生机制分为折返型、并行心律型、异位自律性增高型和触发活动型。

5.根据期前收缩提早程度

根据期前收缩提早程度分为收缩早期期前收缩、收缩中期期前收缩、收缩晚期期前收缩、舒张早期期前收缩、舒张中期期前收缩、舒张晚期期前收缩。

6.根据病因

根据病因分为无器质性心脏病的期前收缩和器质性心脏病的期前收缩。前者可见于正常人,后者主要见于器质性心脏病患者,比如冠心病、心肌病、心肌炎等。

第二节　窦性期前收缩

　　窦性期前收缩是一种相对罕见的期前收缩,是指窦房结起搏点突然提早发放激动,或激动在窦房结内折返引起的期前收缩,多为偶发,有时可形成二联律、三联律。窦性期前收缩不易被证实,一般不引起临床症状。窦性期前收缩的存在提示期前收缩不一定均起源于异位起搏点,还可以起源于正常起搏点(窦房结)。

一、心电图特点

　　1.在窦性心律的基础上突然提前出现的P波,其形态、方向、振幅和时间与同导联的窦性P波完全相同,且这种相同的特征必须在各个导联均存在。

　　2.联律间期大多固定。

　　3.提前出现的窦性P波之后的QRS波群多与窦性心律的QRS波群相同,少数可伴室内差异性传导。

　　4.代偿间歇等于一个基本窦律周期,称为等周期代偿,即提前出现的P波与其后第一个窦性P波的时距等于基本窦性心律的P–P间期,这是因为窦性期前收缩起源点与窦性心律起搏点之间距离甚为接近。在窦性心律情况下发生的等周期代偿间歇的期前收缩,被认为是窦性期前收缩最重要的特征。

二、示例

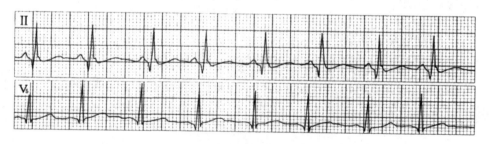

图2-2-1　频发窦性期前收缩　（引自《实用心电学》杂志）

【心电图诊断】

a.窦性心律:98次/min。

b.频发窦性期前收缩。

c.T波改变。

d.异常心电图。

【诊断依据】

窦性心律,HR98次/min,P-R间期0.13s,QRS波时限0.09s,第1~7个P-QRS-T波群为窦性激动,第4、8个P-QRS-T波群提前出现的P波与窦性心律P波完全相同,其QRS波形与窦性心律QRS波群也完全相同,代偿间歇为等周期代偿间歇。

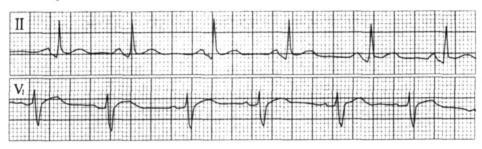

图2-2-2　频发窦性期前收缩二联律　（引自《实用心电学》杂志）

【心电图诊断】

a.窦性心律:79次/min。

b.频发窦性期前收缩二联律。

c.T波改变。

d.异常心电图。

【诊断依据】

窦性心律 HR79次/min分,P-R间期0.14s,QRS波时限0.09s,第1、3、5个P-QRS-T波群为窦性激动,第2、4、6个P-QRS-T波群提前出现,其形态与窦性者相同,为窦性期前收缩,代偿间歇为等周期代偿间歇。

三、鉴别诊断

1.房性期前收缩二联律

房性期前收缩的P′波形态与窦性P波不同,而窦性期前收缩的P′波形态与基本窦性P波完全相同;房性期前收缩的代偿间歇为不完全代偿间歇,而窦性期前收缩为等周期代偿间歇。

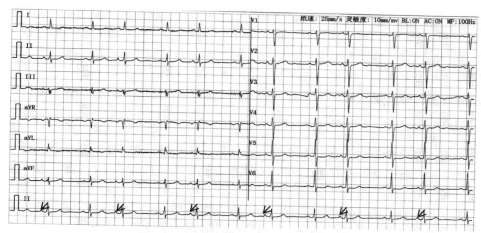

图 2-2-3　频发房性期前收缩(呈二联律)

【心电图诊断】

a.窦性心律:68次/min。

b.频发房性期前收缩(呈二联律)。

c.异常心电图。

【诊断依据】

第1、3、5、7、9、11(箭头处)(图2-2-3)个P′波提前出现,P′波形态与窦性P波不同,P′波方向与窦性P波方向一致,在Ⅰ、Ⅱ、Ⅲ、aVF、V₄₋₆导联P′波直立,aVR导联P′波倒置,提示这些房性期前收缩起源于右心房上部,所有P′波后QRS波群与窦性心律QRS波群相同,房性期前收缩与窦性心搏交替出现,且连续出现6组,符合房性期前收缩二联律心电图表现。

2.窦性心律不齐

两者P波形态均相同,窦性心律不齐的心率变化是渐变的,且多与呼吸相关;而窦性期前收缩的P′波突然提前出现。

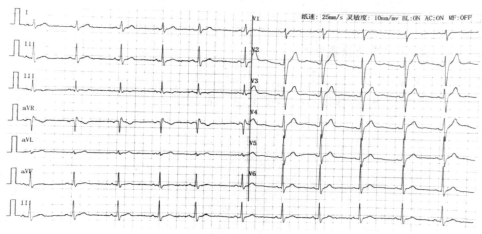

图 2-2-4　窦性心律不齐

【心电图诊断】

a.窦性心律:65次/min。

b.窦性心律不齐。

c.正常范围心电图。

【诊断依据】

窦性心律65次/min,P波在Ⅰ、Ⅱ、aVF、V$_{4-6}$导联直立,aVR导联倒置,同一导联P-P间距差异达0.12s,P-R间期正常,符合窦性心律不齐心电图表现。

第三节　房性期前收缩

房性期前收缩是指起源于心房异位起搏点的期前收缩。

一、心电图特点

1.提早出现的房性P'波,其形态与窦性P波不同。若有P'波重叠在T波上则使T波变形。

2.P'-R间期>0.12s,若有P'波落在前一次激动后的绝对或相对不应期中,则会出现各种房室干扰现象,例如呈阻滞型、房室结内隐匿性传导、干扰性P'-R间期延长及室内差异性传导。

3.提早出现的房性P'波后的QRS波群与窦性心律QRS波群相同,部分伴室内差异性传导。如果提早出现的房性P'波后无QRS波群,则称为房性早搏未下传。

4.代偿间歇多不完全,舒张晚期的房性早搏可出现完全性代偿间歇。

二、分类

(一)根据房性P'波的起源分类

1.右房上部期前收缩

P'波方向与窦性P波方向一致,即在Ⅰ、Ⅱ、Ⅲ、aVF、V$_{4-6}$导联P'波直立,aVR导联P'波倒置。

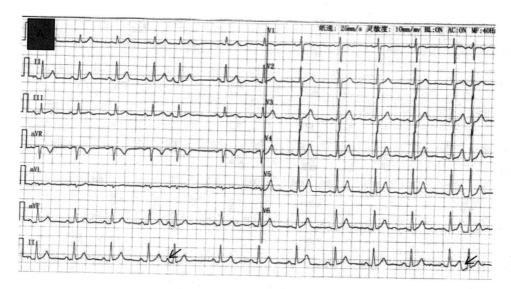

图 2-3-1A 右心房上部期前收缩

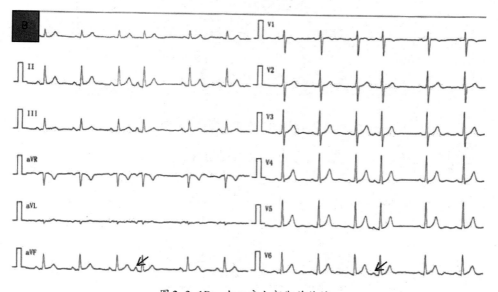

图 2-3-1B 右心房上部期前收缩

注：图 2-3-1A 为 6×2 连续格式加单导长导联（横向），肢体导联与胸导联不是同一时间发生的；图 2-3-1B 为 6×2 格式（横向）右胸，肢体导联与胸导联是同一时间发生的，用于定位 P' 波的起源位置。

【心电图诊断】

a.窦性心律：75次/min。

b.频发房性期前收缩。

c.异常心电图。

【诊断依据】

图 2-3-1B 中肢体导联第 3 个和胸导联第 3 个是同一个波群，第 3 个（箭头处）（图 2-

3-1B)P′波提前出现,其形态与窦性P波不同,P′波方向与窦性P波方向一致,即在Ⅰ、Ⅱ、Ⅲ、aVF、V_{4-6}导联P′波直立,aVR导联P′波倒置,QRS波群与窦性心律QRS波群相同,代偿间歇不完全,符合起源于右心房上部的房性期前收缩心电图表现。图2-3-1A中在10s内有2个房性期前收缩,符合频发房性期前收缩心电图表现。

2.右心房下部期前收缩

其心房除极向量指向左上方,在Ⅰ、aVL、V_{4-6}导联P′波直立,而Ⅱ、Ⅲ、aVF导联P′波倒置。

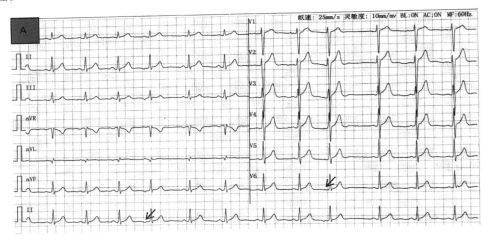

图2-3-2A 右心房下部期前收缩

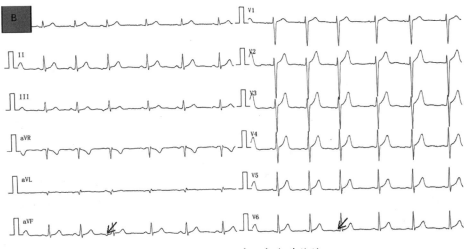

图2-3-2B 右心房下部期前收缩

注:图2-3-2A为6×2连续格式加单导长导联(横向),肢体导联与胸导联不是同一时间发生的;图2-3-2B为6×2格式(横向)右胸,肢体导联与胸导联是同一时间发生的,用于定位P′波的起源位置。

【心电图诊断】

a.窦性心律:75次/min。

b.频发房性期前收缩。

c.异常心电图。

【诊断依据】

图2-3-2B中肢体导联第3个和胸导联第3个是同一个波群,第3个P′(箭头处)波提前出现,其形态与窦性P波不同,在Ⅰ、aVL、V₄₋₆导联直立,在Ⅱ、Ⅲ、aVF导联P′波倒置,其后的QRS波群与窦性心律QRS波群相同,符合起源于右心房下部的房性期前收缩心电图表现,图2-3-2A中第4、9个P′(箭头处)波提前出现,10s内有2个房性期前收缩,符合频发房性期前收缩心电图表现。

3.左心房上部期前收缩

Ⅰ、aVL、V₄₋₆导联P′波倒置,Ⅱ、Ⅲ、aVF导联P′波直立。若V₁导联P′波呈圆顶标枪型,则起源于左心房后壁;若V₁导联P′波倒置,则起源于左心房前壁。

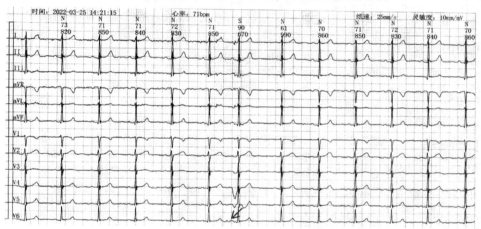

图2-3-3　左心房上部后壁期前收缩

【心电图诊断】

a.窦性心律:72次/min。

b.房性期前收缩。

c.异常心电图。

【诊断依据】

第7个P′波提前出现,其形态与窦性P波不同,在Ⅰ、aVL、V₄₋₆导联P′波倒置,Ⅱ、Ⅲ、aVF导联P′波直立,V₁导联P′直立,P′-R间期>0.12s,QRS波群与窦性心律QRS波群相同,代偿间歇不完全,符合起源于左心房上部后壁的房性期前收缩心电图表现。

4.左心房下部期前收缩

为逆行P′波,在Ⅰ、aVL、V₄₋₆,Ⅱ、Ⅲ、aVF导联P′波倒置,aVR导联P′波直立,再根据V₁导联P′波形态来区别起源于左心房前壁或后壁。

(1)示例

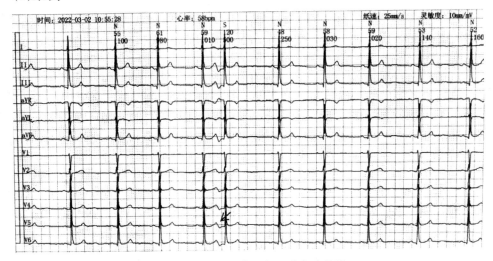

图 2-3-4　左心房下部后壁期前收缩

【心电图诊断】

a.窦性心律:55次/min。

b.房性期前收缩。

c.异常心电图。

【诊断依据】

第5个P′波提前出现,其形态与窦性P波不同,在Ⅰ、V4-6,Ⅱ、Ⅲ、aVF导联P′波倒置,aVR导联P′波直立,V1导联P′直立,P′-R间期>0.12s,QRS波群与窦性心律QRS波群相同,代偿间歇不完全,符合起源于左心房下部后壁的房性期前收缩心电图表现。

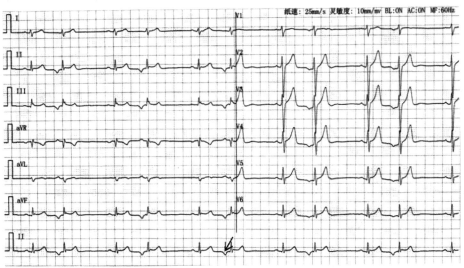

图 2-3-5　左心房下部前壁期前收缩(呈二联律)

【心电图诊断】

a.窦性心律:81次/min。

b.频发房性期前收缩(呈二联律)。

c.异常心电图。

【诊断依据】

第2、4、6、8、10(箭头处)(图2-3-5)个P'波提前出现,P'波形态与窦性P波不同,P'波为逆行P'波,在V$_{4-6}$、Ⅱ、Ⅲ、aVF导联P'波倒置,aVR导联P'波直立,V$_1$导联P'波倒置,符合左心房下部前壁来源的房性期前收缩。该图中房性期前收缩与窦性心搏交替出现,且连续出现5组,符合房性期前收缩二联律心电图表现。

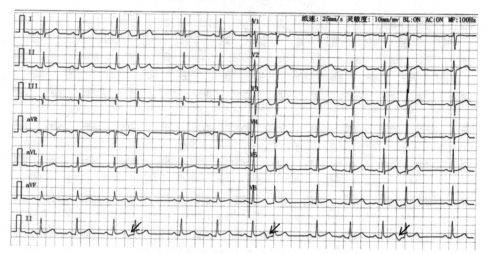

图2-3-6 左心房下部后壁期前收缩(呈四联律)

【心电图诊断】

a.窦性心律:80次/min。

b.频发房性期前收缩(呈四联律)。

c.异常心电图。

【诊断依据】

第4、8、12(箭头处)(图2-3-6)个P'波提前出现,3个P'波形态与窦性P波不同,3个P'波在Ⅰ、V$_{4-6}$,Ⅱ、Ⅲ、aVF导联P'波倒置,aVR导联P'波直立,V$_1$导联P'直立,P'-R间期>0.12s,QRS波群与窦性心律QRS波群相同,代偿间歇不完全,3个P'波均起源于左心房下部后壁。该图中每3个基本窦性心搏后提前出现1个房性期前收缩,且连续出现3组,符合房性期前收缩四联律心电图表现。

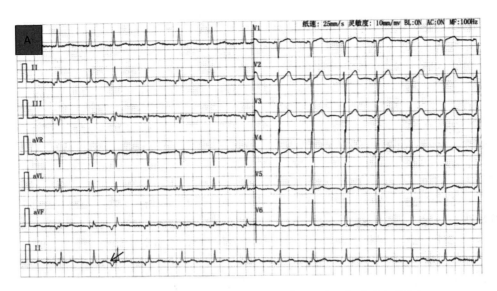

图 2-3-7A　非阵发性交界性心动过速合并左心房下部前壁期前收缩

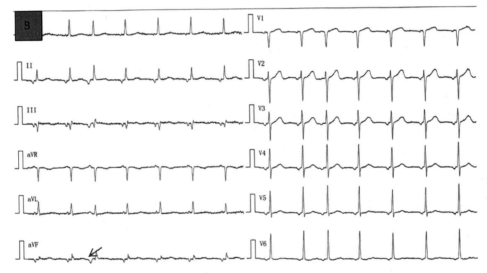

图 2-3-7B　非阵发性交界性心动过速合并左心房下部前壁期前收缩

注：图 2-3-7A 为 6×2 连续格式加单导长导联（横向），肢体导联与胸导联不是同一时间发生的；图 2-3-7B 为 6×2 格式（横向）右胸，肢体导联与胸导联是同一时间发生的，用于定位 P′波的起源位置。

【心电图诊断】

a.异位心律：83 次/min。

b.非阵发性交界性心动过速。

c.房性期前收缩。

d.T 波改变。

e.异常心电图。

【诊断依据】

a.图2-3-7A中P'波(除箭头处P'外)的形态和方向与窦性P波不同,在Ⅰ、V$_{1-6}$、Ⅱ、Ⅲ、aVF导联倒置,在aVR导联直立,P'-R间期<0.12s,考虑P波来源于房室交界区,HR80次/min,在70~100次/min,联律间期720ms,在600~1000ms,符合非阵发性交界性心动过速心电图表现。

b.图2-3-7B中第3个P'波提前出现,与窦性P波形态和方向不同,在Ⅰ、V$_{1-6}$、Ⅱ、Ⅲ、aVF导联倒置,在aVR导联直立(图2-3-7B为右胸图可以定位),P'-R间期>0.12s,符合来源于左心房下部前壁的房性期前收缩心电图表现。

(2)鉴别诊断

心房下部的房性期前收缩与房室交界性期前收缩鉴别,主要根据P'-R间期鉴别,心房下部期前收缩P'-R间期>0.12s,房室交界性期前收缩P'-R间期<0.12s。

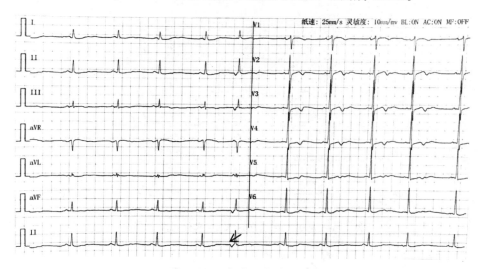

图2-3-8 交界性期前收缩

【心电图诊断】

a.窦性心律:60次/min。

b.交界性期前收缩。

c.ST-T改变。

d.异常心电图。

【诊断依据】

a.图中第5个(箭头处)(图2-3-8)P'波提前出现,与窦性P波不同,在Ⅰ、V$_{4-6}$、Ⅱ、Ⅲ、aVF导联P'波倒置,aVR导联P'波直立,P'-R间期<0.12s,QRS波群与窦性心律QRS波群相同,代偿间歇完全,符合交界性期前收缩心电图表现。

b.广泛导联出现ST-T改变,以Ⅱ、Ⅲ、aVF,V$_{4-6}$导联为著。

(二)根据房性期前收缩的代偿间歇分类

代偿间歇是指期前收缩于其后邻的基本心搏的时距。代偿间歇的长短取决于窦房结是否被期前收缩提前释放,窦房结周期是否发生了节律重整。

1.不完全代偿间歇

房性期前收缩激动心房产生房性P′波后,经窦房结连接区逆传,提前激动窦房结而重整窦性周期,出现不完全代偿间歇。大部分的房性期前收缩后是不完全代偿间歇。凡代偿间歇比基本心动周期长,而联律间期(亦称为配对间期,指期前收缩与其前相邻的基本心搏的时距,房性期前收缩的联律间期为房性P′波与其前窦性P波的时距,即P-P′间期)和代偿间歇之和<2个基本心动周期者,称为不完全代偿间歇。

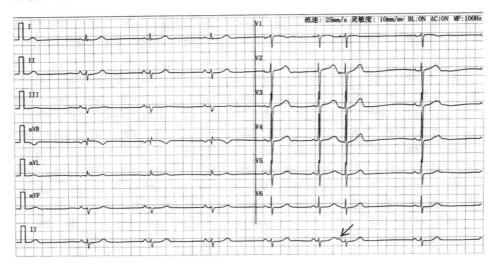

图2-3-9　偶发房性期前收缩(代偿间歇不完全)

【心电图诊断】

a.窦性心律:49次/min。

b.偶发房性期前收缩。

c.左前分支传导阻滞。

d.异常心电图。

【诊断依据】

a.窦性心律49次/min,若<60次/min,则符合窦性心动过缓心电图表现。

b.第6个(箭头处)(图2-3-9)P′波提前出现,其形态与窦性P波不同,P′波方向与窦性P波方向一致,符合来源于右心房上部的房性期前收缩,QRS波群与窦性心律QRS波群相同,代偿间歇$P_{6'-7}$间期>P_{3-4}间期,而P_{5-7}间期<2倍P_{3-4}间期,代偿间歇不完全,在10s内发生1次房性期前收缩,符合偶发房性期前收缩心电图表现。

c.Ⅱ、Ⅲ、aVF导联呈rS型,且$S_{Ⅲ}>S_{Ⅱ}$,Ⅰ、aVL导联呈qR型,且RaVL>RⅠ,q波≤0.02s,

QRS波电轴左偏-58°,符合左前分支传导阻滞心电图表现。

2.完全性代偿间歇

房性期前收缩激动心房,当其逆传至窦房结连接区时遇到同时发出的窦性激动,两者在窦房结连接区发生干扰,导致窦性周期并未发生节律重整,窦房结仍按自身频率发放激动,而出现完全代偿间歇。完全代偿间歇常发生在舒张晚期的房性期前收缩,因为只有窦性激动和房性期前收缩几乎同时发生时才有机会相互发生干扰。代偿间歇恰好等于基本心动周期的2倍,称为完全代偿间歇。

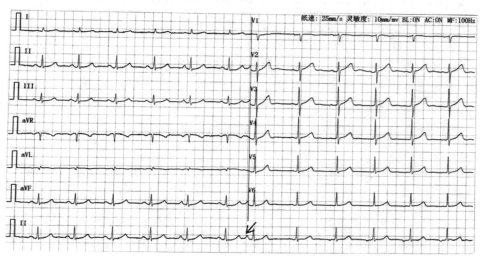

图2-3-10 房性期前收缩(代偿间歇完全)

【心电图诊断】

a.窦性心律:72次/min。

b.房性期前收缩。

c.异常心电图。

【诊断依据】

第7个(箭头处)(图2-3-10)P′波提前出现,其形态与窦性P波不同,P′-R间期>0.12s,符合正常房室传导,QRS波群与窦性心律QRS波群相同,代偿间歇完全,在10s内发生1次房性期前收缩,符合偶发房性期前收缩心电图表现。

3.无代偿间歇

房性期前收缩激动心房后,在逆传过程中遇到窦房结连接区的不应期而发生逆传障碍,使窦性激动下行通过窦房结连接区时会遇到相对不应期使其传导发生延缓,此时房性期前收缩被夹在两个窦性P波之间,形成插入性房性期前收缩,而无代偿间歇。期前收缩插入于一个基本心律的心动周期中,即夹有插入性期前收缩的2个基本心搏周期与不夹有期前收缩的基本心搏周期相等。

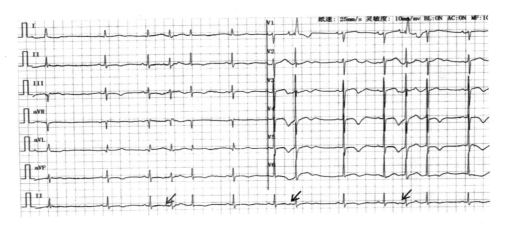

图 2-3-11　房性期前收缩(无代偿间歇)

【心电图诊断】

a.窦性心律:65 次/min。

b.频发房性期前收缩(部分为插入性),伴室内差异性传导。

c.T 波改变。

d.异常心电图。

【诊断依据】

a.第 4、8、11 个 P′波提前出现,其形态与窦性 P 波不同,QRS 波群与窦性心律 QRS 波群不同,QRS 波形呈完全性右束支图形,符合房性期前收缩伴室内差异性传导心电图表现,第 4、11 个房性期前收缩后无代偿间歇,被夹在两个窦性 P 波之间,符合插入性房性期前收缩心电图表现。

b.Ⅱ、Ⅲ、aVF、V_{4-6} 导联 T 波倒置。

(三)根据房性期前收缩的房室传导分类

1.正常房室传导

房性期前收缩的 P′-R 间期>0.12s,多见于舒张期的房性期前收缩。

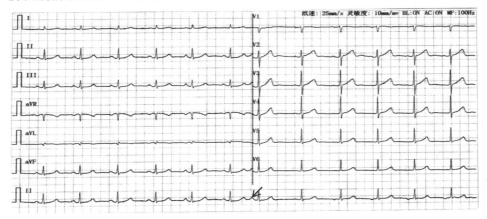

图 2-3-12　房性期前收缩(正常房室传导)

【心电图诊断】

a.窦性心律:72次/min。

b.房性期前收缩。

c.异常心电图。

【诊断依据】

第7个(箭头处)(图2-3-12)P′波提前出现,其形态与窦性P波不同,P′-R间期>0.12s,符合正常房室传导,QRS波群与窦性心律QRS波群相同,代偿间歇完全,在10s内发生1次房性期前收缩,符合偶发房性期前收缩心电图表现。

2.房性期前收缩伴干扰性P′-R间期延长

房性期前收缩遇到房室交界区相对不应期从而发生干扰性P′-R间期延长,其P′-R间期的长短与R-P′间期呈反比关系,多见于收缩晚期的房性早搏。

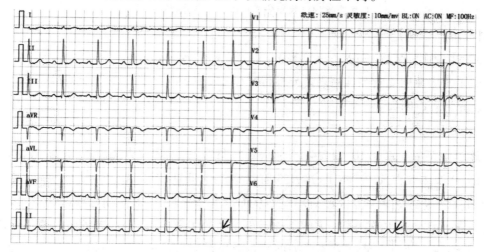

图2-3-13 频发房性期前收缩(干扰性P′-R间期延长)

【心电图诊断】

a.窦性心律:76次/min。

b.频发房性期前收缩。

c.异常心电图。

【诊断依据】

第6、11个(箭头处)(图2-3-13)P′波提前出现,其形态与窦性P波不同,P′波方向与窦性P波方向一致,即在Ⅰ、Ⅱ、Ⅲ、aVF、V₄₋₆导联P′波直立,aVR导联P′波倒置,提示房性期前收缩来源于右心房上部,第6个P′-R与窦性P-R间期无明显差异,而第11个P′-R间期较窦性P-R间期延长,考虑是房性期前收缩遇到房室交界区相对不应期从而发生干扰性P′-R间期延长,两个P′波后的QRS波群与窦性心律QRS波群均相同,在10s内发生两个房性期前收缩,符合频发房性期前收缩伴干扰性P′-R间期延长心电图表现。

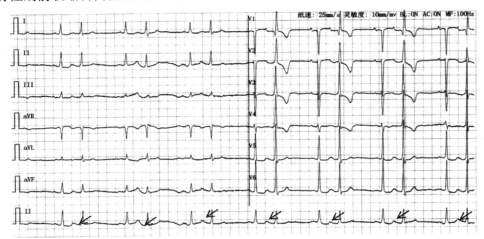

图2-3-14　频发房性期前收缩伴室内差异性传导(P′-R间期干扰性延长)

【心电图诊断】

a.窦性心律:81次/min。

b.频发房性期前收缩伴室内差异性传导(呈二联律)。

c.异常心电图。

【诊断依据】

该图中第2、4、6、8、10、12、14个(箭头处)(图2-3-14)P′波提前出现,其形态与窦性P波不同,P′波重叠在前一T波上,房性期前收缩P′-R间期较窦性P-R间期延长,考虑是房性期前收缩遇到房室交界区相对不应期从而发生干扰性P′-R间期延长,其QRS波群与窦性心律QRS波群均不相同,呈完全性右束支传导阻滞图形,房性期前收缩与窦性心搏交替出现,且连续出现7组,符合房性期前收缩伴室内差异性传导二联律心电图表现。

3.房性期前收缩未下传

包括阻滞型房性期前收缩和房性期前收缩伴交界区内隐匿性传导。阻滞型房性期前收缩因遇到交界区的绝对不应期而未能下传,形成房性期前收缩未下传。房性期前收缩伴交界区内隐匿性传导是因为遇到交界区的绝对不应期向相对不应期的过渡阶段,该激动虽未能下传心室,但在房室交界区下传了一定的深度,对下一次激动的传导和该部位激动的形成带来影响,故称为隐匿性传导。多见于收缩中、晚期的房性期前收缩。

（1）示例

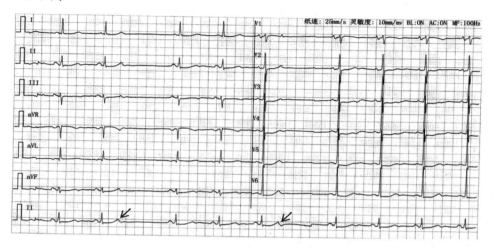

图2-3-15　频发房性期前收缩未下传

【心电图诊断】

a.窦性心律：61次/min。

b.频发房性早搏（房性早搏未下传）。

c.ST-T改变。

d.异常心电图。

【诊断依据】

a.图中第3、7个（箭头处）（图2-3-15）前出现，与窦性P波不同，P′波重叠在前一心搏的T波之上使T波变形，P′波后无QRS波群，代偿间歇不完全，在10s内发生2次房性期前收缩，符合频发房性期前收缩未下传心电图表现。

b.广泛导联出现ST-T改变，以Ⅱ、Ⅲ、aVF，V_{3-6}导联为著。

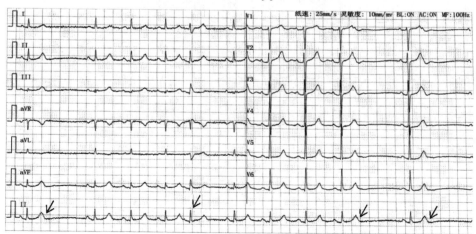

图2-3-16　频发房性期前收缩，部分为房性期前收缩未下传，部分伴室内差异性传导

【心电图诊断】

a.窦性心律：67次/min。

b.频发房性期前收缩,部分为房性期前收缩未下传,部分伴室内差异性传导。

c.异常心电图。

【诊断依据】

该图中第2、11、13个(箭头处)(图2-3-16)P′波提前出现,与窦性P波不同,第11、13个P′波重叠在前一心搏的T波之上使T波变形,P′波后无QRS波群,符合房性期前收缩未下传心电图表现。第6个(箭头处)P′波提前出现,与窦性P波不同,P′波重叠在前一心搏的T波之上使T波变形,P′波后的QRS波群与窦性QRS波群不同,呈完全性右束支传导阻滞图形,符合房性期前收缩伴室内差异性传导,在10s内发生4次房性期前收缩,符合频发房性期前收缩心电图表现。

(2)鉴别诊断

二度房室传导阻滞和房性期前收缩未下传,两者均有QRS波脱漏,房性期前收缩时P′波提前出现,P-P′间期短于窦性P-P间期,P′波形态与窦性P波不相同。二度房室传导阻滞时P-P间期基本均等,无提前出现,同导联P波形态无明显区别,间歇性QRS波群脱落,二度I型者P-R间期逐渐延长直至QRS波群脱落,II型者P-R间期恒定,延长或正常。

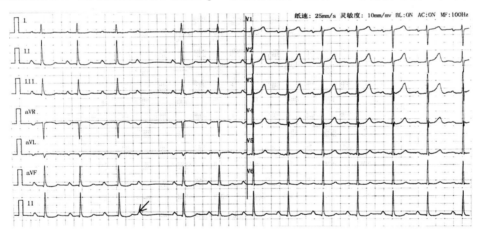

图2-3-17 二度I型房室传导阻滞

【心电图诊断】

a.窦性心律：72次/min。

b.Ptf $V_1 \approx -0.04$ mm·s。

c.二度I型房室传导阻滞。

d.ST段改变。

e.异常心电图。

【诊断依据】

a.V₁导联P波呈正负双向波,负向波的波幅与时限乘积≈-0.04mm·s,提示左心房压力过重。

b.从第1个P波开始,P-R间期逐渐延长,第4个(箭头处)(图2-3-17)P波后QRS波群脱漏,P-R间期呈进行性延长,直到一个QRS波群脱漏,P-P间期基本均等,考虑是二度I型房室传导阻滞心电图表现。

c.Ⅱ、Ⅲ、aVF导联ST段压低约0.05mV。

4.房性期前收缩伴旁路下传

当房性期前收缩通过James束下传心室时,其P'-R间期缩短至0.12s以下,QRS波形正常或伴有室内差异性传导。

当房性期前收缩通过肯特束下传心室时,其P'-R间期缩短至0.12s以下,QRS波宽大畸形,符合预激综合征波形的特征。

5.房性期前收缩伴房室阻滞

发生在舒张中、晚期的房性期前收缩仍未能下传心室时,应考虑伴有"3"相性(快频率依赖性)二度房室阻滞。如果下传的P'-R间期较窦性P-R间期显著延长,则考虑"3"相性(快频率依赖性)一度房室阻滞。

(四)根据房性期前收缩的心室内传导情况分类

1.正常的心室内传导

提早出现的房性P'波后QRS波群与窦性QRS波群相同。

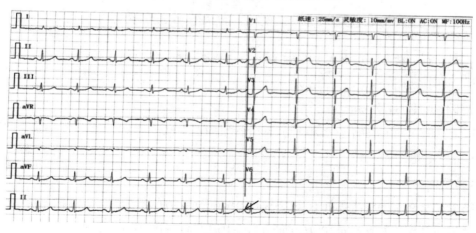

图2-3-18 偶发房性期前收缩(正常心室内传导)

【心电图诊断】

a.窦性心律:72次/min。

b.房性期前收缩。

c.异常心电图。

【诊断依据】

第7个(箭头处)(图2-3-18)P′波提前出现,其形态与窦性P波不同,QRS波群与窦性心律QRS波群相同,符合正常心室内传导心电图表现,代偿间歇不完全,在10s内发生1次房性期前收缩,符合偶发房性期前收缩心电图表现。

2.房性期前收缩伴室内差异性传导

(1)发生机制

房性期前收缩下传心室时,若遇到左、右束支及其分支之间的传导时间互差>0.025s时,则出现时相性室内差异性传导,表现为右束支阻滞或伴有左前分支阻滞或左后分支阻滞的图形。

(2)示例

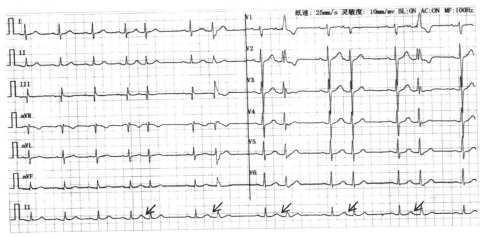

图2-3-19　频发房性期前收缩(呈二联律),部分伴室内差异性传导

【心电图诊断】

a.窦性心律:81次/min。

b.频发房性期前收缩(呈二联律),部分伴室内差异性传导。

c.异常心电图。

【诊断依据】

第3、5、7、9、11个(箭头处)(图2-3-19)P′波提前出现,部分与前一T波重叠,未重叠的P′波形态与窦性P波不同,P′波方向与窦性P波方向一致,在Ⅰ、Ⅱ、Ⅲ、aVF、V$_{4-6}$导联P′波直立,aVR导联P′波倒置,提示这些房性期前收缩起源于右心房上部。第3、9个QRS波群与窦性心律QRS波群相同,符合房性期前收缩正常心室传导,而第5、7、11个QRS波群与窦性心律QRS波群不同,呈完全性右束支阻滞图形,其前与之有传导关系的P′波,符合房性期前收缩伴室内差异性传导阻滞心电图表现。

（3）鉴别诊断

应与室性期前收缩鉴别,主要根据宽大畸形的QRS-T波群前有无与之有传导关系的P波及代偿间歇是否完全。

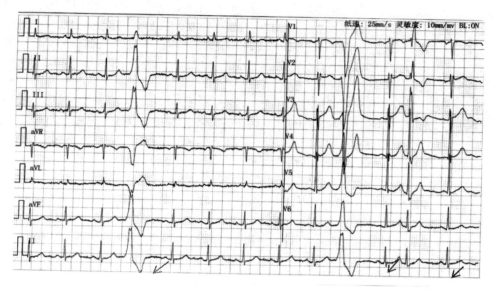

图 2-3-20　房性期前收缩伴室内差异性传导、室性期前收缩

【心电图诊断】

a.窦性心律:89次/min。

b.房性期前收缩伴室内差异性传导。

c.频发室性期前收缩。

d.异常心电图。

【诊断依据】

图2-3-20中第3、9、11个(箭头处)QRS波群提前出现,宽大畸形,与窦性QRS波群不同,第3、9个(箭头处)QRS波群呈完全性左束支传导阻滞图形,而第11个(箭头处)QRS波群呈完全性右束支传导阻滞图形;第3、9个(箭头处)宽大畸形的QRS-T波群前无与之有传导关系的P′波,而第11个(箭头处)宽大畸形的QRS-T波群前有与之有传导关系的P′波,P′波与前一T波重叠,使T波变形,与窦性QRS-T波群中的T波不同;第3、9个(箭头处)QRS波群后的代偿间歇为完全代偿间歇,在该图中发生2个,符合室性期前收缩心电图表现,而第11个(箭头处)QRS波群后的代偿间歇为不完全代偿间歇,符合房性期前收缩伴室内差异性传导心电图表现。

3.房性期前收缩伴束支之间的蝉联现象

（1）发生机制

房性期前收缩二联律时,其下传的QRS波群呈交替性左、右束支阻滞图形,这一特殊的室内差异性传导称为房性期前收缩伴束支之间的蝉联现象。

（2）示例

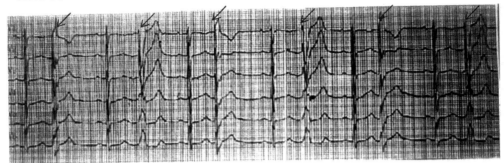

图2-3-21　房性期前收缩二联律,伴束支阻滞之间的蝉联现象

（此图引自《实用心理医生》杂志）

【心电图诊断】

a.窦性心律:55次/min。

b.房性期前收缩二联律,伴束支阻滞之间的蝉联现象。

c.异常心电图。

【诊断依据】

图2-3-21中第2、4、6、8、10、12个QRS群提前出现,宽大畸形,第2、6、10个QRS波群形态呈完全性右束支传导阻滞形态,第4、8、12个QRS波群形态呈完全性左束支传导阻滞形态,QRS波群呈交替性左、右束支阻滞图形,符合房性期前收缩伴束支之间的蝉联现象心电图表现。

（五）根据发生次数分类

1.偶发房性期前收缩

发生的期前收缩<5次/min。

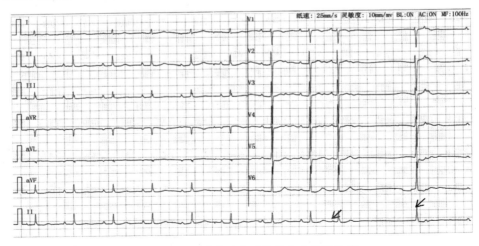

图2-3-22　偶发房性期前收缩伴交界性逸搏

【心电图诊断】

a.窦性心律:63次/min。

b.偶发房性期前收缩。

c.交界性逸搏。

d.异常心电图。

【诊断依据】

a.第9个(图2-3-22)(箭头处)P'波提前出现,其形态与窦性P波不同,方向与窦性P波方向一致,符合来源于右心房上部的房性期前收缩,QRS波群与窦性心律QRS波群相同,在10s内发生1次房性期前收缩,符合偶发房性期前收缩心电图表现。

b.第10个(图2-3-22)(箭头处)P'波出现于第9个房性期前收缩的代偿间歇之后,并且位于第10个QRS波群之后,符合交界性逸搏的心电图表现。

鉴别诊断

与窦性夺获相鉴别,窦性夺获多见于干扰性房室脱节时,虽然提早出现,但它发生的部位是窦性P波的位置,仔细测量则不难鉴别。

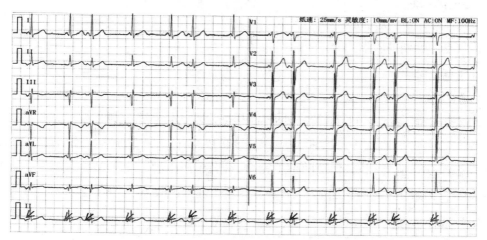

图2-3-23 窦性夺获

【心电图诊断】

a.交界性心律:77次/min。

b.窦性夺获。

c.异常心电图。

【诊断依据】

a.图2-3-23中第1、2、4、5、7、8、10、11、13个(箭头处)P'在同一导联形态和方向不完全相同,P'-R间期<0.12s,考虑P波来源于房室交界区,符合交界性心律心电图表现。

b.(图2-3-23)中第3、6、9、12个(箭头处)P波提前出现,与窦性P波形态相同,P-R间期>0.12s,符合窦性夺获心电图表现。

2.频发房性早搏

发生的期前收缩>5次/min。

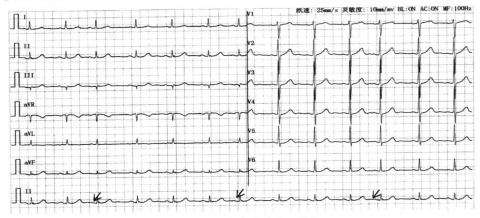

图2-3-24 频发房性期前收缩

【心电图诊断】

a.窦性心律:75次/min。

b.频发房性期前收缩。

c.异常心电图。

【诊断依据】

图2-3-24中第3、7、11个(箭头处)P′波提前出现,其形态与窦性P波不同,P′波方向与窦性P波方向一致,在Ⅰ、Ⅱ、Ⅲ、aVF、V$_{4-6}$导联P′波直立,aVR导联P′波倒置,QRS波群与窦性心律QRS波群相同,代偿间歇不完全,符合起源于右心房上部的期前收缩心电图表现,在10s内发生3次房性期前收缩,符合频发房性期前收缩心电图表现。

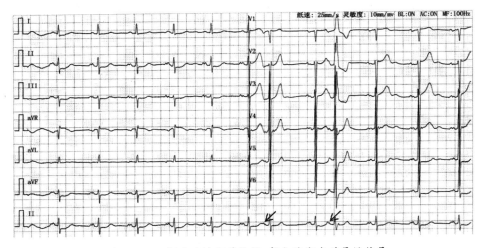

图2-3-25 频发房性期前收缩,部分伴室内差异性传导

【心电图诊断】

a.窦性心律:79次/min。

b.频发房性期前收缩,部分伴室内差异性传导。

c.左心室高电压。

d.ST-T改变。

e.异常心电图。

【诊断依据】

a.图2-3-25中第7、9个(箭头处)P′波提前出现,其形态与窦性P波不同,P′波方向与窦性P波方向一致,在Ⅰ、Ⅱ、Ⅲ、aVF、V$_{4-6}$导联P′波直立,aVR导联P′波倒置,第7个P′后QRS波群与窦性QRS波群一致,而第9个P′波后QRS波群与其基础窦性心律QRS波群不同,呈完全性右束支传导阻滞图形,在10s内发生2次房性期前收缩,符合频发房性期前收缩,部分伴室内差异性传导心电图表现。

b.RV$_5$导联波幅3.98mV,>2.5mV,符合左心室高电压的心电图表现。

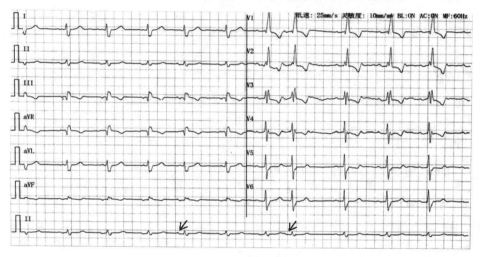

图2-3-26　频发房性期前收缩、完全性右束支传导阻滞

【心电图诊断】

a.窦性心律:64次/min。

b.频发房性期前收缩。

c.完全性右束支传导阻滞。

d.异常心电图。

【诊断依据】

a.图2-3-26中第4、7个(箭头处)P′波提前出现,其形态与窦性P波不同,P′波方向与窦性P波方向一致,在Ⅰ、Ⅱ、Ⅲ、aVF、V$_{4-6}$导联P′波直立,aVR导联P′波倒置,QRS波群与

窦性心律QRS波群相同,均呈完全性右束支传导阻滞图形,代偿间歇不完全,符合起源于右心房上部的期前收缩心电图表现,在10s内发生2次房性期前收缩,符合频发房性期前收缩心电图表现。

b.V₁、V₂导联QRS波群呈rsR′型,V₃导联QRS波群呈M型,V₅、V₆导联终末S波宽钝(时限≥0.04s),QRS波时限≥0.12s,V₁₋₃导联ST段压低、T波倒置,符合完全性右束支传导阻滞心电图表现。

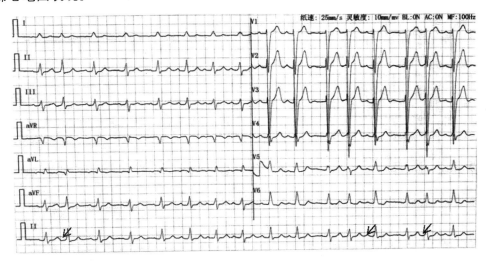

图2-3-27　频发房性期前收缩、完全性左束支传导阻滞

【心电图诊断】

a.窦性心律:89次/min。

b.完全性左束支传导阻滞。

c.频发房性期前收缩。

d.异常心电图。

【诊断依据】

a.Ⅰ、V₅、V₆导联QRS波初始无q波,R波呈宽阔,室壁激动时间≥0.06s,V₁导联呈rS型,QRS波时限>0.12s,V₅、V₆导联ST段压低,V₁、V₂导联ST段抬高,T波直立,符合完全性左束支传导阻滞心电图表现。

b.图2-3-27中第2、12、15个(箭头处)P′波提前出现,其形态与窦性P波不同,P′波与前一T波重叠,QRS波群与其基础窦性心律QRS波群相同,均呈完全性左束支形态,代偿间歇不完全,在10s内发生3次房性期前收缩,符合频发房性期前收缩心电图表现。

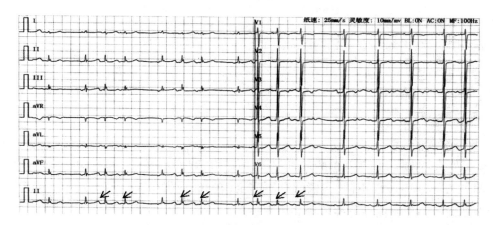

图 2-3-28　频发房性期前收缩,部分成对,短阵性房性心动过速

【心电图诊断】

a.窦性心律:76次/min。

b.频发房性期前收缩(部分成对)。

c.阵发性房性心动过速。

d.肢体导联低电压。

e.异常心电图。

【诊断依据】

a.图2-3-28中第3、4个(箭头处)P′波连续提前出现,第5、6个(箭头处)P′波连续提前出现,第8、9、10个(箭头处)P′波连续提前出现,第7个P′波与前一T波重叠,P′波形态与窦性P波不同,P′波方向与窦性P波方向一致,QRS波群与窦性心律QRS波群相同,第3、4和第5、6个符合成对房性期前收缩心电图表现,第8、9、10个房性期前收缩连续出现,符合阵发房性心动过速心电图表现。

b.肢体导联QRS波幅均<0.5mV,符合肢体导联低电压心电图表现。

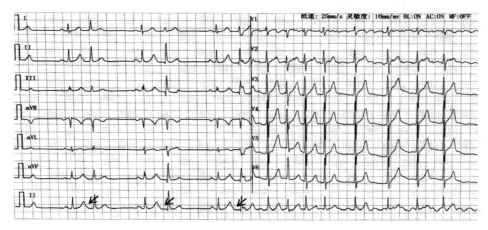

图 2-3-29　频发房性期前收缩伴室内差异性传导、间歇性心房颤动

【心电图诊断】

a.窦性心律:平均心室率103次/min。

b.频发房性期前收缩伴室内差异性传导。

c.间歇性心房颤动。

d.异常心电图。

【诊断依据】

a.第2、4个(图2-3-30)(箭头处)P′波提前出现,两个P′波均与前一T波重叠,QRS波群与窦性心律QRS波群不同,代偿间歇不完全,在10s内发生2次房性期前收缩,符合频发房性期前收缩伴室内差异性传导心电图表现。

b.第6个(图2-3-30)(箭头后)P′波及之后的P波消失,代之以大小不等、形态不同、方向不一致的F波,部分QRS波群与窦性QRS波群有差异,符合心房颤动部分伴室内差异性传导心电图表现。

3.房性期前收缩二联律

指房性期前收缩与窦性心搏交替出现,且连续出现3组及3组以上。

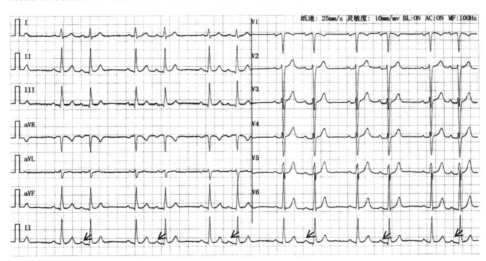

图2-3-30　频发房性期前收缩(呈二联律)

【心电图诊断】

a.窦性心律:75次/min。

b.频发房性期前收缩(呈二联律)。

c.异常心电图。

【诊断依据】

第2、4、6、8、10、12个(图2-3-30)(箭头处)P′波提前出现,其形态与窦性P波不同,P′波方向与窦性P波方向一致,在Ⅰ、Ⅱ、Ⅲ、aVF、V$_{4-6}$导联P′波直立,aVR导联P′波倒置,

QRS波群与窦性心律QRS波群相同,代偿间歇不完全,符合起源于右心房上部的房性期前收缩心电图表现,房性期前收缩与窦性心搏交替出现,且连续出现6组,符合房性期前收缩二联律心电图表现。

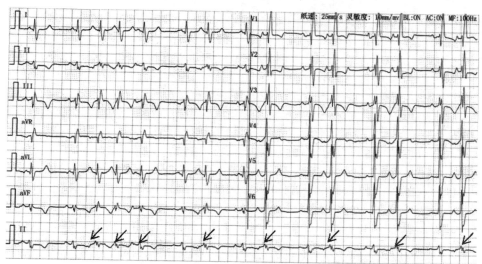

图 2-3-31 频发房性期前收缩(二联律)、完全性右束支传导阻滞、短阵房性心动过速

【心电图诊断】

a.窦性心律:79次/min。

b.完全性右束支传导阻滞。

c.频发房性期前收缩(呈二联律)。

d.短阵房性心动过速。

e.异常心电图。

【诊断依据】

a.图 2-3-31 中 V_{1-3} 导联 QRS 波群呈 rsR′型,V_{4-6} 导联终末 S 波宽钝(时限≥0.04s),QRS波时限≥0.12s,V_{1-3} 导联 ST 段压低、T 波倒置,符合完全性右束支传导阻滞心电图表现。

b.该图中第7、9、11、13、15个 P′波提前出现,P′波形态与窦性 P 波不同,均与前一 T 波重叠,P′波方向辨别不清,其后 QRS 波群形态与窦性 QRS 波群一致,均呈完全性右束支传导阻滞图形,符合频发房性期前收缩伴完全性右束支传导阻滞心电图表现,图 2-3-31 中房性期前收缩与窦性心搏交替出现,且连续出现5组,符合房性期前收缩二联律心电图表现。

c.图 2-3-31 中第3、4、5个 P′波提前连续出现,P′波形态与窦性 P 波不同,均与前一 T 波重叠,P′波方向辨别不清,其后 QRS 波群形态与窦性 QRS 波群一致,均呈完全性右束支传导阻滞图形,符合短阵房性心动过速伴完全性右束支传导阻滞心电图表现。

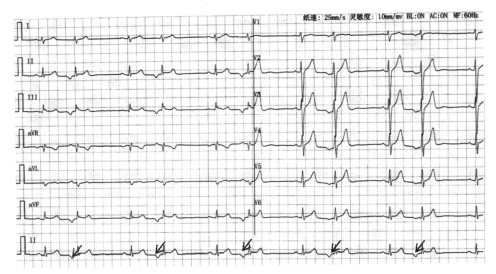

图 2-3-32　频发房性期前收缩二联律(左房下部前壁)

【心电图诊断】

a.窦性心律:81次/min。

b.频发房性期前收缩(呈二联律)。

c.异常心电图。

【诊断依据】

图 2-3-32 中第 2、4、6、8、10 个(箭头处)P′波提前出现,P′波形态与窦性 P 波不同,P′波为逆行 P′波,在 V₄₋₆、Ⅱ、Ⅲ、aVF 导联 P′波倒置,aVR 导联 P′波直立,V₁ 导联 P′波倒置,符合左心房下部前壁来源的房性期前收缩。该图中房性期前收缩与窦性心搏交替出现,且连续出现 5 组,符合房性期前收缩二联律心电图表现。

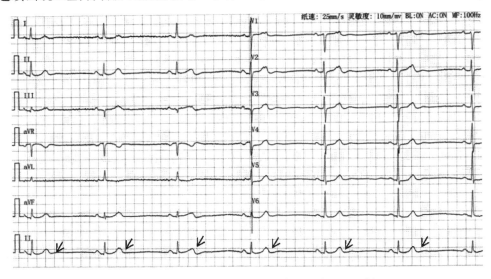

图 2-3-33　频发房性期前收缩未下传(呈二联律)

【心电图诊断】

a.窦性心律:71次/min。

b.频发房性期前收缩未下传(呈二联律)。

c.异常心电图。

【诊断依据】

图2-3-33中第2、4、6、8、10、12个(箭头处)P′波提前出现(V₁导联明显),与窦性P波不同,P′波重叠在前一心搏的T波之上,使T波变形,P′波后无QRS波群,符合房性期前收缩未下传心电图表现。在10s内发生6次房性期前收缩,且房性期前收缩与窦性心搏交替出现,且连续出现6组,符合房性期前收缩未下传二联律心电图表现。

4.房性期前收缩三联律

每两个基本窦性心搏后提前出现1个房性早搏,且连续出现3组及3组以上,称为假三联律。1个基本窦性心搏后提早出现1对房性早搏,且连续出现6组及3组以上者,称为真正的三联律。

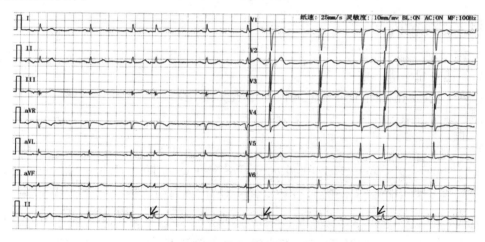

图2-3-34 频发房性期前收缩(呈三联律)

【心电图诊断】

a.窦性心律:69次/min。

b.频发房性期前收缩(呈三联律)。

c.肢体导联低电压。

d.异常心电图。

【诊断依据】

a.图2-3-24中第1、4、7、10个(箭头处)P′波提前出现,4个P′波形态与窦性P波不同,4个P′在Ⅰ、V₄₋₆,Ⅱ、Ⅲ、aVF导联P′波倒置,aVR导联P′波直立,V₁导联P′直立,P′-R间期>0.12s,QRS波群与窦性心律QRS波群相同,代偿间歇不完全,4个P′均起源于左心房下部后壁。该图中每两个基本窦性心搏后提前出现1个房性期前收缩,且连续出现3组,符合房性期前收缩三联律心电图表现。

b.该图中肢体导联QRS波群波幅<0.5mV,符合肢体导联低电压心电图表现。

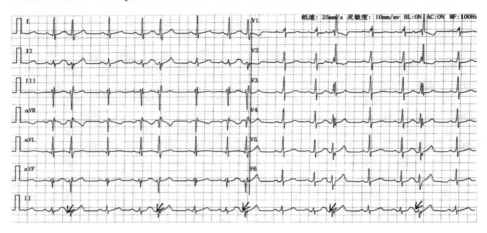

图2-3-35　频发房性期前收缩伴室内差异性传导(呈三联律)

【心电图诊断】

a.窦性心律:101次/min。

b.窦性心动过速。

c.频发房性期前收缩伴室内差异性传导(呈三联律)。

d.异常心电图。

【诊断依据】

a.窦性心律101次/min,HR>100次/min,符合窦性心动过速心电图表现。

b.图2-3-35中第2、5、8、9、11、14个(箭头处)P′波提前出现,6个P′波均与前一T波重叠,P′波方向与窦性P波方向一致,在Ⅰ、Ⅱ、Ⅲ、aVF、V$_{4-6}$导联P′波直立,aVR导联P′波倒置,提示这些房性期前收缩起源于右心房上部,6个P′波后的QRS波群与窦性心律QRS波群均不同,呈完全性右束支阻滞图形,符合房性期前收缩伴室内差异性传导阻滞心电图表现。在该图中每两个基本窦性心搏后提前出现一个房性期前收缩,且连续出现6组,符合房性期前收缩三联律心电图表现。

5.房性期前收缩四联律

是指每隔3个基本窦性心搏后提早出现一个房性早搏,或每隔两个基本窦性心搏出现成对房性早搏所构成的联律,并且连续出现3组及3组以上者。

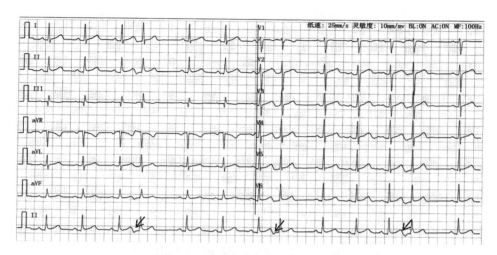

图2-3-36 频发房性期前收缩(呈四联律)

【心电图诊断】

a.窦性心律:80次/min。

b.频发房性期前收缩(呈四联律)。

c.异常心电图。

【诊断依据】

图2-3-36中第4、8、12个(箭头处)P′波提前出现,3个P′波形态与窦性P波不同,3个P′在Ⅰ、V$_{4-6}$、Ⅱ、Ⅲ、aVF导联P′波倒置,aVR导联P′波直立,V$_1$导联P′直立,P′-R间期>0.12s,QRS波群与窦性心律QRS波群相同,代偿间歇不完全,3个P′均起源于左心房下部后壁。该图中每3个基本窦性心搏后提前出现一个房性期前收缩,且连续出现3组,符合房性期前收缩四联律心电图表现。

6.成对房性早搏

指每个基本窦性心搏后提早出现连续的2个房性早搏。

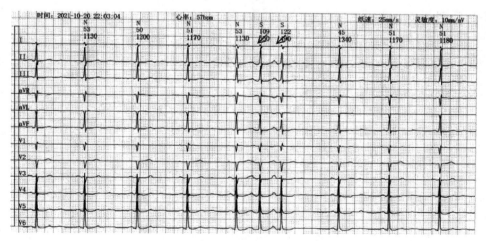

图2-3-37 成对房性期前收缩

【心电图诊断】

a. 窦性心律：50次/min。

b. 成对房性期前收缩。

c. 异常心电图。

【诊断依据】

图2-3-37中第6、7个QRS波群连续提前出现，形态与窦性QRS波群相同，其之前的P'波重叠在前一QRS-T波群的T波上，T波变形，与其他窦性QRS-T波群的T波不同，代偿间歇完全，符合成对房性期前收缩心电图表现。

第四节 房室交界性期前收缩

一、概念

交界性期前收缩是指起源于房室交界区的异位起搏点的期前收缩。交界区发出的激动具有双向传导的特点，从交界区逆传之心房，形成逆行P'波，下传至心室形成QRS波群。

二、心电图特点

1. 提前出现的QRS-T波群形态与窦性下传的QRS波群相同。如果伴有室内差异性传导时QRS波群则与窦性下传的QRS波群不同。

2. 逆行P'波可出现在QRS波群之前，但P'-R间期<0.12s；也可出现在QRS波群之后，但R-P'间期<0.20s；也可出现在QRS波群中；QRS波群前后也可无逆行P'波，而有窦性P波存在。

3. 代偿间歇多为完全性代偿间歇，少数呈不完全或超完全代偿间歇，取决于逆行P'波有无逆传侵入窦房结使其节律重整。

三、示例

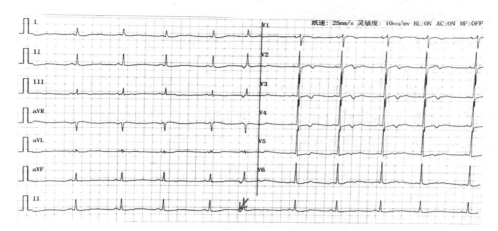

图 2-4-1　偶发交界性期前收缩

【心电图诊断】

a.窦性心律:60次/min。

b.交界性期前收缩。

c.ST-T改变。

d.异常心电图。

【诊断依据】

a.图2-4-1中第5个(箭头处)P′波提前出现,与窦性P波不同,在Ⅰ、V_{4-6},Ⅱ、Ⅲ、aVF导联P′波倒置,aVR导联P′波直立,P′-R间期<0.12s,QRS波群与窦性心律QRS波群相同,代偿间歇完全,符合交界性期前收缩心电图表现。

b.广泛导联出现ST-T改变,以Ⅱ、Ⅲ、aVF,V_{4-6}导联显著。

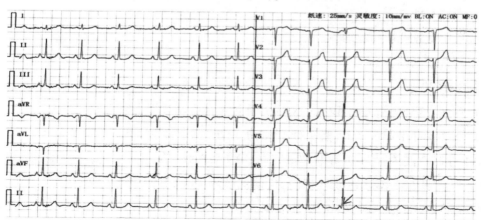

图2-4-2　偶发交界性期前收缩伴室内差异性传导

【心电图诊断】

a.窦性心律:69次/min。

b.交界性期前收缩伴室内差异性传导。

c.异常心电图。

【诊断依据】

图2-4-2中第9个(箭头处)P′波提前出现,与窦性P波不同,在 V_{1-6} 导联P′波直立,P′-R间期为0.08s,P′-R期间<0.12s,QRS波群与窦性心律QRS波群稍有差异,代偿间歇完全,符合交界性期前收缩伴室内差异性传导心电图表现。

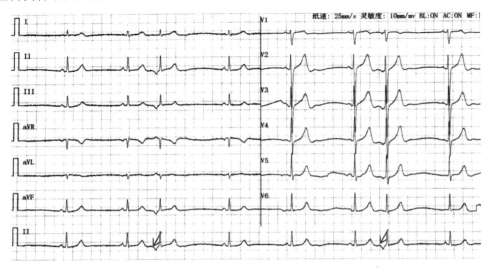

图2-4-3　频发交界性期前收缩

【心电图诊断】

a.窦性心律:50次/min。

b.窦性心动过缓。

c.频发交界性期前收缩。

d.异常心电图。

【诊断依据】

a.窦性心律50次/min,HR<60次/min,符合窦性心动过缓心电图表现。

b.图2-4-3中第3、7个(箭头处)P′波提前出现,与窦性P波不同,第3个P′波在Ⅱ、Ⅲ、aVF导联P′波倒置,aVR导联P′波直立,第7个P′波在 V_{1-6} 导联倒置,P′-R间期<0.12s,QRS波群与窦性心律QRS波群相同,代偿间歇不完全,在10s内发生2个交界性期前收缩,符合频发交界性期前收缩心电图表现。

第五节 室性期前收缩

一、概念

室性期前收缩指起源于心室异位起搏点或折返使整个心室提前除极的期前收缩。

二、室性期前收缩心电图的典型特征

1.提前出现的宽大畸形 QRS 波群(起源部位不同,表现不同),时限≥0.12s,其前无相关 P 波。

2.代偿间歇绝大多数完全(如果室性早搏侵入窦房结,则使之节律重整,表现为代偿间歇不完全)。

3.继发性 ST–T 改变,表现为室性早搏的 T 波与 QRS 波群主波的方向相反。

三、根据异位起搏点起源的位置分类

1.高位室间隔室性期前收缩

起源于室间隔上部,希氏束支分叉处附近,提早出现的 QRS 波形态与窦性 QRS 波形略异,时限 0.08~0.11s,其后可伴随逆行 P′波,P′–R 间期<0.20s,代偿间歇常完全。

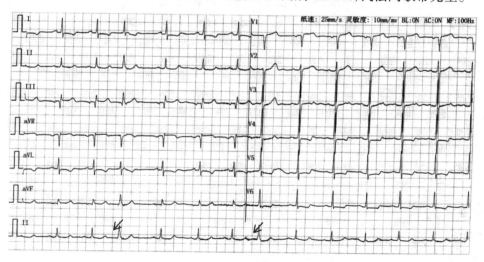

图 2-5-1　高位室间隔室性期前收缩

【心电图诊断】

a.窦性心律:74次/min。

b.频发室性期前收缩。

c.ST-T改变。

d.异常心电图。

【诊断依据】

a.图2-5-1中第3、7个(箭头处)QRS波群提前出现,其QRS波形态与窦性QRS波形略异,时限0.08~0.11s,QRS波群前无与之有传导关系的P'波,代偿间歇完全,符合起源于室间隔上部、希氏束支分叉处附近的高位室间隔室性期前收缩心电图表现。

b.广泛导联ST段水平型压低约0.05mV,T波低平,<同导联1/10R波,符合ST-T改变心电图表现。

2.右束支型或右心室型室性期前收缩

起源于右束支近端,提前出现的QRS波形呈左束支阻滞图形;起源于右心室壁的心肌中,提前出现的QRS波形类似于左束支阻滞图形。

心电图特点:V₁、V₂导联主波向下,Ⅰ、V₅、V₆导联主波向上。

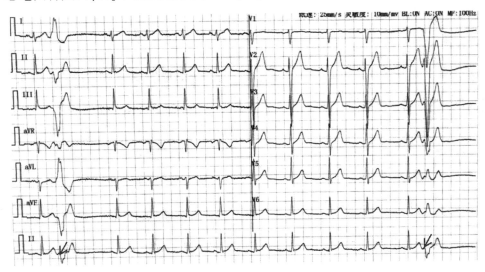

图2-5-2 右心室型室性期前收缩

【心电图诊断】

a.窦性心律:72次/min。

b.频发室性期前收缩。

c.异常心电图。

【诊断依据】

图2-5-2中第2、12个(箭头处)QRS波群提前出现,其QRS波形态宽大畸形,与窦性

QRS波形完全不同,呈完全性左束传导阻滞图形,即V₁、V₂导联主波向下,Ⅰ、V₅、V₆导联主波向上,在Ⅱ、Ⅲ、aVF导联主波向下,QRS波群前无与之有传导关系的P′波,代偿间歇完全,符合起源于右心室壁下部室性期前收缩心电图表现。

3.左束支型或左心室型室性期前收缩

起源于左束支近端,提前出现的QRS波形呈右束支阻滞图形;起源于左心室壁的心肌中,提前出现的QRS波形类似于右束支阻滞图形。

心电图的特点:V₁、V₂导联主波向上,Ⅰ、V₅、V₆导联主波向下。

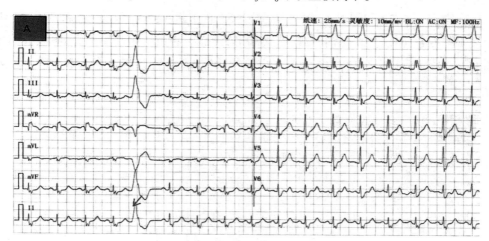

图2-5-3A　左心室型室性期前收缩

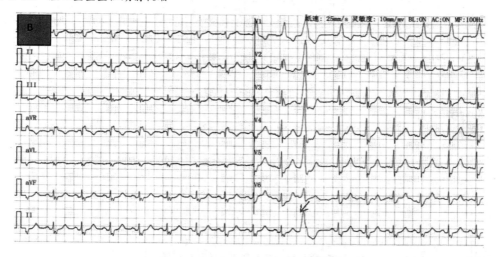

图2-5-3B　左心室型室性期前收缩

注:图2-5-3A和图2-5-3B所示是同一个室性期前收缩分别在肢体导联和胸导联的心电图表现,用于室性期前收缩的来源诊断。

【心电图诊断】

a.窦性心律:94次/min。

b.完全性右束支传导阻滞。

c.偶发室性期前收缩。

d.异常心电图。

【诊断依据】

a.图 2-5-3A 和 2-5-3B 中 V₁ 导联呈 R 型,R 波宽大有切迹,V₂ 导联 QRS 波群呈 RsR′型,V₅、V₆ 导联终末 S 波宽钝(时限≥0.04s),QRS 波时限≥0.12s,V₁ 导联 ST 段压低、T 波倒置,符合完全性右束支传导阻滞心电图改变。

b.观察图 2-5-3A 和图 2-5-3B 可知,图 2-5-3A 中第 4 个(箭头处),也是图 2-5-3B 中第 10 个(箭头处)QRS 波群提前出现,宽大畸形,类似于右束支阻滞图形,QRS 波群前无与之有传导关系的 P′波,代偿间歇完全,符合起源于左心室后上壁的左心室型期前收缩心电图表现。

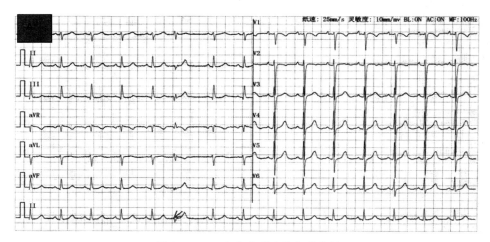

图 2-5-4A　左束支型室性期前收缩

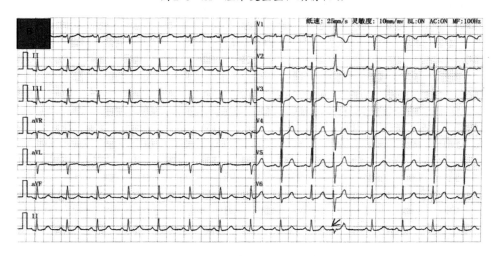

图 2-5-4B　左束支型室性期前收缩

注:图2-5-4A和图2-5-4B所示是同一个室性期前收缩分别在肢体导联和胸导联的心电图表现,用于室性期前收缩的来源诊断。

【心电图诊断】

a.窦性心律:86次/min。

b.偶发室性期前收缩。

c.异常心电图。

【诊断依据】

观察图2-5-4A和图2-5-4B,图2-5-4A中第6个(箭头处),也是图2-5-4B中第11个(箭头处)QRS波群提前出现,宽大畸形,类似于右束支阻滞图形,且V_1、V_2导联主波向上,Ⅰ、V_5、V_6导联主波向下,QRS波群时限<0.12s,QRS波群前无与之有传导关系的P'波,代偿间歇完全,符合起源于左束支的左束支型期前收缩心电图表现。

4.左前分支型期前收缩

起源于左后分支近端,提前出现的QRS波形呈右束支阻滞图形,并伴有电轴左偏。心电图的特点:V_1、V_2导联主波向上,Ⅰ、V_5、V_6导联主波向下,且电轴左偏。

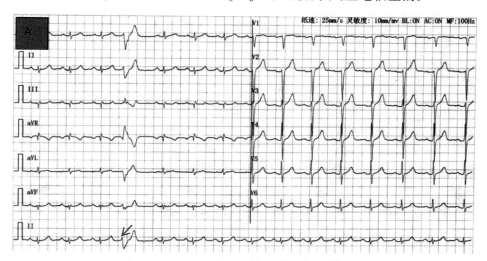

图2-5-5A 左前分支型期前收缩

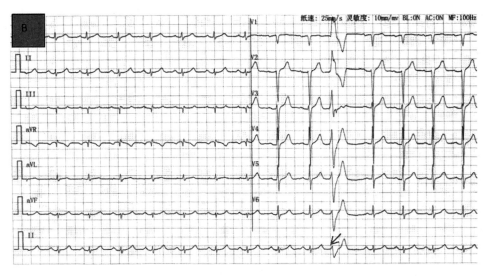

图2-5-5B 左前分支型期前收缩

注:图2-5-5A和图2-5-5B所示是同一个室性期前收缩分别在肢体导联和胸导联的心电图表现,用于室性期前收缩的来源诊断。

【心电图诊断】

a.窦性心律:84次/min。

b.偶发室性期前收缩。

c.肢体导联低电压。

d.异常心电图。

【诊断依据】

a.观察图2-5-5A和图2-5-5B,图2-5-5A中第4个(箭头处),也是图2-5-5B中第10个(箭头处)QRS波群提前出现,宽大畸形,类似于右束支阻滞图形,且V_1、V_2导联主波向上,Ⅰ、V_5、V_6导联主波向下,且电轴左偏-42°,QRS波群前无与之有传导关系的P′波,代偿间歇完全,符合起源于左后分支的左前分支型期前收缩心电图表现。

b.图中QRS波群波幅均<0.5mV,符合肢体导联低电压心电图表现。

5.左后分支型期前收缩

起源于左前分支近端,提前出现的QRS波形呈右束支阻滞图形,并伴有电轴右偏。

心电图特点:V_1、V_2导联主波向上,Ⅰ、V_5、V_6导联主波向下,且电轴右偏。

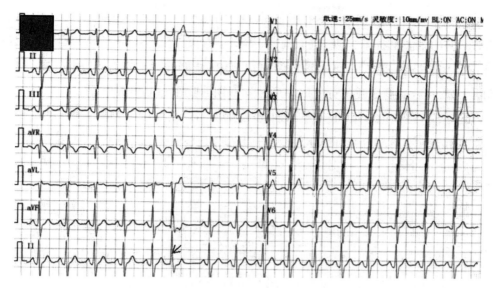

图 2-5-6A 左后分支型期前收缩

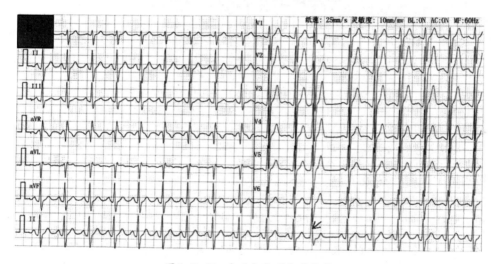

图 2-5-6B 左后分支型期前收缩

注:图 2-5-6A 和图 2-5-6B 所示是同一个室性期前收缩分别在肢体导联和胸导联的心电图表现,用于室性期前收缩的来源诊断。

【心电图诊断】

a.窦性心律:103 次/min。

b.窦性心动过速。

c.偶发室性期前收缩。

d.异常心电图。

【诊断依据】

a.窦性心律 103 次/min,符合窦性心动过速心电图表现。

b.观察图2-5-6A和图2-5-6B,图2-5-6A中第6个(箭头处),也是图2-5-6B中第12个(箭头处)QRS波群提前出现,宽大畸形,类似于右束支阻滞图形,且V₁、V₂导联主波向上,Ⅰ、V₅、V₆导联主波向下,且电轴右偏+114°,QRS波群前无与之有传导关系的P′波,代偿间歇完全,符合起源于左前分支的左后分支型期前收缩心电图表现。

6.心尖部室性期前收缩(心室下部期前收缩)

起源于心尖部,提前出现的QRS波形在Ⅱ、Ⅲ、aVF导联主波向下。

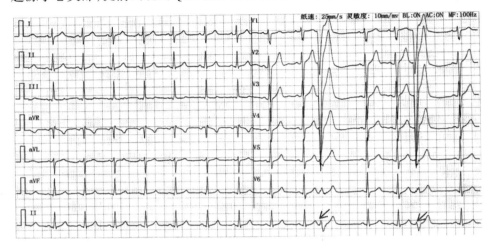

图2-5-7　心尖部室性期前收缩

【心电图诊断】

a.窦性心律:73次/min。

b.频发室性期前收缩。

c.异常心电图。

【诊断依据】

图2-5-7中第2、5个(箭头处)QRS波群提前出现,形态与窦性QRS波群不同,Ⅱ、Ⅲ、aVF导联主波向下,QRS波前无与之有传导关系的P′波,代偿间歇不完全,在10s内发生2个室性期前收缩,符合起源心尖部的频发心尖部室性期前收缩心电图表现。

7.心底部室性期前收缩(心室上部期前收缩)

起源于心底部,提前出现的QRS波形在Ⅱ、Ⅲ、aVF导联主波向上。若起源于右心室流出道,提前出现的QRS波形在Ⅱ、Ⅲ、aVF导联主波向上,胸导联的QRS波类似于左束支传导阻滞。

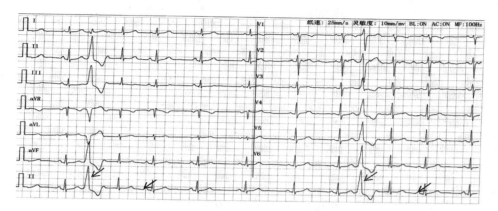

图 2-5-8 右心室流出道室性期前收缩

【心电图诊断】

a.窦性心律：65次/min。

b.频发室性期前收缩。

c.频发房性期前收缩。

d.异常心电图。

【诊断依据】

a.图 2-5-8 中第 2、9 个(箭头处)QRS 波群提前出现,形态与窦性 QRS 波群不同,在胸导联的 QRS 波类似于左束支传导阻滞图形,并且在 Ⅱ、Ⅲ、aVF 导联主波向上,QRS 波前无与之有传导关系的 P′波,代偿间歇不完全,在 10s 内发生 2 个室性期前收缩,符合起源于右心室流出道的频发心底部室性期前收缩心电图表现。

b.图 2-5-8 中第 4、11 个 P′波提前出现,形态与窦性 P 波不同,方向与窦性 P 波一致,其后 QRS 波群与窦性 QRS 波群一致,代偿间歇不完全,在 10s 内发生 2 个房性期前收缩,符合起源于右心房上部的频发房性期前收缩心电图表现。

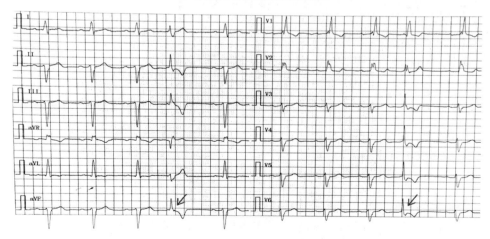

图 2-5-9 心底后壁室性期前收缩

【心电图诊断】

a.窦性心律:60次/min。

b.完全性右束支传导阻滞。

c.室性期前收缩。

d.异常心电图。

【诊断依据】

a.图2-5-9中V_1导联呈rsR′型,V_2导联呈R型,R波宽大有切迹,V_5、V_6导联终末S波宽钝(时限≥0.04s),QRS波时限≥0.12s,V_1导联ST段压低、T波倒置,符合完全性右束支传导阻滞心电图表现。

b.图2-5-9为右胸导联图,用于室性期前收缩定位,图中肢体导联第4个(箭头处)QRS波和胸导联第4个(箭头处)QRS波是同一个QRS波群,其提前出现,与窦性QRS波群不同,在Ⅱ、Ⅲ、aVF导联主波向上,在V_{1-6}导联QRS主波均向上,其前无与之有传导关系的P′波,代偿间歇完全,符合起源于心底后壁的室性期前收缩心电图表现。

8.后壁性室性期前收缩

起源于心脏后壁,心电图表现为提前出现的V_{1-6}导联QRS主波均向上的QRS波形。

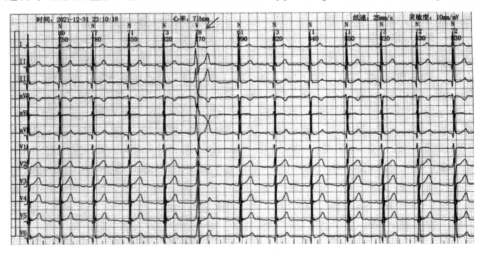

图2-5-10 偶发心室后壁性室性期前收缩

【心电图诊断】

a.窦性心律:73次/min。

b.偶发室性期前收缩。

c.异常心电图。

【诊断依据】

图2-5-10中第6个(箭头处)QRS波群提前出现,形态与窦性QRS波群不同,在V_{1-6}导联QRS主波均向上,QRS波前无与之有传导关系的P′波,代偿间歇完全,在10s内发生1个

室性期前收缩,符合起源于心室后壁的偶发后壁性室性期前收缩心电图表现。

9.前壁性室性期前收缩

起源于心脏前壁,心电图表现为提前出现 V_{1-6} 导联 QRS 主波均向下的 QRS 波形。

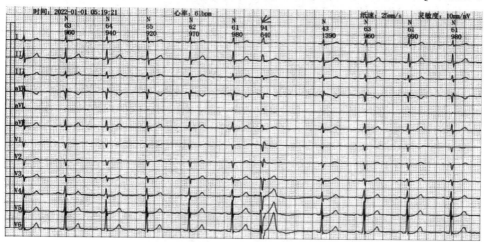

图 2-5-11　偶发心室前壁性室性期前收缩

【心电图诊断】

a.窦性心律:64次/min。

b.室性期前收缩。

c.异常心电图。

【诊断依据】

图 2-5-11 中第 7 个(箭头处)QRS 波群提前出现,形态与窦性 QRS 波群不同,在 V_{1-6} 导联 QRS 主波均向下,QRS 波前无与之有传导关系的 P′波,代偿间歇完全,符合起源于前壁的前壁性室性期前收缩心电图表现。

10.左心室侧壁性室性期前收缩

起源于左心室侧壁,心电图表现为 V_{1-3} 导联 QRS 主波向上,V_5、V_6 导联 QRS 主波向下。

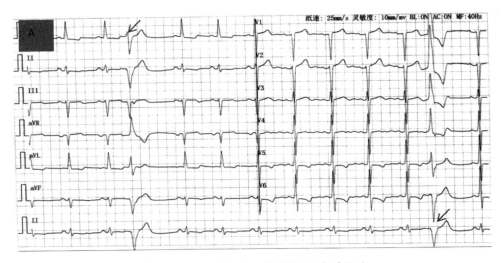

图 2-5-12A　频发左心室侧壁室性期前收缩

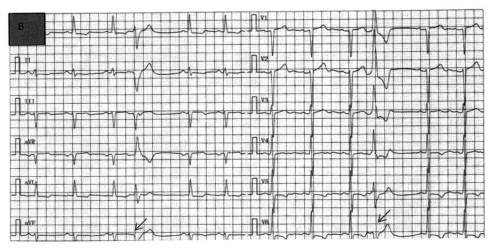

图 2-5-12B　频发左心室侧壁室性期前收缩

注：图 2-5-12A 为 6×2 连续格式加单导长导联（横向），肢体导联与胸导联不是同一时间发生的；图 2-5-12B 为 6×2 格式（横向）右胸，肢体导联与胸导联是同一时间发生的，用于定位 QRS 波的起源位置。

【心电图诊断】

a.窦性心律：73次/min。

b.频发室性期前收缩。

c.异常心电图。

【诊断依据】

图 2-5-12A 中第 3、11 个（箭头处）QRS 波群提前出现，形态与窦性 QRS 波群不同，在 V_{1-3} 导联 QRS 主波向上，V_5、V_6 导联 QRS 主波向下（图 2-5-12B 显示第 3 个 QRS 波群的主波方向）。QRS 波前无与之有传导关系的 P′波，代偿间歇完全，符合起源于左心室侧壁的

左心室侧壁性室性期前收缩心电图表现。

四、按形态分类

1. 单源性室性期前收缩

起源于同一异位起搏点的室性期前收缩,是常见的一种期前收缩。

心电图表现为频发室性期前收缩的QRS波形态。

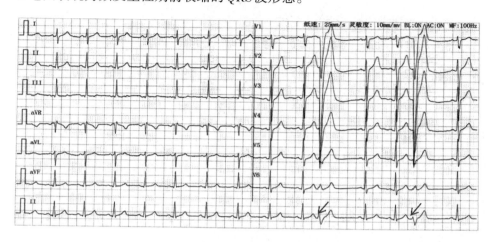

图 2-5-13　频发单源性室性期前收缩

【心电图诊断】

a. 窦性心律:73次/min。

b. 频发室性期前收缩。

c. 异常心电图。

【诊断依据】

图 2-5-13 中第 10、13 个(箭头处)QRS波群提前出现,形态与窦性QRS波群不同,在V$_{1-5}$导联 QRS主波均向下,在 V$_6$导联主波均向上,两个QRS波形态彼此相同,QRS波前无与之有传导关系的P′波,代偿间歇完全,符合频发单源性室性期前收缩心电图表现。

2. 多源性室性期前收缩

指同一导联上窦性与提前出现的期前收缩的联律间期不固定,且提前出现的QRS波,其形态为2种以上的室性期前收缩,称为多源性室性期前收缩。这种室性期前收缩多见于器质性心脏病、电解质紊乱及药物中毒等疾病。

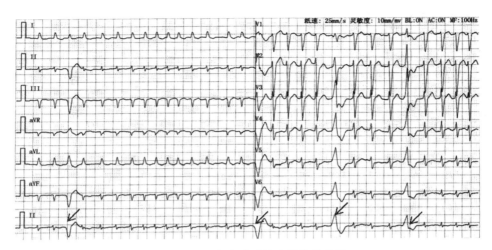

纸速：25mm/s　灵敏度：10mm/mv　BL:ON　AC:ON　MF:100Hz

图 2-5-14　频发多源性室性期前收缩

【心电图诊断】

a.异位心律：平均心室率 178 次/min。

b.快速型心房颤动。

c.多源性室性期前收缩。

d.顺钟向转位。

e.异常心电图。

【诊断依据】

a.窦性 P 波消失，代之以大小不等、形状不一、方向不一致的 f 波，心室律绝对不齐，心室率 178 次/min，在 100~180 次/min 之间，符合快速型心房颤动心电图表现。

b.图 2-5-14 中第 3、16、21、25 个（箭头处）QRS 波群提前出现，形态与其基础 QRS 波群不同，第 3 个 QRS 波在 Ⅱ、Ⅲ、aVF 导联上 QRS 主波均向下，而第 16 个 QRS 波在肢体导联和胸导联上方向不清，第 21 个 QRS 波在 V$_1$、V$_2$ 导联主波向下，在 V$_{3-6}$ 导联主波向上，第 25 个 QRS 波在胸导联上主波均向上，4 个 QRS 波群形态和方向均不一致，其前的联律间期也不一致，符合频发多源性室性期前收缩心电图表现。

3.多形性室性期前收缩

指同一导联上联律间期固定，但提前出现的 QRS 波形态为 2 种以上的室性期前收缩，称为多形性室性期前收缩。这种具有固定联律间期的室性期前早搏多由折返激动所致。

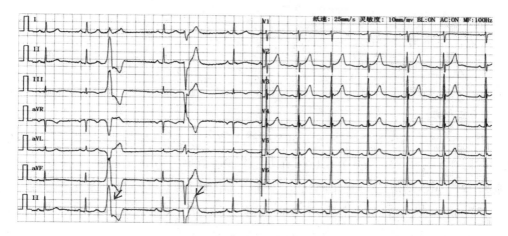

图2-5-15 频发多形性室性期前收缩

【心电图诊断】

a.窦性心律:65次/min。

b.频发多形性室性期前收缩。

c.异常心电图。

【诊断依据】

图2-5-15中第3、5个(箭头处)QRS波群提前出现,形态与窦性QRS波群不同,第3个QRS波在Ⅱ、Ⅲ、aVF导联上QRS主波均向上,而第5个QRS波在Ⅱ、Ⅲ、aVF导联上QRS主波均向下,两个QRS波于其前的联律间期一致,QRS波前无与之有传导关系的P'波,代偿间歇完全,符多形性室性期前收缩心电图表现。

4.特宽型室性期前收缩

提前出现的QRS波形时限>0.16s,这种室性期前收缩多见于严重的器质性心脏病。QRS波越宽预后越差,属于病理性期前收缩。

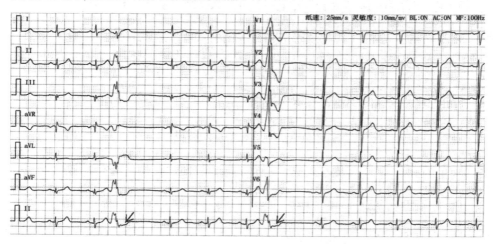

图2-5-16 特宽型室性期前收缩

【心电图诊断】

a.窦性心律:68次/min。

b.频发室性期前收缩。

c.异常心电图。

【诊断依据】

图2-5-16中第3、6个(箭头处)QRS波群提前出现,形态与窦性QRS波群不同,QRS波形时限0.20s,>0.16s,第3个QRS波在Ⅱ、Ⅲ、aVF导联上QRS主波向上,第6个QRS波在胸导联上QRS主波均向上,两个QRS波于其前的联律间期一致,QRS波前无与之有传导关系的P′波,代偿间歇完全,两个QRS波群波形时限为0.20s,>0.16s,符合特宽型室性期前收缩心电图表现。

5.特矮型期前收缩

所有导联室性期前收缩QRS波幅均<1.0mV,属于病理性期前收缩。

五、根据发生次数分类

1.偶发室性期前收缩

发生的期前收缩<5次/min。

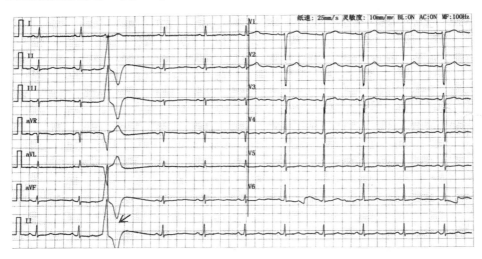

图2-5-17　偶发室性期前收缩

【心电图诊断】

a.窦性心律:66次/min。

b.偶发室性期前收缩。

c.ST-T改变。

d.异常心电图。

【诊断依据】

a. 图 2-5-17 中第 3 个(箭头处)QRS 波群提前出现,形态与窦性 QRS 波群不同,QRS 波在 Ⅱ、Ⅲ、aVF 导联上 QRS 主波向上,提示室性期前收缩来源于心底部,在 10s 内发生 1 个室性期前收缩,符合偶发室性期前收缩心电图表现。

b. 在 V_{4-6} 导联上 ST 段压低 0.03mV,T 波低平,波幅<其 R 波的 1/10,符合 ST-T 改变心电图表现。

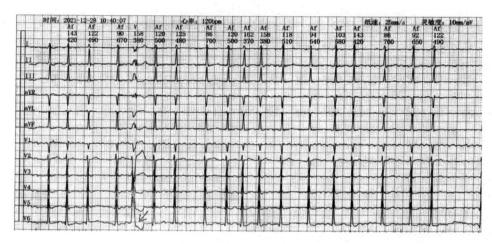

图 2-5-18　心房颤动伴偶发室性期前收缩

【心电图诊断】

a. 异位心律:平均心室率 124 次/min。

b. 心房颤动。

c. 室性期前收缩。

d. 异常心电图。

【诊断依据】

a. 窦性 P 波消失,代之以大小不等、形状不一、方向不一致的 f 波,心室律绝对不齐,符合心房颤动心电图表现。

b. 图 2-5-18 中第 5 个(箭头处)QRS 波群提前出现,形态与其基础 QRS 波群不同,QRS 波在 Ⅱ、Ⅲ、aVF 导联上 QRS 主波向下,在 V_1、V_2 导联主波向下,在 V_{3-6} 导联主波向上,在 10s 内发生 1 个室性期前收缩,符合偶发室性期前收缩心电图表现。

2. 频发室性早搏

发生的期前收缩>5 次/min。

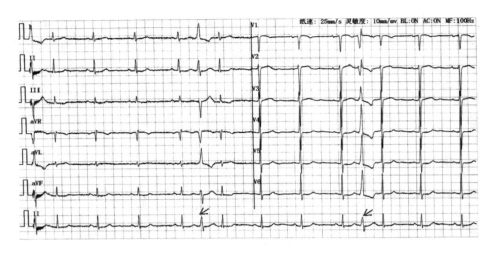

图 2-5-19　频发插入性室性期前收缩

【心电图诊断】

a.窦性心律:68次/min。

b.频发室性期前收缩(呈插入性)。

c.ST段改变。

d.异常心电图。

【诊断依据】

a.图2-5-19中第5、10个(箭头处)QRS波提前出现,插入在一个窦性周期之中,其后没有代偿间歇,之后的窦性P-R间期正常,在10s内发生2个室性期前收缩,符合频发插入性室性期前收缩的心电图表现。

b.Ⅱ、Ⅲ、aVF V₄₋₆导联ST段压低约0.05mV,符合ST段改变心电图表现。

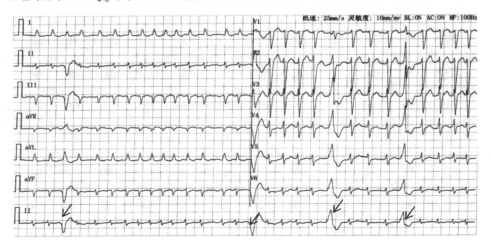

图 2-5-20　心房颤动频发多源性室性期前收缩

【心电图诊断】

a.异位心律:平均心室率178次/min。

b.快速型心房颤动。

c.多源性室性期前收缩。

d.顺钟向转位。

e.异常心电图。

【诊断依据】

a.窦性P波消失,代之以大小不等、形状不一、方向不一致的f波,心室率绝对不齐,心室率178次/min,在100~180次/min之间,符合快速型心房颤动心电图表现。

b.图2-5-20中第3、16、21、25个(箭头处)QRS波群提前出现,形态与其基础QRS波群不同,第3个QRS波在Ⅱ、Ⅲ、aVF导联上QRS主波均向下,而第16个QRS波在肢体导联和胸导联上方向不清,第21个QRS波在V_1、V_2导联主波向下,在V_{3-6}导联主波向上,第25个QRS波在胸导联上主波均向上,4个QRS波群形态和方向均不一致,与其前的联律间期也不一致,在10s内发生4个室性期前收缩,符合频发多源性室性期前收缩心电图表现。

3.室性期前收缩二联律

指室性期前收缩与窦性心搏交替出现,且连续出现3组及3组以上。

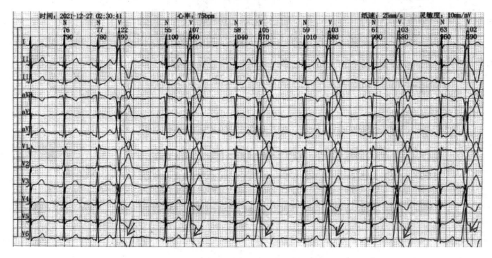

图2-5-21 频发室性期前收缩

【心电图诊断】

a.窦性心律:72次/min。

b.频发室性期前收缩(呈二联律)。

c.异常心电图。

【诊断依据】

图2-5-21中第3、5、7、9、11、13个(箭头处)QRS波群提前出现,形态与窦性QRS波群

不同,6个QRS波在Ⅱ、Ⅲ、aVF导联上QRS主波均向上,在胸导联类似于左束支传导阻滞(V_{1-3}导联上QRS主波均向下,在V_{4-6}导联上主波向上),6个QRS波与其前的联律间期一致,6个QRS波波形一致,符合单源性室性期前收缩心电图表现,均起源于右心室流出道,QRS波前无与之有传导关系的P'波,代偿间歇完全,在该图中室性期前收缩与窦性心搏交替出现,且连续出现6组,符合单源性室性期前收缩二联律心电图表现。

4.室性期前收缩三联律

每两个基本窦性心搏后提前出现1个室性早搏,且连续出现3组及3组以上,称为假三联律。每个基本窦性心搏后提早出现1对室性早搏,且连续出现3组及3组以上者,称为真正的三联律。

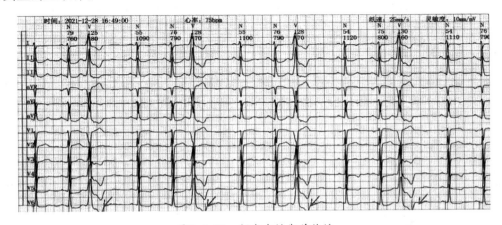

图2-5-22 频发室性期前收缩

【心电图诊断】

a.窦性心律:76次/min。

b.频发室性期前收缩(呈三联律)。

c.异常心电图。

【诊断依据】

图2-5-22中第3、6、9、12个(箭头处)QRS波群提前出现,形态与窦性QRS波群不同,4个QRS波在Ⅱ、Ⅲ、aVF导联上QRS主波均向上,在胸导联主波类似于左束支传导阻滞(V_1、V_2导联上QRS主波均向下,在V_{3-6}导联上主波向上),4个QRS波与其前的联律间期一致,4个QRS波波形一致,符合单源性室性期前收缩心电图表现,均起源于右心室流出道,QRS波前无与之有传导关系的P'波,代偿间歇完全,在该图中每两个基本窦性心搏后提前出现1个室性早搏,且连续出现4组,符合单源性室性期前收缩三联律心电图表现。

5.室性期前收缩四联律

指每隔3个基本窦性心搏后提早出现1个室性早搏,或每隔两个基本窦性心搏出现成对室性早搏所构成的联律,并且连续出现3组及3组以上者。

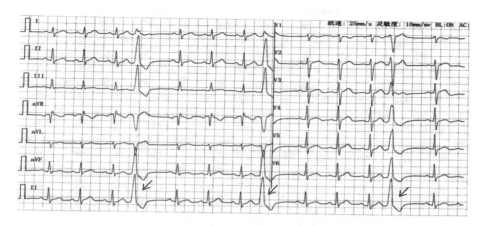

图 2-5-23　频发室性期前收缩

【心电图诊断】

a.窦性心律:94次/min。

b.频发室性期前收缩(呈四联律)。

c.异常心电图。

【诊断依据】

图 2-5-23 中第 4、8、12 个(箭头处)QRS 波群提前出现,形态与窦性 QRS 波群不同,3 个 QRS 波在 Ⅱ、Ⅲ、aVF 导联上 QRS 主波均向上,在胸导联主波类似于左束支传导阻滞(V₁、V₂导联上 QRS 主波均向下,在 V₃₋₆导联上主波向上),3 个 QRS 波与其前的联律间期一致,3 个 QRS 波波形一致,符合单源性室性期前收缩心电图表现,均起源于右心室流出道,QRS 波前无与之有传导关系的 P′波,代偿间歇完全,在该图中每 3 个基本窦性心搏后提前出现 1 个室性早搏,且连续出现 3 组,符合单源性室性期前收缩四联律心电图表现。

6.成对室性早搏

指每个基本窦性心搏后提早出现连续的 2 个室性早搏。

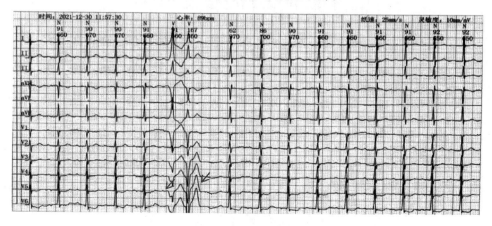

图 2-5-24　成对室性期前收缩

【心电图诊断】

 a.窦性心律:91次/min。

 b.成对室性期前收缩。

 c.异常心电图。

【诊断依据】

 图2-5-24中第5、6个(箭头处)QRS波群提前连续出现,形态与窦性QRS波群不同,4个QRS波在Ⅱ、Ⅲ、aVF导联上QRS主波均向上,在胸导联主波均向下,但形状不一致,QRS波前无与之有传导关系的P′波,代偿间歇完全,在该图中一个基本窦性心搏后提早出现连续的2个室性早搏,符合成对室性期前收缩心电图表现。

五、按联律间期分类

 1.特早型室性期前收缩

 指联律间期<0.43s的室性期前收缩,其中包括特早型室性期前收缩(RonT)。

 RonT型室早是指室早的QRS波落在前一心搏的T波之上,QTc延长时可能引发尖端扭转型室速(TdP);QTc正常时可能引发多形性室速。当诱发室速/室颤(VT/VF)的RonT型室早的联律间期≤300ms时,称为极短联律间期的室早诱发了室颤,属于特发性室颤。

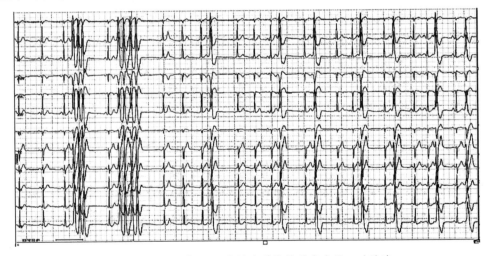

图2-5-25 频发RonT室性期前收缩诱发室性心动过速

【心电图诊断】

 a.窦性心律:75次/min。

 b.频发RonT室性期前收缩。

 c.室性心动过速。

 d.异常心电图。

【诊断依据】

图2-5-25中第2个QRS波群后提前出现3个宽大畸形的QRS波,其中第1个QRS波落在其T波上,考虑RonT室性期前收缩短阵室性心动过速;第3个QRS波群后提前出现4个宽大畸形的QRS波,其中第1个QRS波落在其T波上,考虑RonT室性期前收缩诱发短阵室性心动过速;第6、9、10、12、13、15、16个窦性QRS波群后均提前出现1个落在其T波上的宽大畸形的QRS波,符合频发RonT室性期前收缩心电图表现。

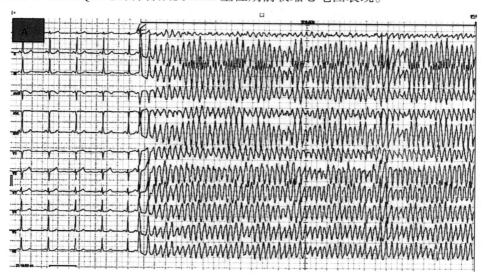

图2-5-26A　RonT室性期前收缩诱发多源性室性心动过速和心室颤动

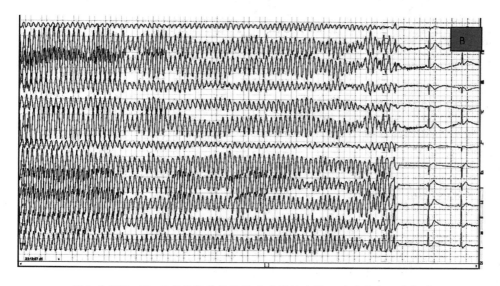

图2-5-26B　RonT室性期前收缩诱发多源性室性心动过速和心室颤动

【心电图诊断】

a.窦性心律:70次/min。

b.RonT室性期前收缩诱发多源性室性心动过速。

c.心室颤动。

d.异常心电图。

【诊断依据】

患者有反复晕厥病史,图2-5-26A中第5个QRS波群后出现了1个RonT室性期前收缩,其后诱发出多源性室性心动过速,其频率375次/min,约持续10s后发生心室颤动经除颤后恢复窦性心律(图2-5-26B)。

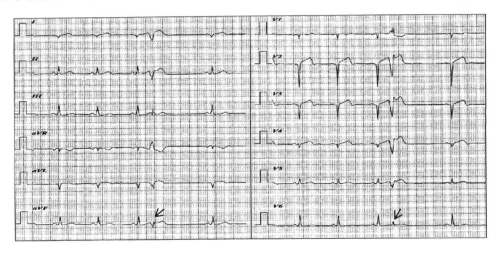

图2-5-27 RonT室性期前收缩 (此图引自《临床心电》杂志)

【心电图诊断】

a.窦性心律:68次/min。

b.RonT室性期前收缩。

c.异常心电图。

【诊断依据】

图2-5-27中第3个QRS波群后提前出现1个落在其T波上的宽大畸形的QRS波。

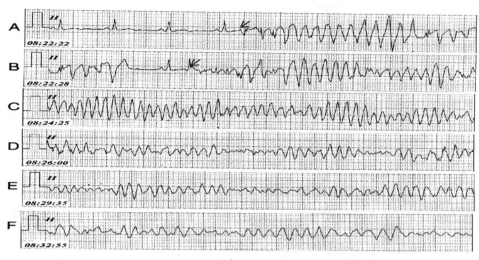

图2-5-28　RonT室性期前收缩诱发尖端扭转型室性心动过速和心室颤动

（此图引自《临床心电》杂志）

【心电图诊断】

a.RonT室性期前收缩。

b.尖端扭转型室性心动过速。

c.心室颤动。

【诊断依据】

图2-5-28A中第4个QRS波群后出现了1个RonT室性期前收缩，其后诱发出尖端扭转型室速，其频率285次/min，约持续4s终止，但在终止后经1次窦性激动后又由RonT室早再次诱发尖端扭转型室速，其频率320~350次/min（图2-5-28B~C），尖端扭转型室速约持续3~4min后转为振幅较低的室颤波，频率350次/min以上（图2-5-28D~F）。

2.舒张晚期室性期前收缩（RonP）

指发生在前一心动周期的舒张晚期的室性期前收缩，如果落在后一个窦性心搏的P波上或落在窦性P波之后，称为RonP现象。如果与窦性激动形成室性融合，则称为室性融合波。室性融合波的心电图特点：在同一导联中出现3种不同形态的QRS波群，其形态介于其他2种QRS波群之间；室性融合波前的R-R与窦性R-R大致相等；室性融合波的P-R间期略等于或小于窦性P-R间期；室性融合波多在室性并行心律及舒张晚期室性过早搏动时发生，亦可在室性逸搏时发生。

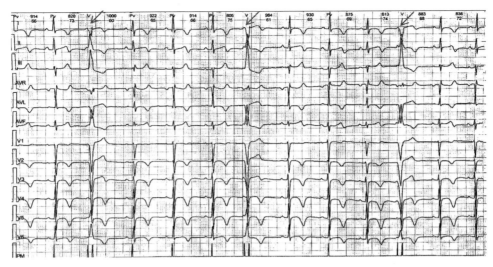

图 2-5-29　频发室性期前收缩（RonP）

【心电图诊断】

a.窦性心律:66次/min。

b.频发室性期前收缩(RonP)。

c.异常心电图。

【诊断依据】

图 2-5-29 中第 2、6、10 个(箭头处)QRS 波群提前出现,形态与窦性 QRS 波群不同,其前有窦性 P 波,落在窦性 P 波之后,符合 RonP 舒张晚期室性期前收缩心电图表现。

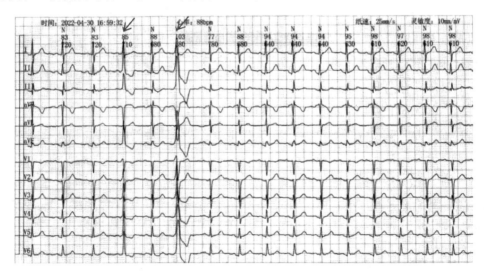

图 2-5-30　频发室性期前收缩（室性融合波）

【心电图诊断】

a.窦性心律:88次/min。

b.频发室性期前收缩。

c.室性融合波。

d.异常心电图。

【诊断依据】

图2-5-30中第3、5个(箭头处)QRS波群提前出现,形态与窦性QRS波群不同,第3个QRS波群形态介于窦性QRS波群和第5个QRS波群之间,第3个QRS波群前有P波,P波形态与窦性P波相同,其P-R间期略等于窦性P-R间期,其与前一QRS波群的R-R间期和窦性R-R间期大致相等,系是室性期前收缩与窦性激动相融而成,符合室性融合波心电图表现。第5个QRS波前无与之有传导关系的P′波,代偿间歇完全,在该图中有2个室性期前收缩发生,符合频发室性期前收缩心电图表现。

3.特迟型室性期前收缩

指室性期前收缩联律间期≥0.80s,如果室性期前收缩的频率≤75次/min,则称为加速性室性逸搏。

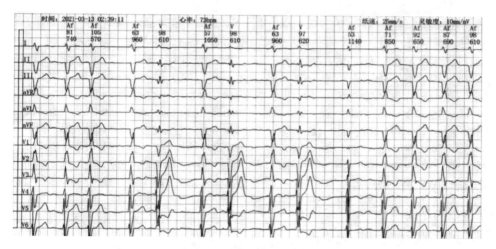

图2-5-31 频发室性期前收缩(特迟型室性期前收缩)

【心电图诊断】

a.异位心律:平均心室率62次/min。

b.心房颤动。

c.完全性右束支传导阻滞。

d.频发室性期前收缩(二联律)。

e.异常心电图。

【诊断依据】

a.窦性P波消失,代之以大小不等、形状不一、方向不一致的f波,心室律绝对不齐,心室率62次/min,<100次/min,符合较慢型心房颤动心电图表现。

b.图2-5-31中基础QRS波群中V_1、V_2导联呈R型,R波宽大有切迹,V_5、V_6导联终末S波宽钝(时限≥0.04s),QRS波时限≥0.12s,V_1、V_2导联ST段压低、T波倒置,符合完全性右束支传导阻滞心电图改变。

c.该图中第4、6、8个(箭头处)QRS波群提前出现,形态与其基础QRS波群不同,3个QRS波在Ⅱ、Ⅲ、aVF导联上QRS主波均向上,在胸导联上V_{1-4}导联主波均下,在V_5、V_6导联主波向上,3个QRS波群形态一致,其前无与之有传导关系的P′波,其中第4、6个QRS波群的联律间期为0.48s和0.60s,而第8个QRS波联律间期为0.8s,符合特迟型室性期前收缩心电图表现。

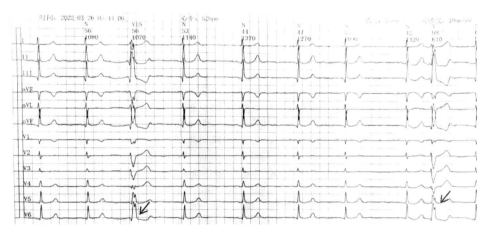

图2-5-32　室性期前收缩、加速性室性逸搏

【心电图诊断】

a.窦性心律:56次/min。

b.室性期前收缩。

c.加速性室性逸搏。

d.异常心电图。

【诊断依据】

a.图2-5-32中第9个(箭头处)QRS波群提前出现,宽大畸形,形态与窦性QRS波群不同,在Ⅱ、Ⅲ、aVF导联主波向上,在胸导联类似于左束支传导阻滞图形,其前无与之有传导关系的P′波,联律间期为0.60s,心室率98次/min,符合起源于右室流出道的室性期前收缩心电图表现。

b.该图中第3个(箭头处)QRS波群宽大畸形,形态与窦性QRS波群不同,在Ⅱ、Ⅲ、aVF导联主波向上,在胸导联类似于左束支传导阻滞图形,其前无与之有传导关系的P′波,联律间期为1.0s,心室率56次/min,符合加速性室性逸搏心电图表现。

六、其他

1.期前收缩波形正常化

如果原先存在束支传导阻滞,起源于阻滞侧之下的期前收缩在发生延迟的情况下,可使提前出现的QRS波形变窄,这种称为期前收缩波形正常化。

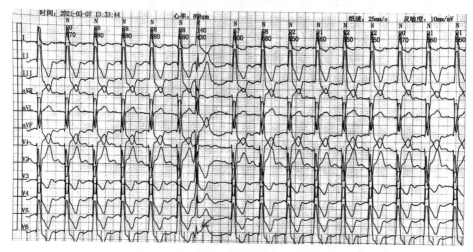

图2-5-33 偶发室性期前收缩波形正常化

【心电图诊断】

a.窦性心律:87次/min。

b.完全性左束支传导阻滞。

c.偶发室性期前收缩。

d.异常心电图。

【诊断依据】

a.图2-5-33中 I 、aVL、V_6导联QRS波初始无q波,R波呈宽阔有切迹,室壁激动时间≥0.06s,QRS波时限>0.12s,V_1、V_2导联呈rS型, I 、aVL、V_{4-6}导联ST段压低、T波倒置,V_1、V_2导联ST段抬高,T波直立,符合完全性左束支传导阻滞心电图表现。

b.图2-5-33中第7个QRS波提前出现,较其基础窦性QRS波群波形变窄,其前无与之有传导关系的P'波,代偿间歇完全,符合室性期前收缩波形正常化心电图表现。

2.插入性室性期前收缩

指提前出现的室性期前收缩QRS波群插入一个窦性周期之中,其后没有代偿间歇,之后的窦性P-R间期可正常或延长。多见于窦性心动过缓、舒张早期室性期前收缩和室性并行心律时。

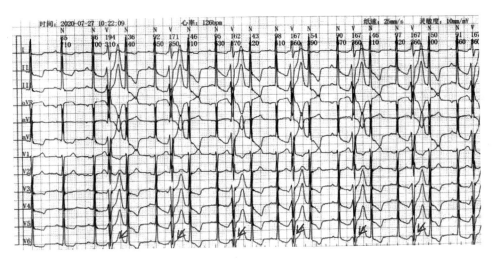

图 2-5-34　室性期前收缩三联律(呈插入性)

【心电图诊断】

a.窦性心律:128次/min。

b.窦性心动过速。

c.室性期前收缩三联律(呈插入性)。

d.ST-T改变。

e.异常心电图。

【诊断依据】

a.窦性心律:128次/min,>100次/min,符合窦性心动过速心电图表现。

b.图2-5-34中第4、7、10、13、16、19个(箭头处)QRS波提前出现,宽大畸形,形态与窦性QRS波群形态不同,插入在一个窦性周期之中,其后没有代偿间歇,之后的窦性P-R间期正常,其前无与之有传导关系的P'波,在该图中6个QRS波群每隔2个窦性心搏出现,并且连续出现6组,符合插入性室性期前收缩三联律的心电图表现。

c.Ⅱ、Ⅲ、aVF V$_{4-6}$导联ST段压低约0.1mV,T波倒置,符合ST-T改变心电图表现。

3.室房逆传

室性期前收缩之后出现与其相关的P'波者,表示有室房传导,室性早搏激动一方面引起心室除极发生早搏的QRS波群,另一方面可逆行传入心房发生逆行P'波,因心室除极在先,心房除极在后,故其逆行P'波直立,aVR倒置,称为正向逆行P'波。

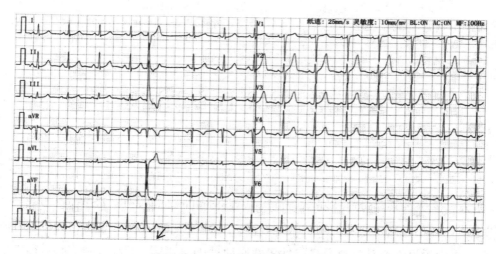

图 2-5-35 室性期前收缩（室房逆传）

【心电图诊断】

a.窦性心律：88次/min。

b.室性期前收缩（室房逆传）。

c.异常心电图。

【诊断依据】

图2-5-35中第5个（箭头处）QRS波群提前出现，形态宽大畸形，之后出现与其相关的P′波，在Ⅰ、aVL导联直立，在Ⅱ、Ⅲ、aVF导联倒置，在aVR导联直立，符合室房逆传室性期前收缩心电图表现。

七、功能性与病理性室性早搏的鉴别

1.功能性室性早搏

病程持续多年，健康状况良好；运动后多消失或者与运动无关；多见于青年，没有伴随器质性心脏病、冠心病等危险因素。

心电图特点：QRS波时限<0.14s，QRS波波幅很高，常>2.0mV，QRS波光滑、高尖、无切迹及顿挫，多呈R型或QS型，ST-T与QRS主波方向相反，倒置T波多圆钝，双支不对称。室性早搏多起源于右心室，以单源性多见。多发生在舒张早、中期，很少联律，很少合并其他心电图异常。

2.病理性室性早搏

病程短、伴有其他症状；运动后室性早搏次数增多，常见于儿童和老年人，常发生在器质性心脏病和心功能不全时。

心电图特点：提前出现的QRS波时限≥0.16s，为特宽型室性早搏。QRS波的波幅在各导联上均<1.0mV，为特矮型室性早搏，或低于同一导联QRS波幅。

（陈凤琴）

第三章　室上性心动过速

阵发性室上性心动过速(Paroxysmal supraventricular tachycardia, PSVT)泛指起源在心室以上或途径不局限于心室的一切快速心律,包括窦性心动过速和窦房(结)折返性心动过速、心房内折返性心动过速及自律性房性心动过速、心房扑动及心房颤动、自律性房室交接区性心动过速、房室结折返性心动过速、顺向性房室折返性心动过速等;如伴有束支阻滞或旁路前传,均为宽QRS心动过速。

第一节　窦房结折返性心动过速

窦房结折返性心动过速(Sinusnodis reentrant tachycardia, SANRT/SNRT)指发生在窦房结内和(或)窦房交界区的折返心动过速。

心电图特点

1.HR120~140次/min,多呈1:1房室传导。

2.突然短程发作,快慢两种频率跳跃式转换,起始和终止有时不甚规则,适时的房性期前收缩可诱发或中止其发作。

3.P波在QRS波群之前,P-R间期>0.12s,P波形态与窦性P波极为相似,QRS波群正常。

4.如有窦性期前收缩,其联律间期与心动过速发作时的联律间期相同。

5.心动过速中止后的间歇等于或略长于窦性周期。

6.药物或刺激迷走神经的方法可中止其发作或诱发房室传导阻滞。

第二节　房性心动过速

房性心动过速(房速)是指起源于心房组织,与房室结传导无关的室上性心动过速。

一、房性心动过速的分类

1.按生理机制分类

自律性房速、折返性房速、触发活动性房速。

2.按发作持续时间分类

短暂性、阵发性房速、无休止性或持续性房速。

3.按起源部位分类

单源性房速、多源性房速、局灶性房速。

二、自律性房性心动过速

是由于心房异位节律点的自律性增高,快速连续的发放冲动所致,亦可能与触发活动有关。

（一）心电图特点

1.心房率在100~250次/min,常在150次/min左右,突发突停。

2.由房性期前收缩诱发,发作开始后心率有逐渐加速过程（温醒现象）,其后心房律趋向规则。

3.P波为异位性,其形态与窦性P波不同,但第1个异位P波和其后一系列快速P波形态、极性相同。P′-R间期>0.12s,P′-R间期<R-P′间期。

4.QRS波群多呈室上性。

5.可伴有房室传导阻滞,尤其是按摩颈动脉窦。

6.刺激迷走神经的方法可使心率减慢,但不能使之中止。

（二）示例

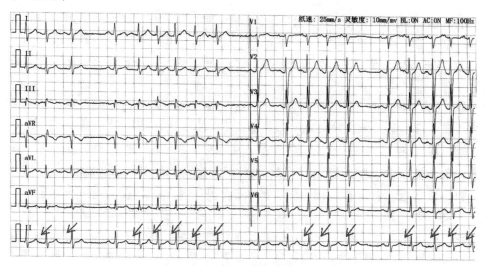

图3-2-1 短阵房性心动过速

【心电图诊断】

a.窦性心律:104次/min。

b.短阵房性心动过速。

c.异常心电图。

【诊断依据】

图3-2-1中第4-8、11-13、15-18个(箭头处)P'波提前出现,P波形态与窦性P波不同,部分与前一T波重叠,可见P'波方向与窦性P波方向一致,判断P'波来源于右心房上部,P'-R间期>0.12s,P'-R间期<R-P'间期,第4-8、11-13、15-18个P'波连续出现,其后QRS波群形态与窦性QRS波群形态一致,符合房性心动过速心电图表现。

三、心房内折返性心动过速

当心房内三条结间束、房间束出现功能上的纵行分离,或心房肌内不应期不一致而发生功能上的纵行分离时,即可形成折返环路,而发生心动过速。

(一)心电图特点

1.心率100~150次/min,亦有>150次/min者。

2.突然发作、突然中止或先慢后中止。可由适时的房性期前收缩诱发或中止发作,发作时可出现房室传导阻滞。

3.P'波的形态及电轴与窦性P波不同(取决于折返环的位置),P'-R间期>0.12s,P-P间期规则,QRS波群正常,如有室内差异性传导或束支传导阻滞时,QRS波则群宽大畸形。

4.药物或刺激迷走神经可中止发作或诱发房室传导阻滞。

(二)示例

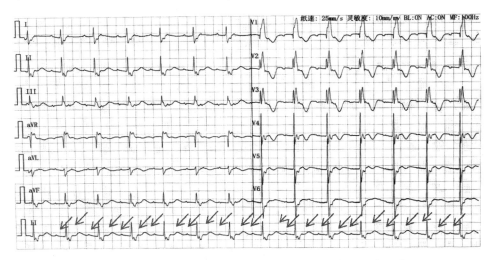

图3-2-2 心房内折返性心动过速伴完全性右束支传导阻滞

【心电图诊断】

a.异位心律:心房率158次/min,平均心室率79次/min。

b.房性心动过速(2:1)。

c.完全性右束支传导阻滞。

d.异常心电图。

【诊断依据】

1.图3-2-2中窦性P波消失,P′波(箭头处)的形态及电轴与窦性P波稍有不同,P′–R间期>0.12s,P′–P′间期规则,QRS波群呈完全性右束支传导阻滞形态(与其窦性QRS波群相同),2个P′波后出现1个QRS波群,以2:1比例传导,可能是伴有房室传导阻滞,心房率158次/min,平均心室率79次/min,符合心房内折返性心动过速心电图表现。

2.该图中V_{1-3}导联QRS波群呈rsR′型和M型,V_5、V_6导联终末S波宽钝(时限≥0.04s),QRS波时限≥0.12s,V_{1-3}导联ST段压低、T波倒置,符合完全性右束支传导阻滞心电图表现。

四、多源性房性心动过速

多源性房性心动过速又称紊乱性心房律,是自律性房性心动过速的一种特殊类型。其发生机制是由心房内有多个节奏点或并行节奏点竞相控制心房所致,常是心房颤动的先兆。

(一)心电图特点

1.心房率100~250次/min,偶有低于100次/min者,常为120次/min。

2.同一导联心电图上有2种或2种以上不同形态的异位P′波、P′–P′间期和P′–R间期。

3.P′–P′间期有等电位线。

4.P′–R间期多变,常伴有房室传导阻滞。

5.一幅图上可有间断的窦性心律,亦可出现短阵性心房颤动。

(二)示例

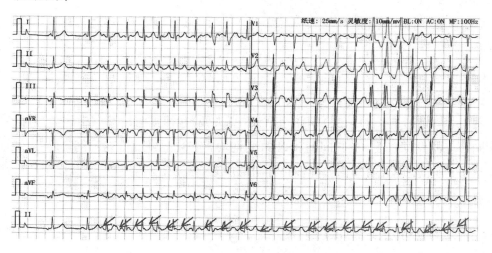

图3-2-3 多源性房性心动过速部分伴室内差异性传导(呈蝉联现象)

【心电图诊断】

a.窦性心律:105次/min。

b.多源性房性心动过速部分伴室内差异性传导(呈蝉联现象)。

c.异常心电图。

【诊断依据】

图3-2-3中第2个QRS波后P'波(箭头处)连续提前出现,在同一导联上有多个不同形态的异位P'波,P'-P'间期和P'-R间期均有变化,其后QRS波群部分与窦性QRS波群形态不同,是因伴有室内差异性传导阻滞所致,其中第17~19个QRS波群连续出现室内差异性传导,此为蝉联现象,符合多源性房性心动过速部分伴室内差异性传导心电图表现。

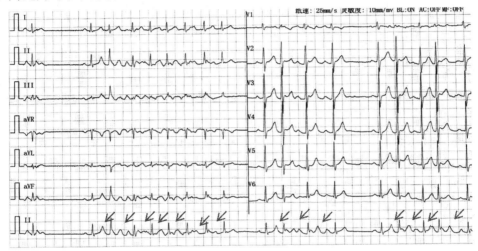

图3-2-4 多源性房性心动过速

心电图表现

a.窦性心律:106次/min。

b.短阵房性心动过速。

c.异常心电图。

【诊断依据】

图3-2-4中第3~9、11~13、15~18个P'波(箭头处)连续提前出现,在同一导联上有多个不同形态的异位P'波,P'-P'间期和P'-R间期均有变化,其后QRS波群部分与窦性QRS波群形态不同,是因伴有室内差异性传导阻滞所致,该图中发生3阵,符合多源性房性心动过速心电图表现。

二、房性心动过速的定位诊断

1.起源于窦房结附近的房速,P'波形态与窦性P波十分相似。

2.起源于右心房上部的房速,Ⅱ、Ⅲ、aVF导联的P′波直立。

3.起源于右心房下部的房速,Ⅱ、Ⅲ、aVF导联的P波倒置。

4.如Ⅰ、aVL导联P′波倒置,提示房速激动起源于左心房,P′波额面电轴+91°~+180°。

5.多源性房速时,同一导联的P波有3种或更多的形态,且P′-P′、P′-R及R-R间期均有变化。

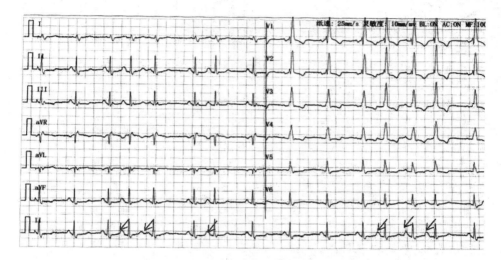

图3-2-5 右心房上部起源的房性心房过速

【心电图诊断】

a.窦性心律:73次/min。

b.频发房性期前收缩,部分成对。

c.短阵房性心动过速。

d.完全性右束支传导阻滞。

c.异常心电图。

【诊断依据】

a.图3-2-5中V_{1-3}导联QRS波群呈rsR′型和R型,V_5、V_6导联终末S波宽钝(时限≥0.04s),QRS波时限≥0.12s,V_{1-3}导联ST段压低、T波倒置,符合完全性右束支传导阻滞心电图表现。

b.图3-2-5中第3、4、6个P′波提前出现,P′波形态与窦性P波不同,方向与窦性P波方向一致,判断P′波来源于右心房上部,其后QRS波群形态与其基础QRS波群形态一致,均呈完全性右束支传导阻滞图形,符合房性期前收缩心电图表现,其中第3、4个P′波连续出现,符合成对房性期前收缩心电图表现。

c.该图中第11~13个P′波提前出现,P′波形态与窦性P波不同,方向与窦性P波方向一致,判断P′波来源于右心房上部,其后QRS波群形态与其基础QRS波群形态稍有不同,是因伴室内差异性传导阻滞所致,第11~13个P′波连续出现,符合房性心动过速心电图表现。

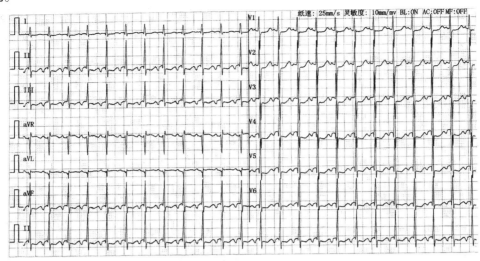

图 3-2-6　左心房下部后壁的房性心动过速

【心电图诊断】

a.异位心律:平均心室率138次/min。

b.房性心动过速。

c.ST段改变。

d.异常心电图。

【诊断依据】

图 3-2-6 中 P′波形态与窦性 P 波不同,方向在Ⅱ、Ⅲ、aVF、V$_{3-6}$导联上倒置,在 aVR 导联上直立,在 V$_1$导联上 P′波直立,P′-R 间期0.16s,在0.12~0.20s之间,判断 P′波来源于左心房下部后壁,其后 QRS 波群形态与窦性 QRS 波群一致,联律间期为0.43s,心室率138次/min,符合来源于左心房下部后壁的房性心动过速心电图表现。

第三节　房室结折返性心动过速

房室结折返性心动过速(Atrioventricular nodal reentrant tachycardia,AVNRT)指在房室结内或房室交界区存在双径路,由其折返引起的心动过速。

(一)心电图特点

1.由适时的房性期前收缩诱发或中止发作,HR150~200次/min。

2.P′波呈逆行型。慢-快型者,由于前向慢传导与逆行快传导的时间关系,常导致心室和心房同时除极,P波多重叠在QRS波群之中,或紧随在QRS波群之后(R-P'<0.12s);快-慢型者,由于下传迅速,逆传较慢,故P'波远落后于QRS波群,而靠近下一个QRS波群,R-P'>P'-R,亦即R-P'>1/2R-R。

3.QRS波群正常。如伴室内差异性传导或束支传导阻滞,则QRS波群畸形。

4.药物或刺激迷走神经可中止发作。

5.一般情况下,两条径路很少能同时表现。当自主神经改变了径路的传导速度和不应期,在心电图上同时出现两条径路以不同速度下传,1次P波下传2次,引起2个QQRS波群,P-R间期一短一长。

(二)示例

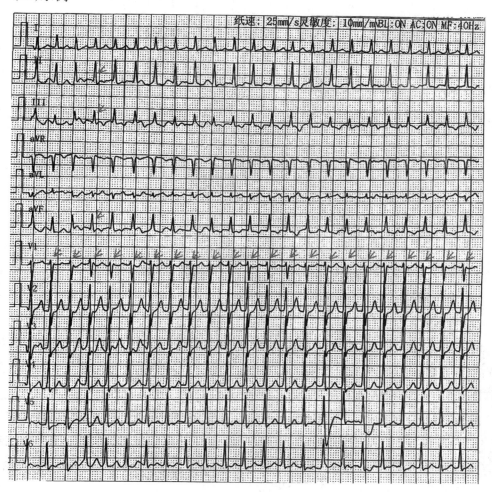

图3-3-1 慢-快型房室结折返性心动过速

【心电图诊断】

a.异位心律:平均心室率192次/min。

b.阵发性室上性心动过速,考虑为慢-快型房室结折返性心动过速。

c.异常心电图。

【诊断依据】

图3-3-1中窦性P波消失,P′波呈逆行型,P波紧随在QRS波群之后(R-P′<0.07s),在V₁导联有假r′波(箭头处),在Ⅱ、Ⅲ、aVF导联上有假s波(箭头处),ST段正常,多考虑慢-快型房室结折返性心动过速心电图表现。

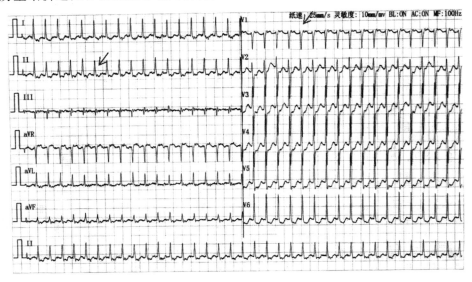

图3-3-2　慢-快型房室结折返性心动过速

【心电图诊断】

a.异位心律:平均心室率212次/min。

b.阵发性室上性心动过速,考虑为慢-快型房室结折返性心动过速。

c.异常心电图。

【诊断依据】

图3-3-2中窦性P波消失,P′波呈逆行型,P′波紧随在QRS波群之后(R-P′<0.07s),在V₁导联有假r′波(箭头处),在Ⅱ、Ⅲ、aVF导联上有假s波(箭头处),在Ⅱ、Ⅲ、aVF、V₂₋₆导联压低0.1~0.2mV,多考虑慢-快型房室结折返性心动过速心电图表现。

慢-快型房室结折返性心动过速与顺向型房室折返性心动过速的鉴别需注意以下5点(表3-3-1):一是V₁导联的假r′波;二是Ⅱ、Ⅲ、aVF导联的假s波;三是逆传P′波;四是R-P′间期;五是出现ST段改变。V₁导联逆传P′波的极性对于区别AVRT的旁路位置有帮助。

电生理特征	顺向型房室折返性心动过速	慢-快型房室结折返性心动过速
诱发心动过速时S-R间期变化	S-R间期无需明显延长	S-R间期出现跳跃式延长
功能性束支阻滞对心动过速周期长度的影响	常见,发生旁道同侧功能性束支阻滞时R-R间期延长>35ms	少见,诱发时显著延长的S-R间期大多超过束支不应期,一般不会影响心动过速周长
逆行P波形态	P在I直立,V₁倒置提示右侧旁道;P在I倒置,V₁直立提示左侧旁道	P隐在QRS波中或终末,易形成假性s波。在PV₁直立,易形成假性r波
食管导联中R波与P波关系	P在R之后,R-P>90~110ms	P埋在R之中,R-P<70ms
发生房室传导阻滞时对心动过速的影响	发生二度房室传导阻滞时心动过速立即终止	发生各类房室传导阻滞时心动过速不会终止
终止心动过速时S-R间期变化	无明显S-R间期长短改变	常见快、慢径传导的S-R间期跳跃现象

表3-3-1 慢-快型房室结折返性心动过速与顺向型房室折返性心动过速的鉴别

第四节 房室折返性心动过速(预激综合征环形运动)

房室折返性心动过速(paroxysmal atrioventricular reentrant tachycardia,AVRT)是经心房、心室及正常房室结系统参与折返,经旁路前传或逆传的一种室上性心动过速,约占室上性心动过速的50%。根据引起心动过速的房室折返途径的不同,可分为顺向型和逆向型。

一、顺向型房室折返性心动过速

顺向型房室折返性心动过速是较常见的类型,产生的机制是当适时的房性期前收缩刺激的联律间期短至临界值时,可落入旁路的有效不应期内;此时冲动沿正常房室传导系统前向传导而激动心室,然后经已脱离不应期的旁路逆传激动心房,再沿正常途径下传,如此反复折返即形成顺向型房室折返性心动过速。顺向型折返性心动过速约占房室折返性心动过速的90%。

(一)心电图特点

1.心率多在150~240次/min,发作时始终呈1:1传导。

2.由于从心室逆传至心房的速度快于从心房下传到心室的速度,P′波紧跟在QRS波群之后,R-P′间期<P′-R间期。

3.QRS波群形态正常,有时亦可出现旁路侧的功能性束支传导阻滞图形,伴心率减慢,R-P'间期延长。其原因是房室传导快,折返周期短于束支不应期,同侧束支传导受阻后,激动必须绕道对侧束支才能到达旁路,使折返环路延长。

4.P'波的形态,取决于旁路在心房的插入位置,如I导联P波倒置,应考虑侧房室旁路的存在。

5.QRS波群电压交替(≥0.1mV),是顺向型房室折返性心动过速的特征性表现。

6.药物或刺激迷走神经可中止发作,但不改变房室传导关系。

(二)示例

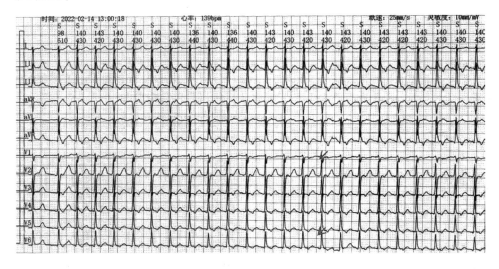

图 3-4-1　右侧旁路顺向型房室折返性心动过速

【心电图诊断】

a.异位心律:平均心室率139次/min。

b.阵发性室上性心动过速,考虑为顺向型房室折返性心动过速。

c.异常心电图。

【诊断依据】

图3-4-1中窦性P波消失,P'波呈逆向型,P'波紧随在QRS波群之后(R-P'>0.07s),P'波在V_1导联上倒置,呈1:1传导,QRS波群形态正常,QRS波群电压交替(≥0.1mV),在V_1导联无假r'波,在Ⅱ、Ⅲ、aVF导联上无假s波,ST段正常,多考虑右侧旁路顺向型房室折返性心动过速心电图表现。

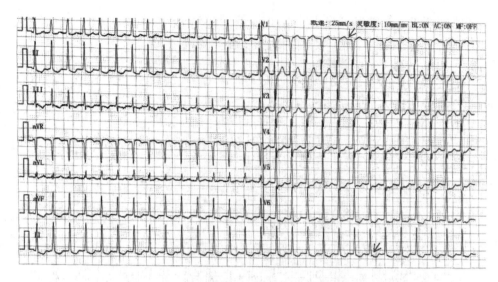

图3-4-2 左侧旁路顺向型房室折返性心动过速

【心电图诊断】

a.异位心律:平均心室率169次/min。

b.阵发性室上性心动过速,考虑为顺向型房室折返性心动过速。

c.异常心电图。

【诊断依据】

图3-4-2中窦性P波消失,P′波呈逆行型(箭头处),P′波紧随在QRS波群之后(R-P′>0.07s),P′波在 V_1 导联上直立,呈1:1传导,QRS波群形态正常,QRS波群电压交替(≥0.1mV),在 V_1 导联无假r′波,在Ⅱ、Ⅲ、aVF导联上无假s波,Ⅱ、Ⅲ、aVF、 V_{3-6} 导联压低0.1~0.2mV,多考虑左侧旁路顺向型房室折返性心动过速心电图表现。

二、逆向型房室折返性心动过速

逆向型房室折返性心动过速较少见,其产生机制是房室交界区的不应期病理性(或药物性)延长,适时的房性期前收缩刺激沿旁路前向传导,然后经正常房室传导系统逆传激动心房,再经旁路下传,如此反复折返即形成逆向型房室折返性心动过速。

(一)心电图特点

1.HR150~240次/min,发作时始终呈1:1传导。

2.P′波倒置,靠近下一个QRS波群之前。

3.QRS波群宽大畸形。QRS波横面电轴取决于旁路在心室的插入位置,如 V_1 导联主波向下, V_5 导联主波向上,提示为右侧旁路;如 V_1 导联主波向上, V_5 导联主波向下,提示左侧旁路;如 V_{1-5} 导联主波向上,提示基底部旁路。

4.药物和刺激迷走神经可终止发作,但不改变1:1的房室传导关系。

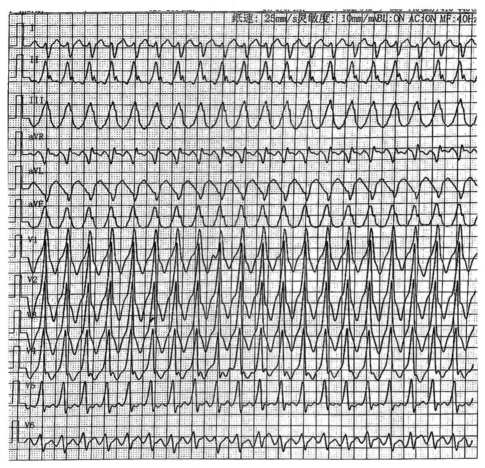

图3-4-3　逆向型房室折返性心动过速

【心电图诊断】

a.异位心律:平均心室率170次/min。

b.宽QRS波心动过速,多考虑逆向型房室折返性心动过速。

c.异常心电图。

【诊断依据】

图3-4-3中窦性P波消失,P'波倒置,靠近下一个QRS波群之前(在Ⅱ、V₅导联较明显),QRS波群宽大畸形,在V₁₋₅导联主波向上,提示旁路是基底部旁路,心室率170次/min,呈1:1传导,多考虑逆向型房室折返性心动过速心电图表现。

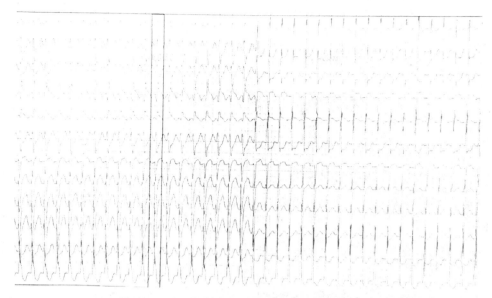

图3-4-4 预激合并阵发性房室折返性心动过速

【心电图诊断】

a.预激合并阵发性房室折返性心动过速(逆向142次/min,顺向145次/min)。

b.ST-T改变。

c.异常心电图。

【诊断依据】

a.图3-4-4中前半部分QRS宽大畸形,起始部粗钝,可见δ波,节律匀齐,R-R间期422ms左右,频率为142次/min,V$_1$导联主波向下,V$_5$导联主波向上,提示为右侧旁路,心动过速突发突止,多考虑逆向型房室折返性心动过速心电图表现。

b.该图后半部分QRS波形态正常,无δ波,R-R间期406ms左右,节律齐,频率为145次/min,R-P′间期>70ms,Ⅱ、Ⅲ、aVF、V$_{4-5}$导联ST段压低0.1~0.3mV,多考虑顺向型房室折返性心动过速心电图表现。

逆向型房室折返性心动过速酷似室性心动过速,但宽QRS波群之前有倒置的P′波,且R-R绝对整齐,可帮助鉴别两者。

(徐晓东)

第四章　室性心动过速

由连续3个或3个以上的起源于心室且频率>100次/min的心动过速称为室性心动过速(室速,VT)。诊断上需注意与预激综合征旁道前传或伴有束支传导阻滞的室上性心动过速相鉴别。

一、机制

包括自律性增高、折返激动和触发机制。

1.自律性增高

心室内的自律组织希氏束、左右束支及浦肯野纤维的自律性增高("4"相自动除极斜率增高、膜电位减低和阈电位下移等),其频率超过主导节律时,即成为主导心脏节律点,形成室性心动过速。病理情况下,如缺氧、缺血、炎症等,原来无自律性的心室肌细胞由于膜电位的降低可转变为慢反应电位产生了自律性。当其频率超过主导节律,也可形成室性心动过速。

2.折返激动

为室性心动过速最为常见的产生机制。器质性心脏病患者的病变心肌或瘢痕组织形成了折返的基质,即在结构上或功能上存在不应期相差较大的两条或多条传导径路,同时某一径路存在单向阻滞伴另一部位的传导延缓等,导致两条径路的折返而形成心动过速。心室内折返可发生在束支内、分支内、浦肯野纤维内和心室肌内等。

3.触发活动

触发活动产生于其前动作电位所触发的膜电位振荡,这种振荡电位称为后除极。当这些后除极达到阈电位时可产生一个动作电位,同样这个动作电位可产生另一个后除极,如果这个后除极达到阈电位时又能引起另一个动作电位,则这种起源于后除极的重复性活动被命名为触发活动。触发活动决不自发地产生,必须依赖于其前动作电位后除极的触发,并认为由这个动作电位诱发出第一个达到阈电位的后除极是关键。后除极达到阈电位则可引起触发性心律失常(期外收缩或心动过速),若未达到阈电位则不表现为临床心律失常。按照后除极发生的时相分为早期后除极和延迟后除极。前者如某些LQT间期综合征、尖端扭转型室性心动过速,后者如洋地黄中毒的室性心动过速。

二、VT分类

(一)VT按持续时间分为持续性和非持续性

持续时间>30s为持续性,30s内可自行终止为非持续性。

(二)按起源部位分为肌性室性心动过速和分支性室性心动过速

分析发作时体表12导联心电图,可初步判断VT的起源部位。结合临床表现,对治疗措施和评估预后具有重要的意义。

首先分析QRS波形态和电轴,通过判断V₁呈何种束支传导阻滞形态,可大致明确起源位于左心室还是右心室,同时要注意QRS波宽度及观察有无切迹。下壁肢体导联(Ⅱ、Ⅲ、aVF)的主波方向和振幅反映了心室起源位置的高低。如果Ⅱ、Ⅲ、aVF导联QRS主波方向均向上,说明心室起源部位高,靠近流出道;反之,这些导联的QRS主波向下,说明起源部位低,靠近心尖部。

其次须注意胸前导联R/S移行位置。特发性VT中较常见的是右心室流出道(RVOT-VT),表现为Ⅱ、Ⅲ、aVF导联QRS波(+),胸前导联R/S移行较晚,V₃R/S<1。起源于右心室游离壁VT,表现为Ⅰ、aVL导联QRS波(+)。起源于肺动脉瓣上方的VT,与RVOT相比,Ⅱ、Ⅲ、aVF导联R较大,R/S比值较大,aVL/aVR Q波更深。

1.肌性室性心动过速指异位起搏起源于心室肌的室性心动过速QRS波时限≥0.125ms,QRS波群宽大畸形,希氏束电图V波前无H波。

(1)心动过速起源于室间隔

VT的QRS波时限<0.11s,QRS-T波形与窦性QRS-T相似。

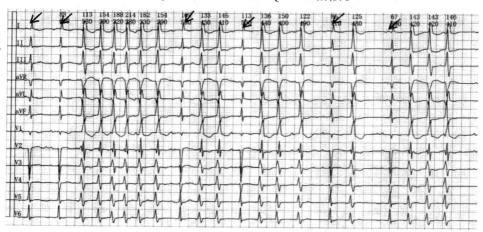

图4-1-1　起源于室间隔的短阵室性心动过速

【心电图诊断】

a.异位心律:147次/min。

b.成对室性期前收缩。

c.短阵室性心动过速。

d.窦性逸搏。

e.异常心电图。

【诊断依据】

a.图4-1-1中第11、12个QRS波群提前连续出现,其前无P波,形态与窦性QRS波群形态略有不同,方向与窦性QRS波群形态不一致,在Ⅰ、Ⅱ、Ⅲ、aVF导联上主波向上,V$_{1-6}$导联主波均向上,时限0.8s,<0.11s,判断起源点为室间隔,在窦性心搏后连续出现2个宽大畸形的QRS波群,符合成对室性期前收缩心电图表现。

b.该图中第3~8个、第13~15和第19~21个QRS波群提前连续出现,其前无P波,形态与窦性QRS波群形态略有不同,方向与窦性QRS波群形态不一致,在Ⅰ、Ⅱ、Ⅲ、aVF导联上主波向上,V$_{1-6}$导联主波均向上,时限0.8s,<0.11s,判断起源点为室间隔,在该图中连续出现6个宽大畸形的QRS波群,符合室性心动过速心电图表现。

c.第1、2、9、12、16、18个(箭头处)P波延迟出现,形态和窦性P波一致,在Ⅰ、Ⅱ、aVF、V$_{4-6}$导联直立,aVR导联倒置,P-R间期0.19s,符合窦性P波心电图特点,联律间期0.6~0.68s,快速室性心动过速中夹有延迟出现的1次窦性心搏,符合窦性逸搏心电图表现。

(2)心动过速起源于右心室肌

VT的QRS波群形类似完全性左束支传导阻滞图形,与真正的左束支阻滞不同之处为室性QRS波群在V$_1$、V$_2$呈rS型,其r波宽度>窦性r波;Ⅰ导联多为R型,又可呈Qr、Rs型。

(3)心动过速起源于自右心室心尖部

Ⅰ导联主波向上呈R型,Ⅱ、Ⅲ、aVF、V$_{1-4}$导联QRS主波向下。

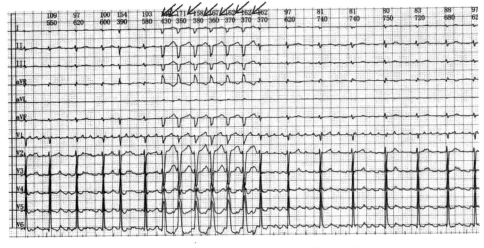

图4-1-2 起源于右心室心尖部的室性心动过速

【心电图诊断】

a.异位心律：平均心室率97次/min。

b.心房扑动(2∶1-4∶1下传)。

c.室性心动过速。

d.异常心电图。

【诊断依据】

a.图4-1-2中P波消失，代之以大小相等、方向一致、形状均一的F波出现，以2∶1-4∶1下传，符合心房扑动心电图表现。

b.该图中第7~12个(箭头处)QRS波群提前出现，其前无P波，宽大畸形，与其基础QRS波群不同，方向在Ⅱ、Ⅲ、aVF、V$_{1-3}$导联QRS主波向下，V$_{4-6}$导联QRS主波向上，时限0.13s，判断起源点是右心室心尖部，连续出现6个，符合室性心动过速心电图表现。

(4)心动过速起自右心室心底部

Ⅰ、Ⅱ、Ⅲ、aVF、V$_{4-6}$导联QRS主波向上，V$_{1-3}$导联QRS主波向下。

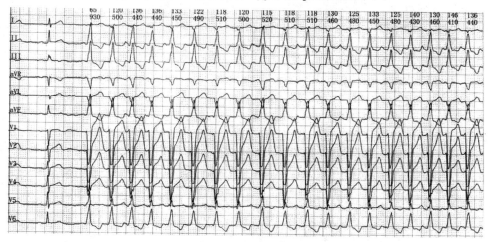

图4-1-3 右心室底部的室性心动过速

【心电图诊断】

a.异位心律：123次/min。

b.短阵室性心动过速。

c.异常心电图。

【诊断依据】

图4-1-3中自第2个QRS波开始所有QRS波群提前出现，其前无P波，宽大畸形，与其基础QRS波群不同，方向在Ⅱ、Ⅲ、aVF、V$_5$、V$_6$导联QRS主波向上，V$_{1-4}$导联QRS主波向下，类似于左束支传导阻滞图形，时限0.124s，>0.12s，判断起源点是右心室底部，连续出现19个，符合室性心动过速心电图表现。

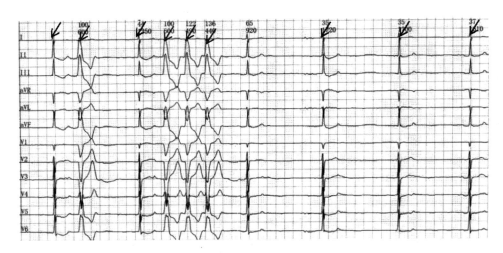

图 4-1-4　右心室底部的室性心动过速伴交界性逸搏

【心电图诊断】

a.异位心律:平均心室率 54 次/min。

b.室性心动过速。

c.交界性逸搏心律。

d.室性期前收缩。

e.交界性逸搏。

f.异常心电图。

【诊断依据】

a.图 4-1-4 中第 2、4~6 个(箭头处)QRS 波群提前出现,其前无 P 波,宽大畸形,与其基础 QRS 波群不同,方向在 Ⅱ、Ⅲ、aVF、V$_{4-6}$ 导联 QRS 主波向上,V$_{1-3}$ 导联 QRS 主波向下,时限 0.15s,>0.12s,判断起源点是右心室底部,其中第 2 个 QRS 波单个提前出现,符合室性期前收缩心电图表现,第 4~6 个 QRS 波群连续出现,符合室性心动过速心电图表现。

b.该图中第 1、3、8~10 个(箭头处)QRS 波延迟出现,其前无与之有传导关系的 P 波,QRS 波群形态与窦性 QRS 波群一致,第 3 个 QRS 波联律间期 1.36s,HR44 次/min,符合交界逸搏心电图表现,第 8~10 个 QRS 波群联律间期 1.6~1.68s,>1.5s,HR35~44 次/min,<40 次/min,且连续出现 3 个,符合过缓性交界性逸搏心电图表现。

(5)心动过速起源于右心室流出道

形态类似完全性左束支传导阻滞图形,QRS 波心电轴正常。

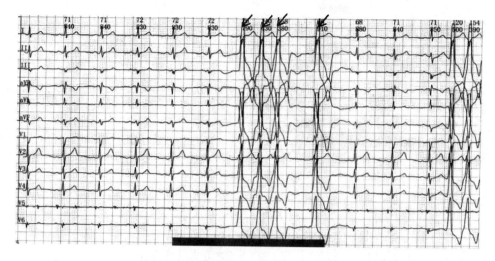

图 4-1-5　右心室流出道的室性心动过速

【心电图诊断】

a.窦性心律:80次/min。

b.室性心动过速。

c.加速性室性逸搏。

d.异常心电图。

【诊断依据】

a.图4-1-5中第7~9个(箭头处)QRS波群连续出现,其前无P波,宽大畸形,与其基础QRS波群不同,方向在 Ⅱ 、Ⅲ 、aVF、V_{4-6}导联 QRS 主波向上,V_{1-3}导联 QRS 主波向下,类似完全性左束支传导阻滞图形,时限0.124s,>0.12s,判断起源点是右心室流出道,连续出现3个,符合室性心动过速心电图表现。

b.第10个QRS波群延迟出现于室性心动过速代偿间歇之后,其前无P波,宽大畸形,与其基础QRS波群不同,方向在 Ⅱ 、Ⅲ 、aVF、V_{4-6}导联 QRS 主波向上,V_{1-3}导联 QRS 主波向下,类似完全性左束支传导阻滞图形,时限0.124s,>0.12s,判断起源点是右心室流出道,联律间期0.92s,符合加速性室性逸搏心电图表现。

(6)心动过速起源于左心室肌

心动过速的QRS-T波形类似完全性右束支阻滞图形,但与真正的右束支传导阻滞不同点是V_1可呈 QR 或 QR 型,V_5、V_6可呈 R 及 RS 型。心动过速起源于左心室前壁,V_{1-5}导联主波向下;起自左心室侧壁,V_{4-6}导联向下,V_1、V_2导联向上;起自左心室后壁,V_{1-6}导联向上;起自心尖部,Ⅱ 、Ⅲ 、aVF向下;起自上部,Ⅱ 、Ⅲ 、aVF向上。

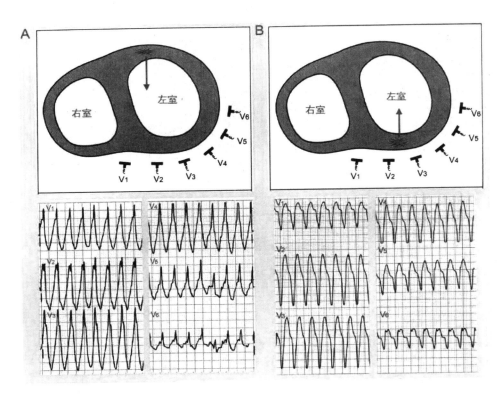

图4-1-6　左室起源的室性心动过速　（此图引自《临床心电》杂志）

注：A.左室后壁起源的室速可引起QRS波的正向同向性；B.左室前壁起源的室速可引起QRS波的负向同向性。

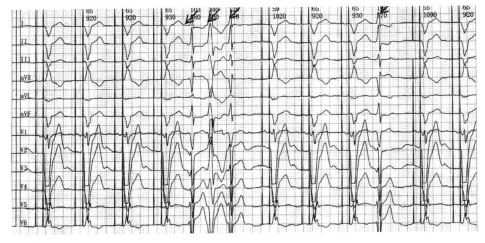

图4-7　左心室上部侧壁心室肌起源的室性心动过速

【心电图诊断】

a.起搏心律：平均心室率79次/min。

b.DDD起搏模式。

c. 室性期前收缩。

d. 窦室心动过速。

e. 异常心电图。

【诊断依据】

a. 图 4-1-7 中 P 波和 QRS 波群前有起搏信号,符合 DDD 起搏模式起搏心电图表现。

b. 该图中第 11 个(箭头处)QRS 波群宽大畸形,与其基础 QRS 波群不同,方向在 Ⅱ 、Ⅲ、aVF 导联 QRS 主波向上,V_{1-6} 导联主波向下,时限 0.122s,>0.12s,判断起源点是左心室上部前壁心室肌,且只出现 1 个,符合室性期前收缩心电图表现。

c. 该图中第 5~7 个(箭头处)QRS 波群连续出现,其前无 P 波,宽大畸形,与其基础 QRS 波群不同,第 5 个和 7 个 QRS 波方向在 Ⅱ、Ⅲ、aVF 导联 QRS 主波向上,V_{1-6} 导联 QRS 主波向下,时限 0.122s,>0.12s,判断起源点是左心室上部前壁心室肌,第 6 个 QRS 波方向在 Ⅱ、Ⅲ、aVF 导联 QRS 主波向上,在 V_{1-3} 导联主波向上,在 V_{4-6} 导联 QRS 主波向下,时限 0.16s,>0.12s,判断起源点是左心室上部侧壁心室肌,连续出现 3 个,符合室性心动过速心电图表现。

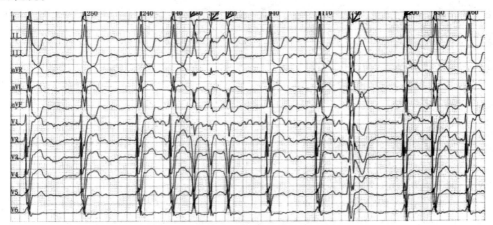

图 4-8　左心室上部前壁心室肌起源的室性心动过速

【心电图诊断】

a. 异位心律:平均心室率 75 次/min。

b. 心房颤动。

c. 完全性左束支传导阻滞。

d. 室性期前收缩。

e. 室性心动过速。

f. 加速性室性逸搏。

g. 异常心电图。

【诊断依据】

a.图4-1-8中P波消失,代之以大小不等、方向不一致、形状不一的f波出现,心室率绝对不齐,平均心室率75次/min,符合缓慢性心房颤动心电图表现。

b.该图中QRS波群 I 、V$_6$导联QRS波初始无q波,R波呈宽阔有切迹,室壁激动时间≥0.06s,QRS波时限>0.12s,V$_{1-5}$导联呈rS型,符合完全性左束支传导阻滞心电图表现。

c.该图中第5~7个(箭头处)QRS波群连续出现,其前无P波,宽大畸形,与其基础QRS波群不同,方向在 II 、III 、aVF导联QRS主波向上,V$_{1-5}$导联QRS主波向下,类似于右束支传导阻滞图形,时限0.124s,>0.12s,判断起源点是左心室上部前壁心室肌,连续出现3个,符合室性心动过速心电图表现。

d.该图中第10个(箭头处)QRS波群宽大畸形,与其基础QRS波群不同,方向在 II 、III 、aVF导联QRS主波向上,V$_{1-3}$导联QRS主波向上,V$_{4-6}$导联主波向下,类似于右束支传导阻滞图形,时限0.16s,>0.12s,判断起源点是左心室上部侧壁心室肌,出现1个,符合室性期前收缩心电图表现。

e.该图中第11个(箭头处)QRS波群延迟出现,宽大畸形,与其基础QRS波群不同,方向在 II 、III 、aVF导联QRS主波向上,V$_{1-6}$导联QRS主波向下,时限0.124s,>0.12s,判断起源点是左心室上部前壁心室肌,联律间期1.2s,在加速性室性逸搏的联律间期0.6~1.5s之间,符合加速性室性逸搏心电图表现。

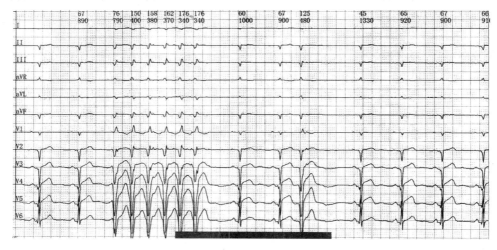

图4-1-9　左心室心尖部侧壁心室肌起源的室性心动过速

【心电图诊断】

a.窦性心律:67次/min。

b.室性期前收缩。

c.短阵室性心动过速。

d.异常心电图。

【诊断依据】

图4-1-9中第3~8个QRS波群提前连续出现,其前无P波,宽大畸形,形态与窦性QRS波群形态不同,彼此之间形态相同,方向与窦性QRS波群形态不一致,Ⅱ、Ⅲ、aVF主波向下,V$_1$导联主波向上,V$_{2-6}$导联主波向下,类似于右束支传导阻滞图形,时限0.16s,>0.12s,判断起源点为左心室心尖部侧壁心室肌,在该图中连续出现6个宽大畸形的QRS波群,符合室性心动过速心电图表现。

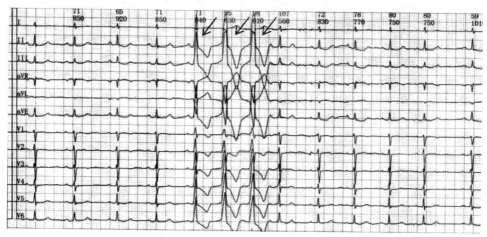

图4-1-10 左心室后上壁心室肌起源的室性心动过速

【心电图诊断】

a.窦性心律:79次/min。

b.短阵室性心动过速。

c.异常心电图。

【诊断依据】

图4-1-10中第5~7个QRS波群提前连续出现,其前无P波,宽大畸形,形态与窦性QRS波群形态不同,方向与窦性QRS波群不一致,Ⅱ、Ⅲ、aVF主波向上,V$_{1-6}$导联主波均向上,时限>0.12s,判断起源点为左心室后上壁心室肌,在该图中连续出现3个宽大畸形的QRS波群,符合室性心动过速心电图表现。

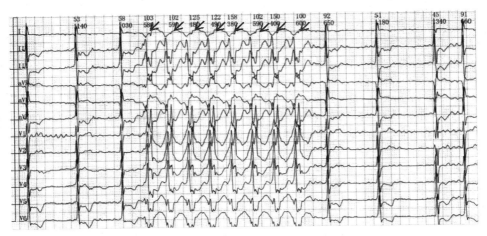

图4-1-11 左心室心尖部侧壁心室肌起源的室性心动过速

【心电图诊断】

a.异位心律:平均心室率105次/min。

b.心房颤动。

c.室性心动过速。

d.ST-T改变。

e.异常心电图。

【诊断依据】

a.图4-1-11中P波消失,代之以大小不等、方向不一致、形态不一的f波出现,心室律绝对不齐,平均心室率54次/min,符合缓慢性心房颤动心电图表现。

b.该图中第4~11个(箭头处)QRS波群连续出现,其前无P波,宽大畸形,形状与其基础QRS波群不同,方向与其基础QRS波群方向不同,在Ⅱ、Ⅲ、aVF、V₅、V₆导联QRS主波向下,V₁₋₄导联QRS主波向上,类似于右束支传导阻滞图形,时限>0.12s,判断起源点是左心室心尖部侧壁心室肌,连续出现8个,符合室性心动过速心电图表现。

c.Ⅱ、Ⅲ、aVF、V₄₋₆导联ST段压低0.1~0.2mV,T波倒置,ST-T改变心电图表现。

2.分支性VT指异位起搏起源于分支的室性心动过速。心动过速的QRS波时限≤120ms,呈对侧束支传导阻滞或对侧分支阻滞图形,希氏束电图显示V波前有H波,H-V间期缩短<20ms。

（1）心动过速起源于右束支QRS波群形呈左束支传导阻滞图形。

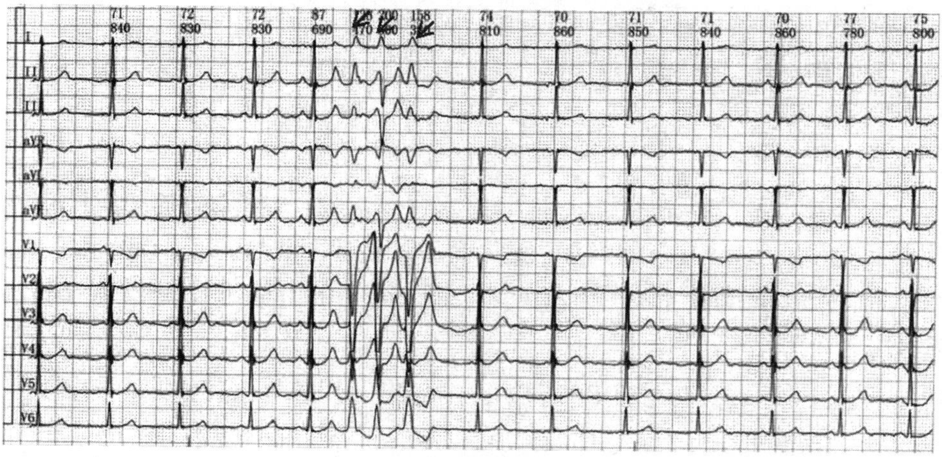

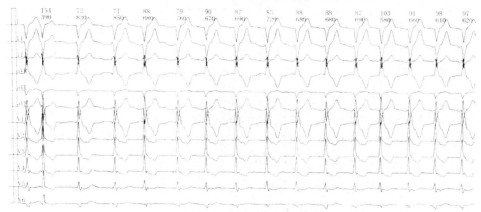

图4-1-12 右束支起源的室性心动过速

【心电图诊断】

a.窦性心律：89次/min。

b.短阵室性心动过速。

c.异常心电图。

【诊断依据】

图4-1-12中第6~8个QRS波群提前连续出现，其前无P波，宽大畸形，形态与窦性QRS波群形态不同，彼此间也不相同，方向与窦性QRS波群一致，Ⅱ、Ⅲ、aVF、V_{4-6}导联主波均向上，V_{1-3}导联主波向下，呈左束支传导阻滞图形，时限<0.12s，判断起源点为右束支，该图中连续出现3个宽大畸形的QRS波群，符合室性心动过速心电图表现。

（2）心动过速起源于左束支主干QRS波群形呈右束支传导阻滞。

图4-1-13 右束支起源的室性心动过速

【心电图诊断】

a.异位心律:平均心室率82次/min。

b.室性心动过速。

c.异常心电图。

【诊断依据】

图4-1-13中所有QRS波群连续出现,宽大畸形,其前无P波,方向与窦性QRS波群形态不一致,在Ⅰ、Ⅱ、Ⅲ、aVF导联主波向下,V_{1-6}导联主波均向上,V_1导联呈M型,类RBBB型,时限<0.12s,判断起源点为左束支主干,所有QRS连续出现,符合室性心动过速心电图表现。

(3)心动过速起自左前分支QRS波群呈右束支传导阻滞伴左后分支传导阻滞图形。

(4)心动过速起自左后分支QRS波群形呈右束支传导阻滞伴左前分支传导阻滞图形。

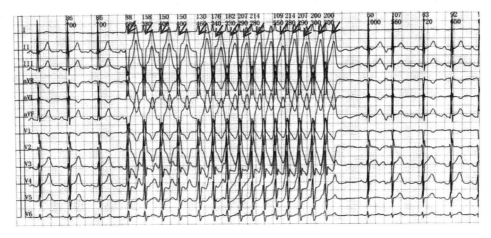

图4-1-14　左后分支起源的室性心动过速

【心电图诊断】

a.窦性心律:86次/min。

b.室性心动过速。

c.异常心电图。

【诊断依据】

图4-1-14中第4~18个(箭头处)QRS波群连续出现,其前无P波,宽大畸形,与窦性QRS波群不同,方向在Ⅱ、Ⅲ、aVF导联QRS主波向下,$S_{Ⅲ}>S_{Ⅱ}$,Ⅰ、aVL导联呈qR型,RaVL>RI,呈左前分支传导阻滞型,V_{1-6}导联QRS主波向上,类似于右束支传导阻滞型,时限<0.12s,判断起源点是左后分支,连续出现15个,符合室性心动过速心电图表现。

3.按有无基础心脏病分为特发性和合并器质性心脏病VT

无结构性心脏病的室性心律失常分为无生命威胁的室性心律失常和有生命威胁的室性心律失常。

无生命威胁的室性心律失常典型者呈单形性,分流出道室性心律失常、特发性左室室性心动过速(VT)和其他类型,其治疗取决于症状的严重性和潜在的致心动过速性心肌病的可能性。一般认为24h的室性期前收缩>10 000次,有致心动过速性心肌病的潜在危险,应考虑治疗。

流出道室性心律失常主要表现为特发性室速,其发病机制为触发激动。特发性左室室速主要含上述的LVOT室速和维拉帕米敏感性分支型室速两种类型,两者均对维拉帕米敏感,即两者的发生均与钙有关,但前者属触发激动,有赖于cAMP刺激和钙通道电导增加所致的钙超载;后者由折返所致,主要取决于已部分除极化的普肯耶组织所出现的缓慢内向钙电流。临床上以左后分支室速最常见。可经心房或心室期外刺激诱发,多发生于15~40岁,60%~80%见于男性,可致可逆性心动过速性心肌病。其他类型室性心律失常指极少部分异位起源的室性心律失常。有生命威胁的室性心律失常典型者呈多形性,分遗传性综合征和特发性心室颤动(IVF)两类。

4.按心电图表现形态分为单形、多形和双向性VT

双向性VT,QRS波电轴方向交替改变,通常与洋地黄中毒有关。尖端扭转性VT心电图表现为QRS波峰围绕等电位线发生扭转,典型的于"短—长—短"联律间歇后发生。

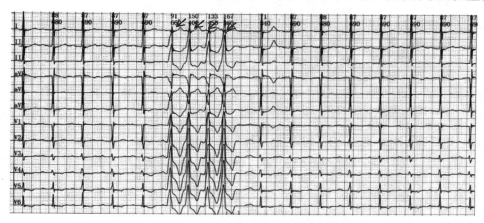

图4-1-15 单形性室性心动过速

【心电图诊断】

a.窦性心律:87次/min。

b.短阵室性心动过速。

c.ST-T改变。

d.异常心电图。

【诊断依据】

a.图4-1-15中第6~9个QRS波群提前连续出现,其前无P波,宽大畸形,形态相同,方向与窦性QRS波群形态不一致,Ⅱ、Ⅲ、aVF、V$_{1-6}$导联主波均向上,时限0.124s,>0.12s,

判断起源点为左室后上壁心室肌,在该图中连续出现4个宽大畸形的QRS波群,彼此之间形态相同,方向一致,符合单形性室性心动过速心电图表现。

b.窦性心搏,广泛导联ST-T改变,符合ST-T改变心电图表现。

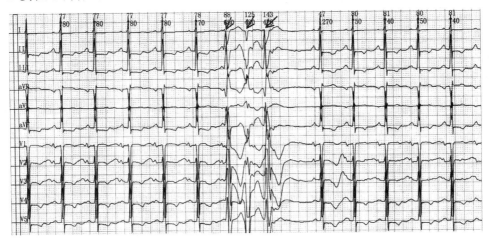

图4-1-16　多形性室性心动过速

【心电图诊断】

a.窦性心律:80次/min。

b.室性心动过速。

c.异常心电图。

【诊断依据】

图4-1-16中第7~9个(箭头处)QRS波群连续出现,其前无P波,宽大畸形,形状与窦性QRS波群不同,彼此间形状也不同,方向与窦性QRS波群方向不同,且彼此间QRS波群主波方向也不同,第7、9个QRS波在Ⅱ、Ⅲ、aVF导联QRS主波向上,V$_{1-6}$导联主波向上,类似于右束支传导阻滞图形,QRS波时限>0.12s,考虑起源点左心室心底部;第8个QRS波在Ⅱ、Ⅲ、aVF导联QRS主波向下,在V$_1$导联主波向上,V$_{2-6}$导联主波向下,类似于右束支传导阻滞图形,QRS波时限>0.12s,考虑起源点左心室心尖部,3个QRS波群方向不一、形态不一、符合多形性室性心动过速心电图表现。

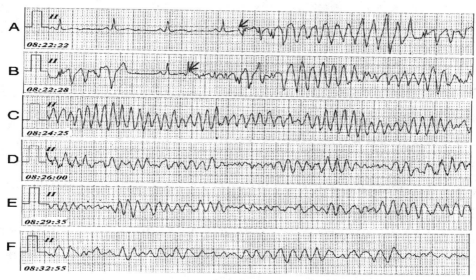

图 4-1-17　RonT 室性期前收缩诱发尖端扭转型室性心动过速和心室颤动

（此图引自《临床心电》杂志）

【心电图诊断】

a.RonT 室性期前收缩。

b.尖端扭转型室性心动过速。

c.心室颤动。

d.异常心电图。

【诊断依据】

图 4-1-17A 中第 4 个 QRS 波群后出现了 1 个 RonT 室性期前收缩,其后诱发出尖端扭转型室速,其频率 285 次/min,约持续 4s 终止,但在终止后径 1 次窦性激动后又由 RonT 室早再次诱发尖端扭转型室速,其频率 320~350 次/min(图 4-17B-C),尖端扭转型室速约持续 3~4min 后转为振幅较低的室颤波,频率 350 次/min 以上(图 4-17D-F)。

5.按临床表现分为血流动力学稳定性和不稳定性 VT。

6.按发生机理分为局灶性(自律性或后除极引起)和折返性 VT。

7.特殊类型室性心动过速

(1)特发性右室流出道室性心动过速(RVOT-VT)

①定位:I 导联负向且呈 QS 型,为间隔侧;如正向呈 R 型,位置靠近游离壁。胸导联 V_1、V_2 振幅较高提示 VT 起源点在间隔和偏上部位。偏下和游离壁的 VT 起源点移行位置较晚。如在 Ⅱ、Ⅲ 导联 QRS 波上出现切迹,此表现支持游离壁部位。aVL 振幅越大,说明是间隔部位的可能性越大。

②鉴别诊断：RVOT-VT与左心室室流出道(LVOT-VT)鉴别

LVOT-VT较少见，Tachivya等报道LVOT-VT的体表心电图特点为：I导联呈QS形，V_1导联R/S≥1，而V_2导联以R波为主，胸前导联移行较早。Callan等和Shimoike等报道一些LVOT-VT心电图形态与RVOT-VT相似，呈LBBB形态，胸前导联QRS波群均为正向提示为左侧起源。Quyang等发现尽管QRS形态相似，起源于主动脉冠脉窦的VT组在V_1和V_2导联R波期限指数(R波宽度/QRS最长宽度)和R/S波振幅指数(R波振幅/S波振幅)均明显>RVOT-VT组，分别为58.3%±12.1%vs、31.8%±13.5%、56.7%±29.5%vs和14.9%±9.9%。R波宽度测量自QRS波起点至R波与等电位线相交处，分别测量自QRS最高点和最低点至等电位线处作为R波和S波振幅。

有研究表明对LVOT-VT进行消融治疗时可造成冠状动脉左主干急性闭塞，预防损伤左主干的关键是避免误在左主干开口或在其内放电消融，应常规经股动脉行冠状动脉造影。

(2)特发左心室VT

特发左心室VT大多数起源于室间隔，发作时血流动力学稳定，大多数患者有较好的耐受性。部分患者持续和/或反复发作VT，可发展为"心动过速性心肌病"。特发左心室VT体表心电图大多数表现为RBBB图形，电轴明显左偏，部分可见房室脱节、室性融和波或窦性夺获。室速时QRS波的宽窄，可反映起源在间隔部位的高低。Ⅱ、Ⅲ、aVF导联QRS正负向和幅度的高低，可显示出口在间隔位置的高低。I导联正负向及振幅，可反映病灶出口偏间隔的心尖或心底方向，以及间隔、游离壁方向。胸前导联QRS移行的早晚，可反映起源部位位于室间隔的近心尖或近心底部。

(3)心外膜VT

经导管心内膜消融不成功病例要注意VT起源于心外膜的可能。Berruezo等发现起源于心外膜的VT表现为QRS波较宽，胸前导联有较长的假性Δ波，V_2导联内向偏折时间较长。Daniels等报道胸前导联MDI(最大偏折指数)≥0.55，预测敏感性和特异性很高，分别达到100%和98.7%。

(4)合并器质性心脏病的VT

合并器质性心脏病的VT体表心电图变化更为复杂，仅用上述定位方法不太可靠。器质性心脏病VT中，心肌梗死后VT常见，分析心电图首先要了解心肌梗死的部位。致心律失常性右心室心肌病(ARVC)患者，窦性心律时注意胸导联和下壁导联的epsilon波，出现epsilon波导联的相应心室壁心肌脂肪纤维化明显，常出现多种形态的VT，出现与RVOT-VT相似形态时要与特发性VT进行鉴别。

(陆玉琴)

第五章 宽QRS心动过速的心电图鉴别诊断

宽QRS心动过速是指QRS宽度>120ms，频率>100次/min的心动过速。宽QRS心动过速主要包括室性心动过速(VT)、室上性心动过速(SVT)伴差异性传导(差传)或束支阻滞、旁路前传型AVRT。通过窦性心律有无束支阻滞和心室预激，可以鉴别是否为VT伴束支阻滞或旁路前传型AVRT。因此，临床主要鉴别的是VT和SVT伴差异性传导。

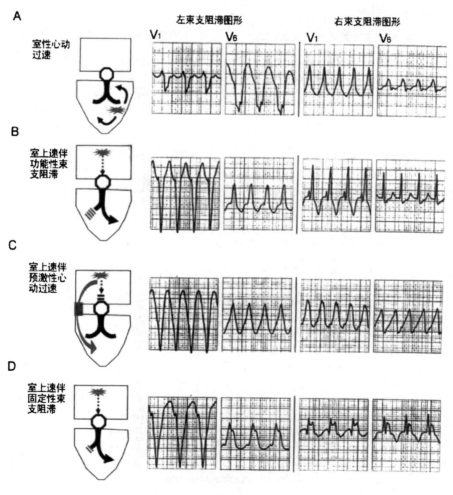

图5-1-1 宽QRS波心动过速鉴别诊断流程 （此图引自《临床心电》杂志）

一、室性心动过速与室上性心动过速(SVT)伴差异性传导(差传)的鉴别

从20世纪70年代起,宽QRS波心动过速的心电图鉴别诊断标准开始以诊断流程的形式出现。

1.Wellens流程

Wellens流程有4条心电图标准,专用于左室室速的诊断,具体为:QRS波时限>140ms,电轴左偏;V_1导联:QRS波呈RS或RSr(兔耳征)型;V_6导联QRS波呈rS或QS型;房室分离及心室夺获。

2.Kindwall流程

Kindwall流程由5条心电图标准组成,专用于右室室速的诊断,具体为:V_1、V_2导联的r波时限>30ms;V_1、V_2导联S波降支有切迹;V_1、V_2导联的rS间期>60ms;V_6导联有q波或Q波;QRS波时限≥0.16s。

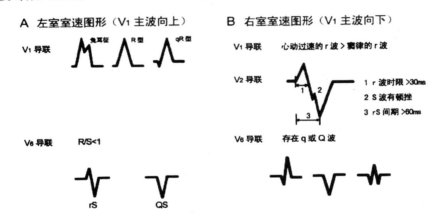

图5-1-2　左室室速和右室室速的诊断　(此图引自《临床心电》杂志)

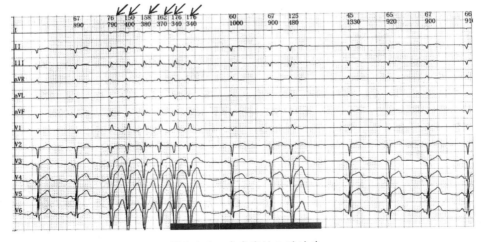

图5-1-3　左室室性心动过速

图5-1-3中第3~8个(箭头处)QRS波群连续提前出现,宽大畸形,V₁导联呈R型,V₆导联呈QS型,R/S<1,符合左室室性心动过速。

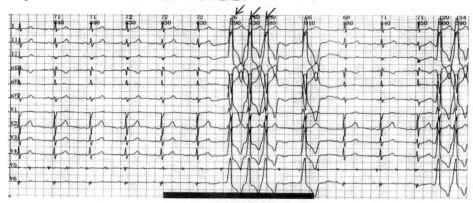

图5-1-4　右室室性心动过速

图5-1-4中第6~7个(箭头处)QRS波群连续提前出现,宽大畸形,V₁导联r波>窦性r波,r波时限>30ms,V₁、V₂导联的rS间期>60ms,符合右室室性心动过速。

3.Brugada流程

Brugada流程包括4步:胸前导联无RS型QRS波;RS间期>100ms;房室分离;具有室速QRS波的图形特征。为进一步鉴别预激性心动过速与室速,在上述4步流程的基础上补充了另外的3步流程:V₄₋₆导联以负向波为主;V₄₋₆导联有qR波;房室分离。

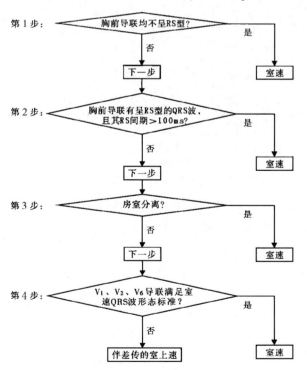

图5-1-5　Brugada 4步流程图　(此图引自《临床心电》杂志)

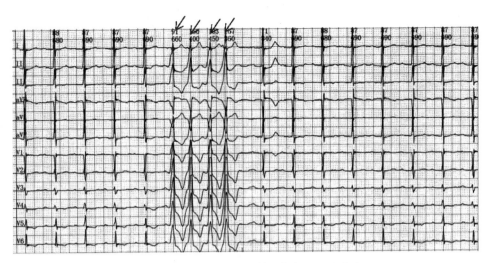

图5-1-6 符合Brugada第1步室性心动过速

图5-1-6中第6~9个(箭头处)QRS波群连续提前出现,宽大畸形,符合Brugada第1步室速的诊断标准(胸前导联无RS型QRS波),诊断为室性心动过速。

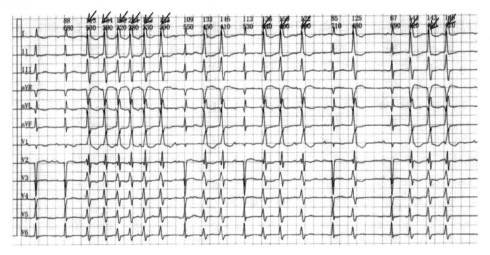

图5-1-7 符合Brugada第2步室性心动过速

图5-1-7中第3~8个、第13~15个、第19~21个(箭头处)QRS波群连续提前出现,宽大畸形,符合Brugada第2步室速的诊断标准(胸前导联有RS波型的QRS波,R-S间期>100ms),诊断为室性心动过速。

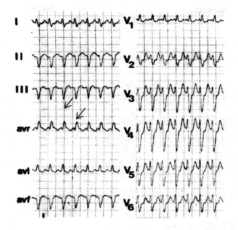

图5-1-8　室上性心动过速伴室内差异性传导　（此图引自《临床心电》杂志）

图5-1-8中心电图胸前导联 V_1 的QRS波群为三相波,提示室上速的诊断, V_6 导联R/S <1支持室速的诊断。但仔细分析便会发现,尽管 V_6 导联R/S<1,但胸前任何一个导联的RS间期均<100ms,且QRS波时限<140ms, V_{1-6} 全部都是RS型的QRS波,再加上 V_1 导联QRS波为三相波,因此应首先考虑室上速伴差传的诊断。

4.Vereckei流程

Vereckei程包括4步流:房室分离;aVR导联QRS波起始为R波;QRS波无右束支或左束支阻滞图形;Vi/Vt≤1。

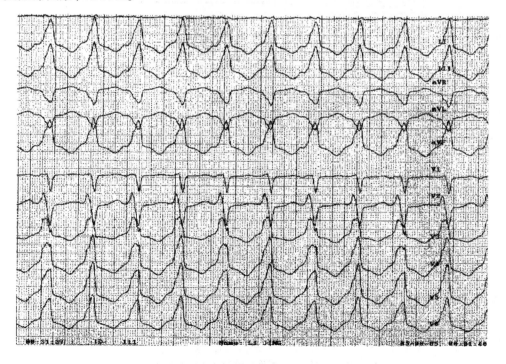

图5-1-9　房室分离　（此图引自《临床心电》杂志）

室性心动过速发作时可疑存在的无关P波,故图5-1-9可确定存在房室分离,无关P波有时埋于QRS波或ST、T波内,表现为QRS波或ST、T波的变形。

5.aVR单导联鉴别

aVR单导联鉴别由郭继鸿于2009年提出,aVR单导联鉴别宽QRS波心动过速的4步流程内容简单、易记,具体为:QRS波起始为R波时诊断室速,否则进入第2步;QRS波起始r波或q波的时限>40ms为室速,否则进入第3步;以QS波为主波时,起始部分有顿挫为室速,否则进入第4步;QRS波起始r波或q波的时限>40ms为室速,否则进入第3步;以QS波为主波时,起始部分有顿挫为室速,否则为室上性心动过速伴室内差异性传导。

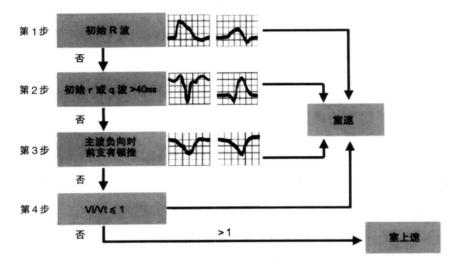

图5-1-10 aVR单导联鉴别室性心动过速流程图 (此图引自《临床心电》杂志)

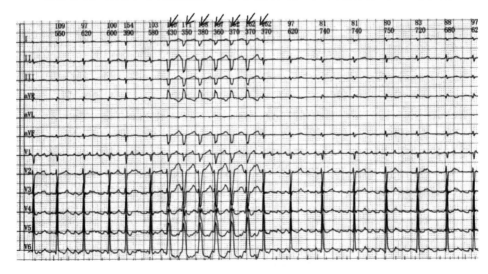

图5-1-11 符合aVR单导联流程第1步室性心动过速

图5-1-11中第7~12个(箭头处)QRS波群连续提前出现,宽大畸形,符合流程第1步室速的诊断标准(aVR导联QRS波起始为R波时),诊断为室性心动过速。

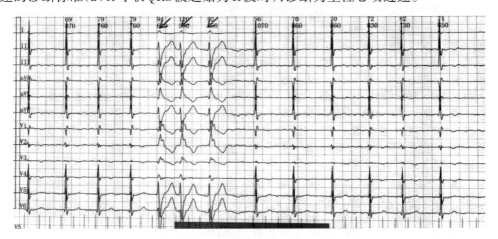

图5-1-12 符合aVR单导联流程第2步室性心动过速

图5-1-12中第5~7个(箭头处)QRS波群连续提前出现,宽大畸形,符合流程第2步室速的诊断标准(aVR导联QRS波起始q波的时限>40ms),诊断为室性心动过速。

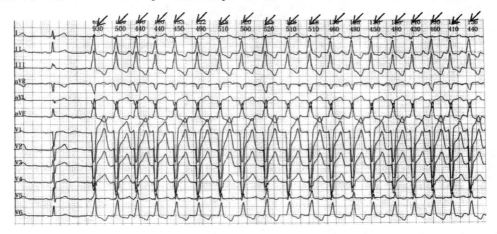

图5-1-13 符合aVR单导联流程第2步室性心动过速

图5-1-13中第2~20个(箭头处)QRS波群连续提前出现,宽大畸形,符合新流程第2步室速的诊断标准(aVR导联QRS波起始r波的时限>40ms),诊断为室速。

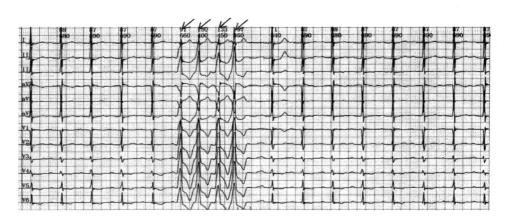

图5-1-14　符合aVR单导联流程第3步室性心动过速

图5-1-14中第6~9个（箭头处）QRS波群连续提前出现，宽大畸形，符合新流程第3步室速的诊断标准（aVR导联以QS波为主波，起始部分有顿挫），诊断为室速。

二、室上性心动过速伴束支阻滞

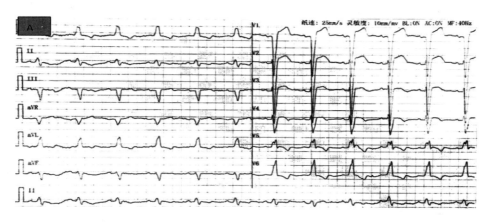

图5-1-15A　室上性心动过速伴完全性左束支传导阻滞

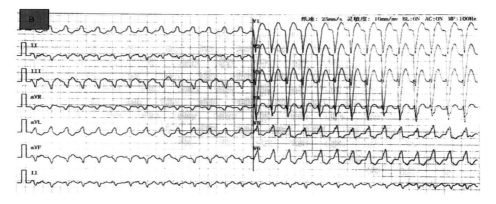

图5-1-15B　室上性心动过速伴完全性左束支传导阻滞

【心电图诊断】(图5-1-15A)

a.窦性心律:67次/min。

b.完全性左束支传导阻滞。

c.异常心电图。

【诊断依据】

Ⅰ、V_5、V_6导联QRS波初始无q波,R波呈宽阔,室壁激动时间≥0.06s,QRS波时限>0.12s,V_1、V_2导联呈rS型,V_5、V_6导联ST段压低、T波倒置,V_{1-4}导联ST段抬高,T波直立,符合完全性左束支传导阻滞心电图表现。

【心电图诊断】(图5-1-15B)

a.异位心律:平均心室率165次/min。

b.室上性心动过速。

c.完全性左束支传导阻滞。

d.异常心电图。

【诊断依据】

该图中窦性P波消失,QRS波群形态与其基础窦性QRS波群形态相同(呈完全性左束支传导阻滞图形),心室率165次/min,符合室上性心动过速伴完全性左束支传导阻滞心电图表现。

三、旁路前传型AVRT(逆向型AVRT)

鉴别逆向型AVRT与室速时,应结合患者病史、心动过速发作时的临床表现以及发作前、后的心电图资料或动态心电图等检查结果,必要时行心内电生理检查,对诊断有重要意义。

分析宽QRS波心动过速的心电图特点

1.寻找心房激动波

由于心房波常重叠在宽大畸形的QRS-T波中,不易明确,或部分被掩盖,加做食管导联常有助明确诊断。

2.分析房室关系

(1)房室分离是诊断室速的有力证据。

(2)宽QRS波心动过速发作中可见逆行P'波,这是鉴别两者的重要指标:R-P'间期较短(R-P'<P'-R间期并非绝对条件)且恒定,若R-P'间期较长或不恒定(R-P'间期逐渐延长,最后导致1次P'脱落),尤其出现室房2:1传导时,多为室速伴逆向性传出阻滞。

3.分析宽QRS波形态

额面QRS波电轴指向无人区(-90°~±180°),支持室速,但不排除窦性心律时电轴已指向无人区的预激性心动过速;横面导联从 V_{4-6} 呈 rS 型(不除外 Mahaim 纤维)或 V_{2-6} 有一个导联呈 QR 型(即无器质性心脏病患者),支持室速。

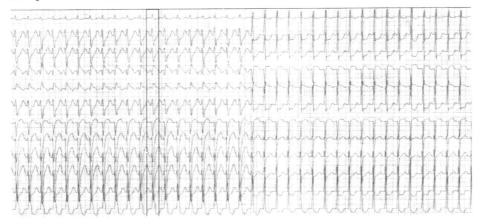

图 5-1-16　预激合并阵发性房室折返性心动过速

【心电图诊断】

a.预激合并阵发性房室折返性心动过速(逆向 142 次/min,顺向 145 次/min)。

b.ST-T 改变。

c.异常心电图。

【诊断依据】

a.图 5-1-16 中前半部分 QRS 宽大畸形,起始部粗钝,可见 δ 波,节律匀齐,R-R 间期 422ms 左右,频率为 142 次/min,R-P′ 间期>70ms,普遍导联 ST-T 改变,心动过速突发突止,符合逆向型房室折返性心动过速心电图表现。

b.该图后半部分 QRS 波形态正常,无 δ 波,逆行 P′ 波位于 QRS 波群之后,R-P′<P′-R,R-P′ 间期>70ms,R-R 间期 406ms 左右,节律齐,频率为 145 次/min,普遍导联 ST-T 改变,心动过速突发突止,符合顺向型房室折返性心动过速心电图表现。

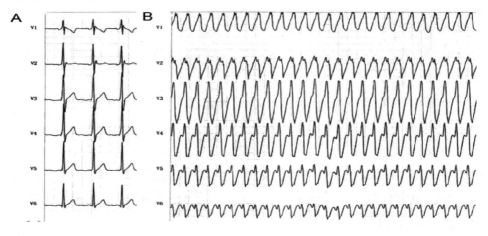

图 5-1-17　预激伴逆向型房室折返性心动过速　(此图引自《临床心电学》杂志)

图5-1-17A为窦性心律,A型预激伴不完全右束支阻滞图形,提示患者存在左侧旁道并不完全右束支阻滞;图5-1-17B为逆向型房室折返性心动过速发作时的心电图。

（陆玉琴）

第六章　心房颤动

一、定义

心房颤动(Atrial fibrillation),又称心房纤颤,简称房颤,是一种频率快且不规则的主动性房性异位心律失常。房内肌纤维出现不协调的乱颤,频率为350~600次/min,一部分传入心室,心室搏动快慢不一,是常见的心律失常之一,分为阵发性或持久性(>6个月)。

二、发病机制

心房颤动是临床心血管科常见的心律失常之一,易引起血栓栓塞事件及心力衰竭,严重影响患者生活质量。动态心电图及常规十二导联心电图可简单快速诊断心房颤动。根据近年的研究,现将其发病机制总结如下:

1.电生理机制

房颤的发生有多种假说,现没有直接证据否认多种假说,同一个患者可能存在多种机制并存。学术上普遍认为房颤的发生需要触发机制及维持机制。

触发机制。肺静脉及心房内异位兴奋灶发放的快速冲动可引起房颤的发生。基于此重要机制,肺静脉电隔离是导管消融治疗房颤的重要途径。

维持机制。有多种假说阐述维持机制的发生,主要有:

(1)多发子波折返假说

1959年Moe和Abildskov建立犬迷走神经介导的房颤的模型,提出心房内存在相当数量的折返子波,在空间上随机分布,随机运行,互不干扰,形成的折返环路与解剖结构无关,与心房内局部的兴奋性和有效不应期有关。折返波在心房传播时,它的波阵面发生碰撞、分裂、湮灭、融合等多种方式,产生多个能自我维持的子波,多个子波决定折返环的速度、大小及数量。

(2)局灶机制假说

1947年David Scherf发现,在兔子的心房局部注射乌头碱诱发心房颤动,去除注射乌头碱的部分心房后,房颤随之终止。根据此实验提出,起源于心房局灶的快速激动可引起房颤,这些异位激动与不同部位心房组织不应期的长短不一共同决定了心室率的绝对不齐。

（3）转子学说

在多发子波折返假说的基础上认为房颤可能由多个折返环参与,仅有一个或数个被称为主导折返环或称母环,以转子的形式在心房内传导,在传导过程中遇到各种功能或解剖障碍碎裂为更多的子波,产生颤动样传导。

2.病理生理学机制

（1）心房重构

房颤的发生,在改变血流动力学基础上,心房原有的电结构及解剖结构均发生改变。早期心房重构改变以电重构及离子通道改变为主,晚期以结构改变为主（包括心房纤维化、淀粉样沉淀、细胞凋亡、脂肪浸润）。心房细胞跨膜离子的改变导致心房有效不应期缩短、动作电位时限缩短、动作电位传导速度较前减慢、不应期离散度增加等电生理的改变。结构改变主要表现为心房肌细胞超微结构的改变,包括心房肌细胞退行性变、内质网的局部聚集、线粒体结构改变、糖原颗粒积累。心房肌细胞外基质增多,导致心房肌纤维化,心房增大。

（2）炎症因子

炎症因子在房颤发展的病理生理过程中起重要作用,参与房颤发生证据较多的炎症因子有:肿瘤坏死因子-α、白介素-6、血管紧张素II。研究证实,先天性房颤或孤立性房颤患者的心房组织中有炎症浸润、细胞坏死和间质纤维化。

（3）致病基因

部分房颤的发生与基因有关。1999年Brugada等将家族性房颤基因定位,将房颤基因定位范围缩小到0.5cm以内,进行定位克隆后,在这一区域发现两个在心脏表达的基因。

（4）自主神经系统的作用

心房受自主神经系统调节,迷走神经和交感神经均可激发房颤。迷走神经刺激通过释放乙酰胆碱,激活乙酰胆碱敏感性钾电流,缩短心房肌动作电位和不应期,增大离散度,利于折返的形成;交感神经刺激通过增加细胞内钙离子浓度,增加心肌自律性和触发活动。国内黄从新团队研究发现,肾动脉交感神经消融后可改善心房电重构和结构重构,降低房颤的易感性。位于肺静脉-左心房交界处的神经节兴奋后可以激活远处的神经轴突,导致异位兴奋灶发放快速冲动。这些异位兴奋灶可能来自于肺静脉、房间隔、冠状静脉窦及Marshall韧带等神经轴突分布密集的部位,尤其是肺静脉。

三、心房颤动心电图表现

（一）基本心电图表现

1.P波消失,代之以细小的、不规则的、频率很快的心房颤动波,即f波。f波形态不一,时距不等,振幅大小不一,多在0.1~0.5mV,较心房扑动时的F波为小。一般在V_3、V_{3R}

导联最高,个别可达 1.0mV,Ⅱ、Ⅲ、aVF 导联次之,其余各导联的 f 波均较小,尤以 V₄₋₆为甚。通常将 f 波振幅>0.1mV 者称为粗颤,振幅<0.1mV 者称为细颤。心房颤动的频率一般在 300~600 次/min。

2.QRS 波群形态不一、R-R 间期不等、QRS 波群的波幅变化很大,彼此不等,但形态大致相同。由于 f 波的干扰,舒张期长短不等,QRS 波群形态亦有改变,室内差异性传导是引起 QRS 波群形态变化的主要原因,主要发生在心室率快时,或发生于一长心动周期之后。由于存在两种同源性房室传导障碍,故心室率比心房率慢得多且节律不规则。也有学者认为,心房颤动时 f 波可来自心房的不同部位,它们到达房室交界区的强度不同,强者易于引起心室激动,弱者则不能引起,这也是造成心室性心律不齐的原因之一。

(二)房颤的分类

1.从临床实用的角度分型

根据 2006 年美国 ACC/AHA《心房颤动治疗指南》,从临床实用的角度将心房颤动分为:初发型房颤:即首次发作的房颤;复发型房颤:患者发作≥2 次的房颤;阵发性房颤:房颤能自行终止的复发性房颤;持续性房颤:房颤连续发作>7d,则为持续性房颤;永久性房颤:持续性房颤如不能用药物、电复律方法转变或不能维持窦性心律则称为永久性房颤。

2.根据 f 波的振幅分为粗颤和细颤

f 波振幅>0.1mV 者称为粗颤,振幅<0.1mV 者称为细颤。

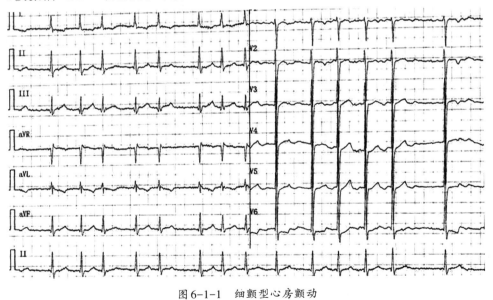

图 6-1-1　细颤型心房颤动

【心电图诊断】

a.异位心律:平均心室率 92 次/min。

b.心房颤动。

c.左心室肥厚。

d.异常心电图。

【诊断依据】

a.图6-1-1中窦性P波消失,代之以形态、振幅、方向不一的f波出现,f波振幅<0.1mV,符合细颤心电图表现,心室律绝对不齐,平均心室率92次/min,符合缓慢型心房颤动心电图表现。

b.该患者为老年女性,RV$_5$+SV$_1$>3.5mV,V$_6$导联ST段水平型压低0.05mV,T波低平,符合左心室肥厚心电图表现。

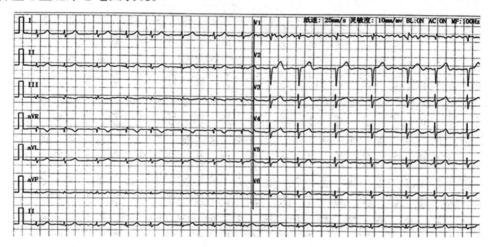

图6-1-2 粗颤型心房颤动

【心电图诊断】

a.异位心律:平均心室率81次/min。

b.心房颤动。

c.肢体导联低电压。

d.异常心电图。

【诊断依据】

a.图6-1-2中窦性P波消失,代之以形态、振幅、方向不一的f波出现,f波振幅>0.1mV,符合粗颤心电图表现,心室律绝对不齐,平均心室率81次/min,符合缓慢型心房颤动心电图表现。

b.该图中肢体导联QRS波波幅均<0.5mV,符合肢体导联低电压心电图表现。

3.根据心室率分型

(1)缓慢型心房颤动

心室率<100次/min,常在60次/min以上者为较慢型心房颤动。常见于器质性心脏病、交界区有器质性病变,或用洋地黄、β受体阻滞剂。

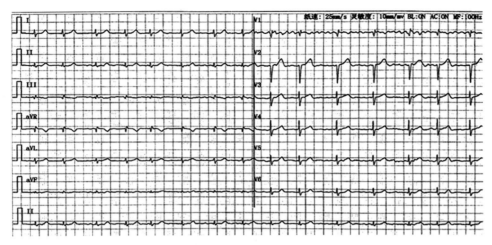

图 6-1-3　缓慢型心房颤动

【心电图诊断】

a.异位心律:平均心室率81次/min。

b.心房颤动。

c.肢体导联低电压。

d.异常心电图。

【诊断依据】

a.图 6-1-3中窦性P波消失,代之以形态、振幅、方向不一的f波出现,心室律绝对不齐,平均心室率81次/min,符合缓慢型心房颤动心电图表现。

b.该图中肢体导联QRS波波幅均<0.5mV,符合肢体导联低电压心电图表现。

(2)快速型房颤

心室率在100~180次/min者为快速型心房颤动。新近发生的未经治疗的房颤多属此类型。

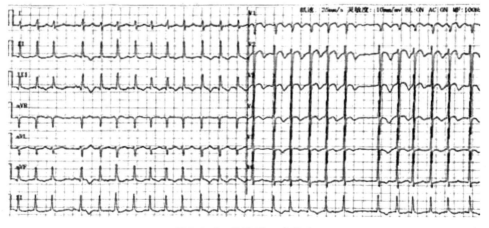

图 6-1-4　快速型心房颤动

【心电图诊断】

a.异位心律:平均心室率146次/min。

b.心房颤动。

c.T波改变(广泛导联)。

d.异常心电图。

【诊断依据】

a.图6-1-4中窦性P波消失,代之以形态、振幅、方向不一的f波出现,心室律绝对不齐,平均心室率146次/min,符合快速型心房颤动心电图表现。

b.该图中广泛导联T波波幅<同导联R波的1/10,符合T波改变心电图表现。

(3)特快型心房颤动

心室率>180次/min,偶尔高达250次/min,多见于预激综合征伴心房颤动。

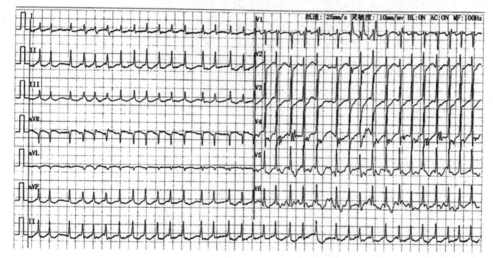

图6-1-5 特快型心房颤动,部分伴室内差异性传导(呈蝉联现象)

【心电图诊断】

a.异位心律:平均心室率203次/min。

b.特快型心房颤动。

c.部分伴室内差异性传导(呈蝉联现象)。

d.ST-T改变。

e.异常心电图。

【诊断依据】

a.图6-1-5中窦性P波消失,代之以形态、振幅、方向不一的f波出现,心室律绝对不齐,平均心室率203次/min,符合特快型心房颤动心电图表现。

b.该图中胸导联第7~9个QRS波群形态与基础QRS波群形态不一致,宽大畸形,呈完全性右束支传导阻滞形态,发生于心室率快时并且连续出现3个,形态恢复正常时无类代偿间歇,符合连续性室内差异性传导的蝉联现象心电图表现。

c.该图中广泛导联ST段压低0.05~0.1mV,T波低平或倒置,符合ST-T改变心电图表现,为心室率太快致继发性ST-T改变。

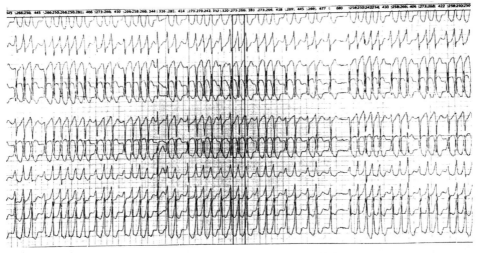

图6-1-6　特快型心房颤动伴预激综合征

【心电图诊断】

a.异位心律:平均心室率190次/min。

b.预激综合征。

c.心房颤动。

d.ST-T改变。

e.异常心电图。

【诊断依据】

a.各导联P波消失代之以形态、振幅、方向不一的f波出现,心室律绝对不齐,平均心室率190次/min,最短R-R间期0.234s,符合特快型心房颤动心电图表现。

b.图6-1-6中未见明显δ波,QRS波起始部粗钝,宽大畸形的QRS波与正常形态的QRS波相互交错出现,QRS波群时限与形态呈多样性,平均心室率190次/min,最短R-R间期234ms,符合预激综合征伴心房颤动心电图表现。

c.该图中广泛导联ST段压低0.05~0.3mV,T波低平或倒置,符合ST-T改变心电图表现,为心室率太快致继发性ST-T改变。

(4)不纯性心房颤动

当以节律绝对不规则的f波为主,偶尔夹有少数节律规则的F波时,称不纯性心房颤动,反之称不纯性心房扑动;如同时兼有心房扑动及心房颤动的特征则称为心房扑动—心房颤动。

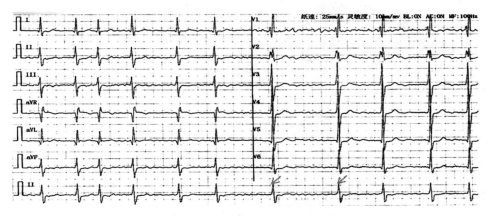

图 6-1-7　缓慢型不纯性心房颤动

【心电图诊断】

a.异位心律:平均心室率62次/min。

b.心房颤动。

c.完全性右束支传导阻滞。

d.交界性逸搏。

e.ST改变(广泛导联)。

f.异常心电图。

【诊断依据】

a.图6-1-7中窦性P波消失,代之以形态、振幅、方向不一的f波为主,偶尔夹有少数节律规则的F波时,心室律绝对不齐,平均心室率62次/min,符合缓慢型不纯性心房颤动心电图表现。

b.V_1、V_2导联QRS波群呈rsR′型,V_5、V_6导联终末S波宽钝(时限≥0.04s),QRS波时限≥0.12s,符合完全性右束支传导阻滞心电图表现。

c.该图中R_{6-7}间期、R_{7-8}间期(箭头处)1.0~1.5s,符合交界性逸搏心电图表现。

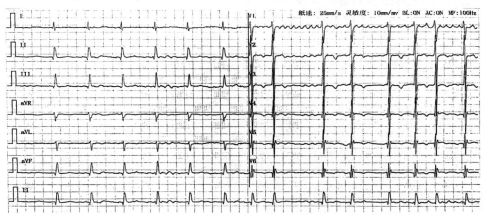

图 6-1-8　缓慢型不纯性心房扑动

【心电图诊断】

a.异位心律:平均心室率89次/min。

b.不纯性心房扑动。

c.异常Q波。

d.异常心电图。

【诊断依据】

a.图6-1-8中窦性P波消失,代之以形态、振幅、方向一致的F波为主,偶尔夹有少数节律不规则的f波时,心室律绝对不齐,平均心室率89次/min,符合缓慢型不纯性心房扑动心电图表现。

b.V₅、V₆导联可见异常Q波。

(三)心房颤动合并房室传导阻滞

1.一度房室传导阻滞

心房颤动时的心房性心律和心室性心律均不规则,房室传导比例也不固定,因而不能根据f-R间期的延长来诊断一度房室传导阻滞。只有转为窦性心律后,如观察P-R间期延长,方能确定。

2.二度房室传导阻滞

符合以下两条标准之一者,可以诊断为二度房室传导阻滞:一为R-R间期长达1.5s,心室率在40次/min以下;二为出现交界性或室性逸搏,达3次以上。逸搏的出现说明心室率已慢到危及循环功能的程度,心电图上可见到在不规则的心室率中出现长而恒定的R-R间期。在交界区逸搏时,其逸搏周期为1.0~1.5s,相当于40~60次/min,逸搏的QRS波群呈室上性,其形态与其他QRS波群相同,或因伴非时相性室内差异性传导而与正常的QRS波群外形稍有不同。在室性逸搏时,QRS波群宽大畸形≥0.12s,其逸搏周期为1.5~2.4s。在交界性逸搏时,由于QRS波群与正常相同,故诊断依靠延迟出现、固定的逸搏周期及恒定的R-R间距来确定。

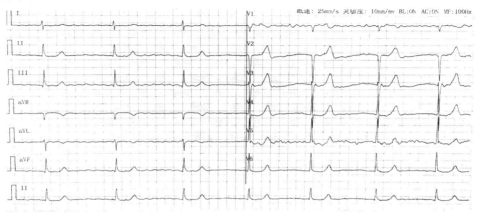

图6-1-9 心房颤动合并二度房室传导阻滞

【心电图诊断】

a.异位心律:平均心室率39次/min。

b.心房颤动。

c.交界性逸搏。

d.异常心电图。

【诊断依据】

图6-1-9中窦性P波消失,代之以形态、振幅、方向不一的f波出现,R-R间期长达1.5s,平均心室率39次/min,心室率在40次/min以下,符合心房颤动合并二度房室传导阻滞第1条诊断标准,多考虑心房颤动合并二度房室传导阻滞。

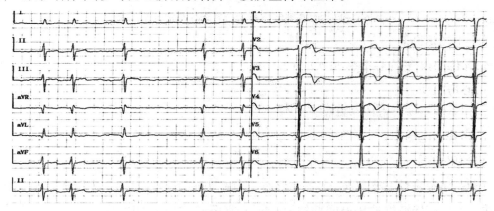

图6-1-10 心房颤动合并二度房室传导阻滞

【心电图诊断】

a.异位心律:平均心室率56次/min。

b.心房颤动合并二度房室传导阻滞。

c.交界性逸搏。

d.异常心电图。

【诊断依据】

图6-1-10中窦性P波消失,代之以形态、振幅、方向不一的f波出现,第1~2个、第2~3个、第4~5个、第5~6个QRS波群的R-R间期为1.0~1.72s,QRS波群形态正常,符合交界性逸搏心电图表现,该图中出现4次交界性逸搏,达3次以上,符合心房颤动合并二度房室传导阻滞第2条诊断标准,多考虑心房颤动合并二度房室传导阻滞。

3.几乎完全性房室传导阻滞

在绝对规则的交界性逸搏心律中,偶有提前出现的QRS波群。HR多为40~60次/min,偶尔提前的QRS波群为心室夺获,其外形与交界性逸搏心律时相同。在室性逸搏心律时,心室率多为25~40次/min,QRS波群宽大畸形,时限≥0.12s,偶有提前发生的室上性QRS波群,为心室夺获。

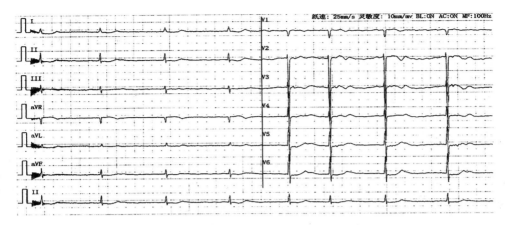

图 6-1-11　心房颤动全并几乎完全性房室传导阻滞

【心电图诊断】

a.异位心律:平均心室率46次/min。

b.心房颤动。

c.几乎完全性房室传导阻滞。

d.异常心电图。

【诊断依据】

图 6-11 中窦性 P 波消失,代之以形态、振幅、方向不一的 f 波出现,第 1~5 个 QRS 波群、第 7~8 个 QRS 波群的 R-R 间期均为 1.4s,心室率 42 次/min,QRS 波群形态正常,符合交界性逸搏心律心电图表现,第 6 个 QRS 波提前出现,QRS 波群形态与交界性逸搏心律时相同,为心室夺获。该图为在绝对规则的交界性逸搏心律中,偶有提前出现的 QRS 波群,符合心房颤动伴几乎完全性房室传导阻滞心电图表现。

4.完全性房室传导阻滞

诊断条件与几乎完全性房室传导阻滞相同,但无心室夺获。

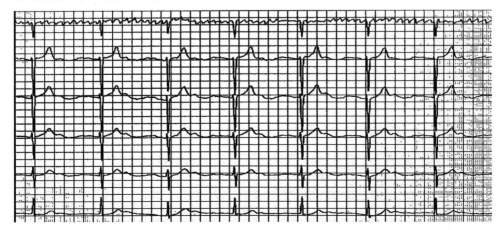

图 6-12　心房颤动合并几乎完全性房室传导阻滞

【心电图诊断】

a.异位心律:平均心室率46次/min。

b.心房颤动。

c.完全性房室传导阻滞。

d.交界性逸搏心律。

e.异常心电图。

【诊断依据】

图6-1-12中窦性P波消失,代之以形态、振幅、方向不一的f波出现,f波幅度>0.1mV,为粗颤,R-R间期均为1.4s,心室律匀齐,均为42次/min,QRS波群形态正常,符合心房颤动伴三度房室传导阻滞、交界性逸搏心律心电图表现。

（四）心房颤动QRS波群伴室内差异性传导

心房颤动时,由于心室率快而不规则,更易产生室内差异性传导。大量快速而不规则的房性异位冲动经房室传导系统向心室传导时,有些冲动恰逢心室肌部分脱离了不应期,故形成宽大畸形的QRS波群,须与室性期前收缩相鉴别。

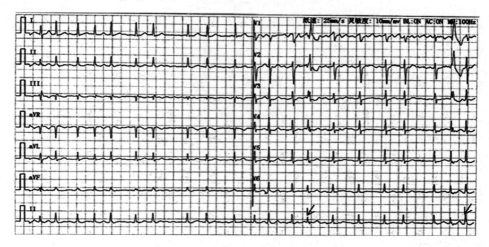

图6-1-13　心房颤动伴室内差异性传导

【心电图诊断】

a.异位心律:平均心室率124次/min。

b.心房颤动伴室内差异性传导。

c.异常心电图。

【诊断依据】

a.图6-1-13中窦性P波消失,代之以形态、振幅、方向不一的f波出现,心室律绝对不齐,平均心室率124次/min,符合快速型心房颤动心电图表现。

b.该图中第14、20个QRS波宽大畸形,与其基础QRS波形不同,形状呈右束支传导阻滞形态,V_1导联呈rsR′三相波,两个联律时间在所有R-R间期中最短,联律前周期-联律时间为长-短,符合室内差异性传导心电图表现。

(五)心房颤动合并室性期前收缩

心房颤动时并发室性期前收缩与窦性心律时有所不同。在窦性心律时,室性期前收缩的联律间期必然短于窦性周期,而心房颤动时R-R长短不一。当心室率快时,其R-R间期可接近或短于联律间期。心房颤动时室性期前收缩后面的代偿间歇无法判断是否完全,故称之为类代偿间歇。类代偿间歇与代偿间歇不同,由于隐匿性传导的关系,类代偿间歇常长短不一,但一般比心房颤动的平均R-R间期长。心房颤动伴室性期前收缩,可由心力衰竭引起,此时用洋地黄控制心力衰竭后,室性期前收缩可减少或消失;如系洋地黄过量引起,常呈二联律或三联律,联律间期固定,QRS波群形态有时不同,也可出现多源性室性期前收缩。

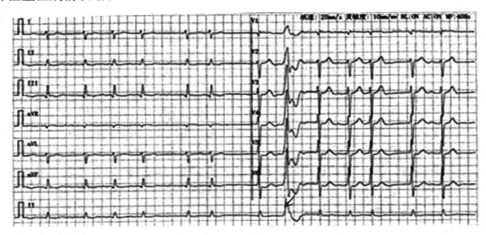

图 6-1-14　心房颤动伴室性期前收缩

【心电图诊断】

a.异位心律:平均心室率87次/min。

b.心房颤动。

c.室性期前收缩。

d.ST段改变。

【诊断依据】

a.图6-1-14中窦性P波消失,代之以形态、振幅、方向不一的f波出现,心室律绝对不齐,平均心室率87次/min,符合缓慢型心房颤动心电图表现。

b.该图中第8个(箭头处)QRS波提前出现,形态宽大畸形,V_1导联呈R型,联律间期在所有R-R间期中不是最短的,根据Brugada第2步诊断标准,胸前导联有RS波型的QRS波,R-S间期>100ms,诊断为室性期前收缩,在10s内发生1个,符合偶发室性期前收缩心电图表现。

c.该图中 V_5、V_6 导联 ST 段水平型压低 0.05~0.08mV，符合 ST 段改变心电图表现。

表6-1 心房颤动伴室内差异性传导与心房颤动伴室性期前收缩的鉴别

	室内差异性传导	室性期前收缩
心室率	多发生于心室率快时；未用洋地黄药物或用量不足	发生于心室率慢时，洋地黄化或过量
联律时间	联律间期不固定，在所有 R–R 间期中常为最短	在多数病例中固定，但不需要是最短的 RR 间期
联律前周期	多数长，比心房颤动中平均的室上性 R–R 间期长	不需要比平均的 RR 间期长
联律时间/配对前周期	比值越小，QRS 波群形态越畸形	比值不影响 QRS 波群形态
联律前周期–联律时间–类代偿间歇	长–短而不固定–不定	不定–固定短–长
类代偿间歇	不一定有，不需要长于平均的 R–R 间期	多有类代偿间歇，常长于平均的 R–R 间期
V_1 导联的 QRS 波群	70% 呈右束支传导阻滞图形，呈 rsR′ 的典型图形，或呈 rsr′，为三相波，很少出现双相波，外形多变	很少出现三相波，92% 出现双相波，呈 R、qR、QR 图形或 RS 图形，形态除非多源性，多数不变
异常的 QRS 波群连发或连续出现	常见	大多数病例仅出现单个异常的 QRS 波群

（纪召娟）

第七章　心房扑动

一、定义

心房扑动(atrial flutter,AF)是指快速、规则的心房电活动,又称为心房震颤,简称房扑,是一种较阵发性房性心动过速频率更快的且规则的主动性房性异位心律失常。

二、房扑的发病机制

关于心房扑动的发生机制很多电生理学家提出了环形运动学说、单点激动学说、多点激动学说、多发性折返激动学说。随着技术的发展,激动顺序标测、起搏拖带、重整技术和三维标测等技术的应用,已基本明确心房扑动的发生机制是由于激动绕着解剖或功能屏障区的大折返。折返部位位于右心房或左心房。

绝大部分房扑大折返的环形激动从三尖瓣峡部出口开始,先沿三尖瓣环的间隔部自下而上传导,到达右房顶部及终末嵴。终末嵴为激动传导的功能性屏障,该功能性屏障区内存在着传导可穿透的裂隙区,使环形折返的激动穿过终末嵴的裂隙区后再绕过上腔静脉根部,而到达位于终末嵴的外侧的右房前侧壁。然后激动沿右房前侧壁发生自上而下的传导,到达三尖瓣环的游离侧壁并进入峡部入口,再通过峡部的缓慢传导后到达峡部出口,并开始下一次的折返。可以明确,右房后壁未参加该折返,而围绕大折返环路的环形激动一直沿解剖学和传导功能性的障碍区进行,其中上、下腔静脉、欧氏嵴、冠状窦口都是解剖学障碍,而终末嵴为传导的功能性障碍区。

三尖瓣峡部是房扑右房大折返环路的关键部位,是一个相对狭窄的部位,又是每次折返环的必经之路。三尖瓣峡部是位于右心房下部的一条狭窄通道,后界为下腔静脉、欧氏嵴、冠状窦口,前界为三尖瓣环,前、后界均由无传导功能的致密结缔组织组成,成为电传导的解剖学屏障。三尖瓣峡部是前、后界之间电传导缓慢的细长区域。

在欧氏嵴和终末嵴部位能记录到心房除极的双电位,证实传导障碍区的两侧均有心房除极波,房扑波在两侧解剖学和功能学传导屏障中间传导。三尖瓣峡部的电传导速度十分缓慢,电传导经峡部所需时间大约为整个房扑周期的1/3。当F波频率为300次/min,即整个F-F间期为200ms时,经峡部的传导时间约为70ms。

三、分型

1. Ⅰ型和Ⅱ型

1979年,Wells等将房扑分成了Ⅰ型和Ⅱ型,详细阐述了2个亚型的各自特点。

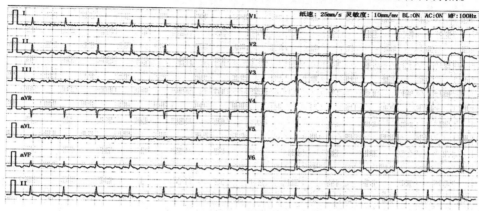

图7-1-1 典型Ⅰ型心房扑动(4:1)下传

【心电图诊断】

a.异位心律:平均心室率80次/min。

b.心房扑动(4:1下传)。

c.T波改变。

d.异常心电图。

【诊断依据】

a.图7-1-1中窦性P波消失,代之以快速的、外形相同的、大小一致且规则的呈锯齿状的F波出现,F波规则以4:1固定比例下传,R-R间期相等在Ⅱ、Ⅲ、aVF导联上F波倒置,V₁导联上F波直立,QRS波群形态正常,符合典型Ⅰ型心房扑动心电图表现。

b.V₅、V₆、Ⅱ、Ⅲ、aVF导联T波倒置,符合T波改变心电图表现。

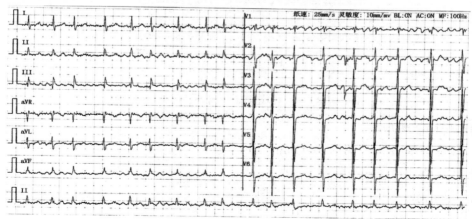

图7-1-2 Ⅱ型心房扑动

【心电图诊断】

a.异位心律:平均心室率124次/min。

b.不纯性心房扑动。

c.异常心电图。

【诊断依据】

1.图7-1-2中窦性P波消失,代之以形态、振幅、方向一致的F波为主,Ⅱ、Ⅲ、aVF导联上F波正向,V₁导联上F波负向,偶尔夹有少数节律不规则的f波时,心室律绝对不齐,平均心室率124次/min,符合Ⅱ型心房扑动的心电图表现。

2.逆钟向和顺钟向

随着对三尖瓣峡部依赖性房扑的深入研究,把右房内大折返性房扑分成逆钟向和顺钟向两种类型。逆钟向和顺钟向两种房扑经过的折返环路为同一个环路,只是两种环形运动的方向相反。绝大多数(>90%)为逆钟向折返,环形激动的过程和顺序与上述相同。而顺钟向折返为少数(10%),其折返环路与逆钟向折返相反。因折返方向及轨迹的不同,心电图F波的方向和形态均不同。心电图上见F波方向为Ⅱ、Ⅲ、aVF导联为负向波,V₁导联直立,V₆导联负向,为逆钟向折返。顺钟向房扑时,F波方向为Ⅱ、Ⅲ、aVF导联为正向波,V₁导联为负向,V₆导联为正向。

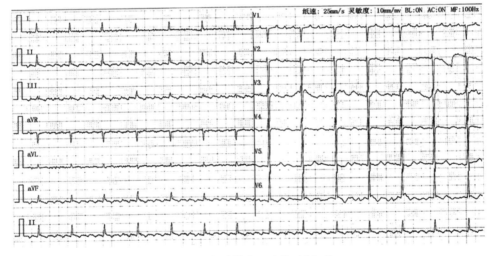

图7-1-3　逆钟向心房扑动(4∶1)

【心电图诊断】

a.异位心律:平均心室率80次/min。

b.心房扑动(4∶1下传)。

c.T波改变。

d.异常心电图。

【诊断依据】

a.图7-1-3中正常的窦性P波消失,代之以快速的、外形相同的、大小一致且规则的呈锯齿状的F波出现,F波规则以4:1固定比例下传,R-R间期相等,在Ⅱ、Ⅲ、aVF导联上F波负向,V₁导联上F波正向,V₆导联上F波负向,QRS波群形态正常,符合逆钟向心房扑动心电图表现。

b.V₅、V₆、Ⅱ、Ⅲ、aVF导联T波倒置,符合T波改变心电图表现。

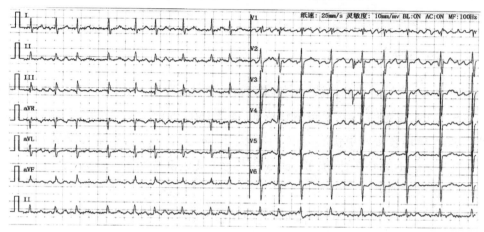

图 7-1-4 顺钟向心房扑动

【心电图诊断】

a.异位心律:平均心室率124次/min。

b.不纯性心房扑动。

c.异常心电图。

【诊断依据】

图7-1-4中窦性P波消失,代之以形态、振幅、方向一致的F波为主,Ⅱ、Ⅲ、aVF导联上F波正向,V₁导联上F波负向,V₆导联上F波正向,偶尔夹有少数节律不规则的f波时,心室率绝对不齐,平均心室率124次/min,符合顺钟向心房扑动心电图表现。

3.右心房房扑及左心房房扑

随着射频消融水平的提升,对房扑的发病机制有了更深的认识,对房扑的认识由以前按照右房内大折返性的方向性,房扑分成逆钟向和顺钟向两种类型,现变化为按照心房的起源分为右心房房扑及左心房房扑。2001年北美心脏起搏和电生理学会第22次年会上作了房扑新分类的报道。

(1)右心房房扑分型

①峡部依赖性房扑(三尖瓣环—下腔静脉的峡部是房扑折返环的关键部位),又称为典型房扑,包括:逆钟向折返型房扑(多见)和顺钟向折返型房扑、双重折返激动房扑(折

返环同逆钟向房扑,但同时存在两个同向激动顺序的冲动)、低位房扑(围绕下腔静脉折返)。

②峡部非依赖性房扑,又称为不典型房扑,包括高位房扑、界嵴部位房扑、外科手术后疤痕房扑(围绕手术后疤痕折返)。

(2)左心房房扑

包括二尖瓣环部位房扑(围绕二尖瓣环折返)、肺静脉部位房扑(围绕肺静脉口折返)、卵圆窝部位房扑。

四、心电图特点

1.快速而规律的心房扑动波——F波正常的窦性P波消失,代之以快速的、外形相同的、大小一致的、规则的F波,呈锯齿状特征,频率250~350次/min,小儿多在300次/min以上,偶尔亦可呈现较慢或更快的频率。F波以Ⅱ、Ⅲ、aVF、V₁及V₃R等导联或右侧心前区导联最为明显。Ⅰ型心房扑动,Ⅱ、Ⅲ、aVF导联F波以倒置为主;Ⅱ型心房扑动,Ⅱ、Ⅲ、aVF导联F波以直立为主。

2.F波的节律绝对规则,R-R间期相等但在以下情况时,也可出现不等。

(1)传出阻滞

当心房扑动出现传出阻滞时,长R-R间期是短R-R间期的整数倍数,由于传出阻滞而使心房漏搏,故节律不齐。

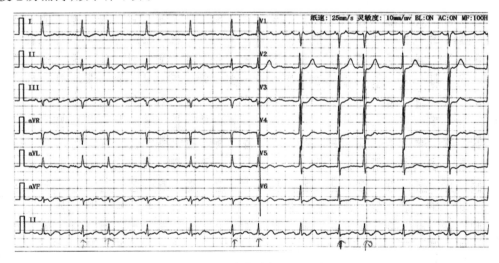

图7-5 心房扑动(2:1—4:1)

【心电图诊断】

a.异位心律:平均心室率74次/min。

b.心房扑动(2:1—4:1下传)。

c.异常心电图。

【诊断依据】

图7-1-5中正常的窦性P波消失,代之以快速的、外形相同的、大小一致的、规则的、呈锯齿状的F波出现,F波规则,以2∶1—4∶1比例下传(第2个QRS波与第3个QRS波之间F波以2∶1下传,第6个QRS波与第7个QRS波之间F波以2∶1下传,第9个QRS波与第10个QRS波之间F波以2∶1下传,其余以4∶1下传),R-R间期不等,在Ⅱ、Ⅲ、aVF导联上F波倒置,V₁导联上F波直立,QRS波群形态正常,符合典型Ⅰ型心房扑动心电图表现。

(2)不规则心房扑动

其形成原理可能与单点激动学说有关,心房内的异位灶不但自律性增高,而且节律性也不规则,发放快慢不一的快速心房扑动激动,使F波的节律不齐,F-R间期不固定,呈1∶1、2∶1或3∶1下传,房室比例多不固定,故心室律绝对不齐。

(3)不纯性心房扑动

在绝对规则的F波中,偶尔夹有少数不规则的f波,为不纯性心房扑动。

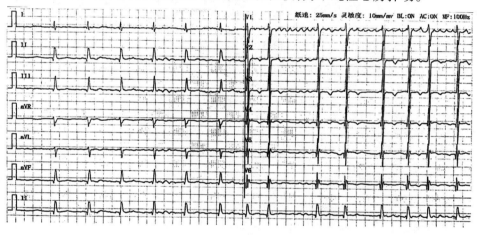

图7-1-6 不纯性心房扑动

【心电图诊断】

a.异位心律:平均心室率89次/min。

b.不纯性心房扑动。

c.异常Q波(V_5、V_6)。

d.异常心电图。

【诊断依据】

a.图7-1-6中窦性P波消失,代之以形态、振幅、方向一致的F波为主,偶尔夹有少数节律不规则的f波时,心室率绝对不齐,平均心室率89次/min,符合缓慢型不纯性心房扑动心电图表现。

b.V_5、V_6导联可见异常Q波。

3.心房扑动的房室传导的几种情况

（1）2∶1房室传导（2∶1心房扑动）

2∶1房室传导在临床上最常见，频率多为300~350次/min，心室率为150~175次/min，绝对规则，多见于未治疗的患者。两个F波中，一个在收缩早、中期，偶尔也可出现于舒张晚期，因房室交界区处于绝对不应期，受到干扰而未能下传所致；一个在收缩晚期或舒张期，下传而产生室上性QRS波群。

①示例

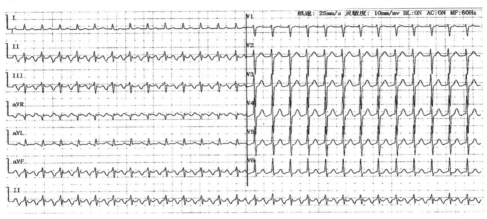

图7-1-7　心房扑动（2∶1下传）

【心电图诊断】

a.异位心律：平均心室率155次/min。

b.心房扑动（2∶1下传）。

c.异常心电图。

【诊断依据】

图7-1-7中窦性P波消失，代之以形态、振幅、方向一致的F波为主，Ⅱ、Ⅲ、aVF导联可见粗大的F波，另一个F波埋于QRS波群中，心室率绝对均齐，平均心室率155次/min，符合2∶1心房扑动心电图表现。

②鉴别诊断

A.与窦性心动过速鉴别

窦性心动过速发作时的P波形态与发作前的P波形态一致，心律常不是绝对匀齐，心率呈逐渐性变化，按压颈动脉窦可逐渐减缓，不能突然转为正常。心房扑动伴2∶1房室传导发作时的P波形态与发作前的P波形态不一样，心律往往匀齐，按压颈动脉窦可减缓房室传导，可显示F波。

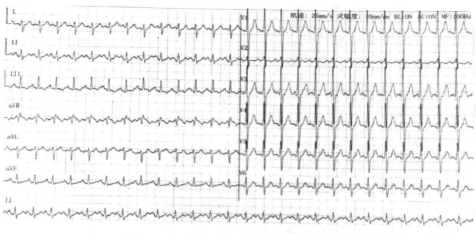

图7-1-8　窦性心动过速(HR>150次/min)

【心电图诊断】

a.窦性心律:154次/min。

b.窦性心动过速。

【诊断依据】

该患者49岁,图7-1-8中P波在Ⅱ、Ⅲ、aVF、V₄₋₆导联直立,aVR导联倒置,P波规律出现,即P-P间距基本均齐,P波后继以下传的QRS波群,P-R间期≥0.12s且保持恒定,HR154次/min,在150次/min以上,符合窦性心动过速心电图表现。

B.与房性心动过速鉴别

心房扑动呈2:1传导时,如其中一个F波埋于QRS波群中,易 误诊为房性心动过速。但心房扑动时心房率较快时在250~350次/min,房性心动过速一般心房率在160~250次/min。前者某些导联粗大F波,后者心房波细小或看不见;前者F波连续出现,其间多无等电位线,或偶在个别导联上有等电位线,后者有等电位线;前者因呈2:1房室传导,故心室率较慢,多在150次/min,后者因呈1:1房室传导,故心室率较快,可达200次/min。

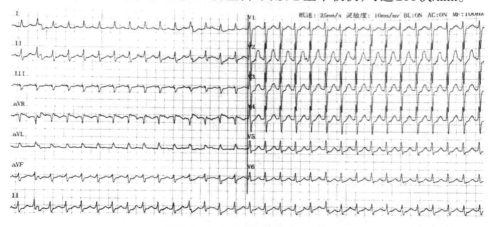

图7-1-9　阵发性房性心动过速

【心电图诊断】

a.异位心律:平均心室率179次/min。

b.阵发性房性心动过速。

c.ST段改变(广泛导联)。

d.异常心电图。

【诊断依据】

a.图7-1-9中窦性P波消失,P'波不易辨别,心律绝对匀齐,QRS波群形态正常,心室率179次/min,符合阵发性房性心动过速心电图表现。

b.广泛导联ST段压低0.1~0.2mV,符合ST段改变心电图表现。

(2)高度及完全性房室传导阻滞

由于心肌病变严重或洋地黄等药物作用,心房扑动可伴发高度或完全性房室传导阻滞。心电图表现为4:1以上的房室传导,伴有心室夺获,可诊断为高度房室传导阻滞。当出现F波与QRS波群无固定的时间关系,QRS波群规则出现,心室率在60次/min以下,可诊断为合并完全性房室传导阻滞。如QRS波群呈室上性,频率40~60次/min,为交界性逸搏性心律,其节律绝对规则。如QRS波群宽大畸形,时限≥0.12s,节律绝对规则或基本规则,频率在25~40次/min,为室性逸搏心律。

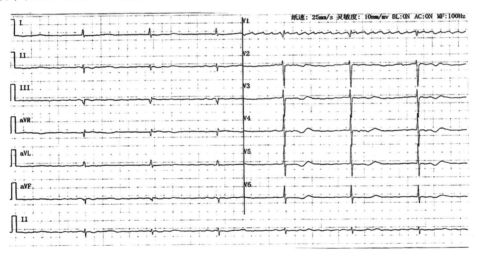

图7-1-10 心房扑动伴三度房室传导阻滞

【心电图诊断】

a.异位心律:平均心室率HR39次/min。

b.心房扑动(以8:1下传)。

c.三度房室传导阻滞。

d.交界性逸搏心律。

e.T波改变（V₄₋₆）。

f.异常心电图。

【诊断依据】

a.图7-1-10中正常的窦性P波消失,代之以快速的、外形相同的、大小一致的、规则的、呈锯齿状的F波出现,F波规则,以8:1比例下传,R-R间期相等,V₁导联上F波直立,QRS波群形态正常,符合典型Ⅰ型心房扑动心电图表现。

b.该图中F波以8:1比例下传,F波与QRS波群无固定的时间关系,QRS波群规则出现,心室率39次/min,心室率在60次/min以下,QRS波群呈室上性,符合心房扑动伴三度房室传导阻滞,交界性逸搏心律心电图表现。

c.V₄₋₆导联T波倒置,符合T波改变心电图表现。

4.QRS波群 心房扑动波传到心室引起的QRS波群一般为正常波形。但出现伴有室内差异性传导、基础有完全性左束支传导阻滞、完全性右束支传导阻滞时QRS波群形态可表现为宽大畸形。

（1）伴有室内差异性传导

有时由于心室率快,导致一侧房室束处于不应期,造成时相性室内差异性传导,QRS波群可呈束支传导阻滞波形、多数为右束支传导阻滞图形。这种情况多见于房室传导从4:1转为2:1时,因为在一个长的周期后易出现差异性传导。

①示例

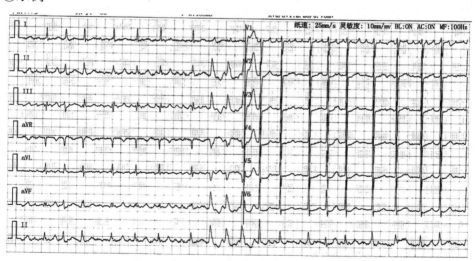

图7-1-11 心房扑动伴室内差异性传导

【心电图诊断】

a.异位心律:平均心室率112次/min。

b.心房扑动（2:1—3:1下传）伴室内差异性传导。

c.ST段改变(广泛导联)。

d.异常心电图。

【诊断依据】

a.图7-1-11中正常的窦性P波消失,代之以快速的、外形相同的、大小一致的、规则的、呈锯齿状的F波出现,F波规则,以2:1—3:1下传,R-R间期不等,V₁导联上F波直立,QRS波群形态正常,符合典型I型心房扑动心电图表现。

b.该图中第8~10个QRS波群宽大畸形,且连续出现,彼此之间形态稍有差异,出现于房室传导从4:1转为2:1时,其后无类代偿间歇,多考虑室内差异性传导所致。

c.广泛导联ST段压低约0.05mV,符合ST段改变心电图表现。

②与心房扑动伴室性期前收缩鉴别

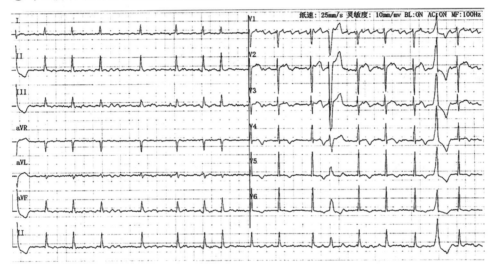

图7-1-12 心房扑动伴室性期前收缩

【心电图诊断】

a.异位心律:平均心室率HR92次/min。

b.心房扑动。

c.频发室性期前收缩。

d.异常心电图。

【诊断依据】

a.图7-1-12中正常的窦性P波消失,代之以快速的、外形相同的、大小一致的、规则的、呈锯齿状的F波出现,F波规则,以2:1—4:1下传,R-R间期不等,V₁导联上F波直立,QRS波群形态正常,符合典型I型心房扑动心电图表现。

b.该图中第11、15个QRS波宽大畸形,第11个QRS波群形态呈左束支传导阻滞形态,第15个QRS波群V₁导联呈双相波,呈R图形,考虑第11、15个宽大畸形的QRS波群为室性期前收缩,两个QRS波群形态彼此不同,考虑两个室性期前收缩起源部位不同,第11个QRS波群形态呈左束支传导阻滞图形,QRS波群时限<0.12s,考虑该室性期前收缩来源于右束支;第15个QRS波群形态呈右束支传导阻滞图形,QRS波群时限<0.12s,考虑该室性期前收缩来源于左束支。

(2)心房扑动伴有完全性右束支传导阻滞

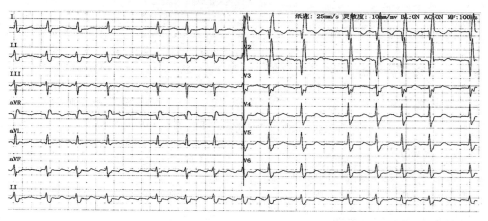

图7-1-13 心房扑动伴完全性右束支传导阻滞

【心电图诊断】

a.异位心律:平均心室率HR81次/min。

b.心房扑动(5:1—3:1下传)。

c.完全性右束支传导阻滞。

d.异常心电图。

【诊断依据】

a.图7-1-13中正常的窦性P波消失,代之以快速的、外形相同的、大小一致的、规则的、呈锯齿状的F波出现,在绝对规则的F波中,偶尔夹有少数不规则的f波,以5:1—3:1下传,R-R间期不等,以Ⅱ、Ⅲ、aVF导联最为明显,符合不纯性心房扑动心电图表现。

b.该图中V₁、V₂导联QRS波群呈rSR'型,V₅、V₆导联终末S波宽钝(时限≥0.04s),QRS波时限≥0.12s,V₁、V₂导联ST段压低、T波倒置,符合完全性右束支传导阻滞心电图表现。

（3）心房扑动伴有完全性左束支传导阻滞

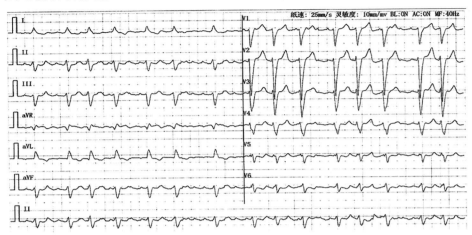

图7-1-14　心房扑动伴完全性左束支传导阻滞

【心电图诊断】

a.异位心律:平均心室率HR90次/min。

b.心房扑动。

c.完全性左束支传导阻滞。

d.异常心电图。

【诊断依据】

a.图7-1-14中正常的窦性P波消失,代之以快速的、外形相同的、大小一致的、规则的、呈锯齿状的F波出现,以2:1—3:1下传,R-R间期不等,以Ⅱ、Ⅲ、aVF导联最为明显,符合心房扑动心电图表现。

b.Ⅰ、aVL导联QRS波初始无q波,R波呈宽阔有切迹,室壁激动时间≥0.06s,QRS波时限>0.12s,V_{1-4}导联呈rS型,Ⅰ、aVL导联ST段压低、T波倒置立,V_1、V_2导联ST段抬高,T波直立,符合完全性左束支传导阻滞心电图表现。

四、房扑的治疗

1.药物治疗

（1）药物转复临床多选用Ⅲ类抗心律失常药物,转复后应用Ia、Ic、Ⅲ类抗心律失常药物维持窦性心律,对有血栓中危险因素的病人应严格抗凝治疗。

（2）快速起搏超速抑制

通过食道电极,心房超速起搏能转为窦性心律,成功率在80%左右。

（3）应用延长房室传导的药物来减慢心室反应。减慢房室传导的药物包括:β受体阻滞剂、Ca^{2+}通道阻滞剂、地高辛、胺碘酮。

2.直流电转复

急性房扑患者存在血流动力学不稳定或患者存在明显症状(胸闷、气短)时,应首选同步电转复,安全且有90%以上的成功率。

3.房扑的抗凝治疗

目前研究房扑抗凝治疗作用的临床试验较少。但仍有研究显示慢性房扑的病人左房收缩功能减低且有很高的血栓形成的危险性,对慢性房扑病人仍有必要抗凝治疗。

4.房扑的射频消融术

根据2003年ACC/AHA/ESC临床指南射频消融I类适应症:复发房扑,不能耐受房扑,服用Ic类抗心律失常药或胺碘酮治疗房颤后出现的房扑。射频消融有了新的策略,即射频能量在房扑消融时会引起病人的不适症状,目前低温技术已引入到消融系统。

(纪召娟)

第八章　心室扑动和心室颤动

第一节　概　述

心室扑动和心室颤动是最严重的心律失常,心室呈蠕动状态,已丧失了有效的整体收缩能力,各部分心室肌处于一种快速而不协调的乱颤状态。从机械效应来说,和心室停搏没有区别,常为患心脏病或其他疾病临终前的心电图变化。

一、发生机制

心室扑动、心室颤动、心房扑动及心房颤动的产生机制基本相似,所不同的是异位起搏点位于心室内。主要有以下两种说法:一是由于激动折返形成环形运动或多源性折返所致;二是在心室内有单一的或多发的兴奋灶所致。

二、病因

从病理学角度上看,心肌缺氧、药物中毒等提高了心肌的应激性,缩短了不应期,引起两个心室的除极不平衡,而使心室不应期不一致,易于引起心室的激动折返。沿固定途径发生的折返形成心室扑动;多数异位点引起的多发性折返则形成心室颤动。

第二节　心室扑动

心室扑动(Ventricular flutter)又称心室震颤,简称室扑,指心室各部分发生快速、微弱、无效的收缩,是介于阵发性室性心动过速和心室颤动之间异位心率,常是心室颤动的前奏,系一种最严重的心律失常。其发生机制为浦肯野纤维自律性增强形成单个或多个异位起搏点,或浦肯野纤维与心室肌细胞复极不均匀,导致反复折返运动。

一、心电图特点

1.心室扑动时,正常的QRS-T波的基本形态消失,无法分清QRS波群和ST-T;基线消失,代之以较匀齐的、振幅高大的正弦曲线样的连续的大扑动波。扑动的节律规则,频率范围类似室性心动过速,多在180~250次/min,但也可较慢或更快。

2.扑动波很宽大,顶端和下端均呈钝圆形,故无法区分哪一个是正波,哪一个是负波。

3.扑动波的振幅决定于心肌功能。心肌功能较好时,振幅较大;有严重心肌损伤的患者,如急性心肌梗死时,振幅常较小。心室扑动波的振幅逐渐降低时,将很快转为心室颤动。

4.心室扑动是介于室性心动过速和心室颤动之间的一种过渡性心律,持续时间很短,常很快转为室性心动过速或心室颤动。窦性P波或房性P波多被宽大的心室扑动波所掩盖,仅少数可以。

5.心室扑动时,扑动波的外形、振幅是一致的。不纯性心室扑动是心室扑动与心室颤动之间的过渡型,心电图特点类似心室扑动,但波幅时距和波形可有不同,有的不纯性心室扑动的特征接近于心室扑动,有的则更接近于心室颤动。

二、示例

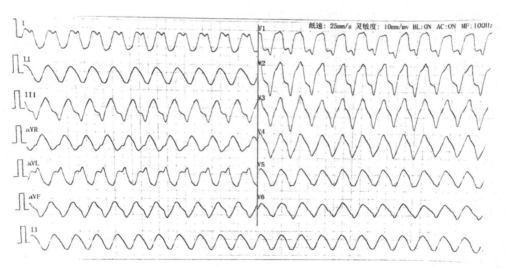

图8-2-1 心室扑动

【心电图诊断】

a.异位心律:平均心室率194次/min。

b.心室扑动。

c.异常心电图。

【诊断依据】

图8-2-1中正常的QRS-T波的基本形态消失,无法分清QRS波群和ST-T,基线消失,代之以较匀齐的、振幅高大的正弦曲线样的连续的大扑动波,扑动的节律规则,频率194次/min,符合心室扑动心电图表现。

第三节　心室颤动

心室颤动又称心室纤颤,简称室颤,是指心室各部分发生快速微弱无力不协调的乱颤,常是临终前的表现。其发生机制与心室扑动基本相同,不同点是扑动的折返途径比较规则,而颤动的折返途径极其错综复杂。根据颤动波的粗细分为粗波型室颤和细波型室颤。根据颤动波的频率可分为快速型室颤和缓慢型室颤,根据病因及临床可分为原发型室颤和继发型室颤。

一、心电图特征

(1)正常QRS-T波的基本形态消失,代之以一系列波形振幅及时距均不相等的小圆钝波,频率快速,可在150~500次/min,多在250次/min以上。

(2)临终时常出现频率缓慢的心室颤动,在100次/min以下。

(3)窦性P波或房性P波多埋于不规则的心室颤动波中,仅少数患者可以看到。

(4)当心室颤动波的振幅>0.5mV,为粗波型心室颤动;<0.5mV时为细波型心室颤动,前者预后相对较好,后者迅速转为全心停搏。

(5)当心室颤动波频率>100次/min时,为快速型心室颤动;<100次/min时,缓慢型心室颤动,前者的预后相对较后者稍好。临床上将心室颤动分为原发性及继发性两型,前者系指心室颤动前无低血压、心力衰竭或呼吸衰竭,其循环功能较为良好者,形成原因与心肌梗死等病变导致的心室肌自律性高度不稳定有关,电复律的成功率约为80%,预后较好。后者多指心室颤动前有明显的低血压、心力衰竭或呼吸衰竭,除颤的效果不佳,电复律80%无效。

(6)心室颤动的先兆有室性期前收缩,包括RonT、多源性、频发性、成对性室性期前收缩,室性心动过速,高度或完全性房室传导阻滞。心室颤动可由T峰上室性期前收缩诱发,也可由室性心动过速、心室扑动转变而来。

二、示例

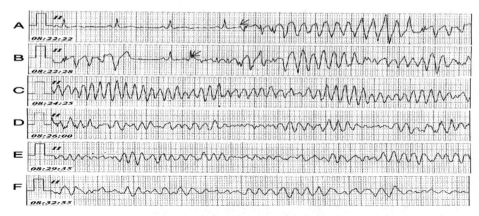

图 8-3-1 RonT 室性期前收缩诱发尖端扭转型室性心动过速和心室颤动

（此图引自《临床心电》杂志）

【心电图诊断】

a.RonT 室性期前收缩。

b.尖端扭转型室性心动过速。

c.心室颤动。

【诊断依据】

在图 8-3-1A 中第 4 个 QRS 波群后出现了 1 个 RonT 室性期前收缩，其后诱发出尖端扭转型室速，其频率 285 次/min，约持续 4s 终止，但在终止后约 1 次窦性激动后又由 RonT 室早再次诱发尖端扭转型室速，其频率 320~350 次/min（图 8-3-1B-C），尖端扭转型室速约持续 3~4min 后转为振幅较低的室颤波，频率 350 次/min 以上（图 8-3-1D-F）。

图 8-3-2 为急性心肌梗死患者发生的由室性心动过速—心室扑动—心室颤动—死亡的一系列心电图改变。

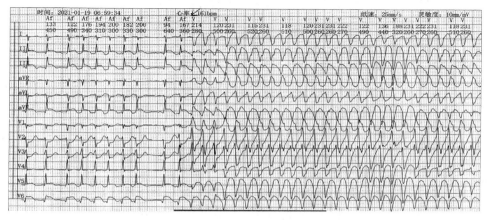

图 8-3-2 心房颤动、室性心动过速

【心电图诊断】

a.异位心律:平均心室率163次/min。

b.心房颤动。

c.室性心动过速。

d.异常Q波(V₆)。

e.ST段改变。

f.异常心电图。

【诊断依据】

a.Ⅱ、Ⅲ、aVF、V₅、V₆导联ST段呈弓背向上抬高,V₁₋₃导联ST段压低0.2~0.5mV,V₆导联出现明显的异常Q波,提示前侧壁的心肌细胞发生坏死。

b.箭头前示窦性P波消失,代之以大小不等、方向不一致的f波,QRS波形与窦性QRS波形相同,心室律绝对不齐,平均心室率163次/min,符合快心室率心房颤动心电图表现。

c.箭头后示QRS波形宽大畸形,落在前一QRS波的T波,其后连续出现宽大畸形的QRS波,频率约300次/min,符合RonT诱发的室性心动过速心电图表现。

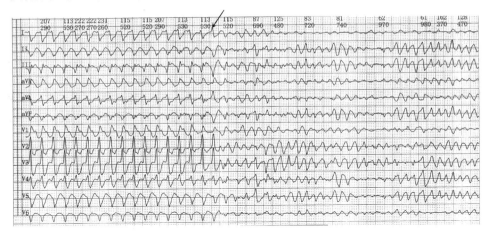

图8-3-3 室性心动过速、心室颤动

【心电图诊断】

a.异位心律:平均心室率300次/min。

b.室性心动过速。

c.心室颤动。

d.异常心电图。

【诊断依据】

a.图8-3-3中箭头前为连续出现宽大畸形的QRS波,频率约300次/min,符合室性心动过速心电图表现。

b.箭头后为P-QRS-T波消失,代之以形态和振幅均不规则的颤动波,形态极不一致,符合心室颤动心电图表现。

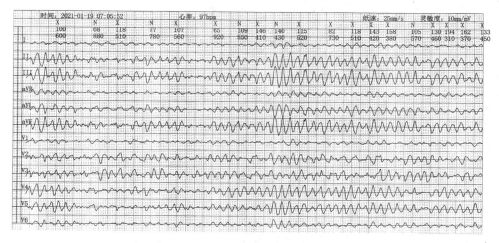

图8-3-4 心室扑动与心室颤动电交替

【心电图诊断】

a.异位心律:平均心室率320次/min。

b.心室扑动与心室颤动电交替。

c.异常心电图。

【诊断依据】

P-QRS-T波消失,代之以形态和振幅均不规则的颤动波和较为规则、振幅高大的正弦波交替出现,考虑符合心室颤动和心室扑动电交替心电图表现。

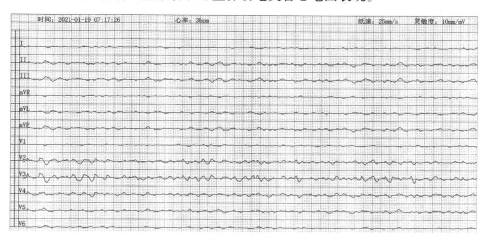

图8-3-5 心室颤动

【心电图诊断】

a.异位心律:平均心室率500次/min。

b.心室颤动。

c.异常心电图。

【诊断依据】

P-QRS-T波消失,代之以形态和振幅均不规则的颤动波,形态极不一致,符合心室颤动心电图表现。

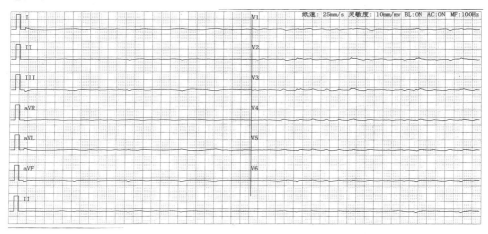

图8-3-6　死亡心电图

【心电图诊断】

死亡心电图。

【诊断依据】

P-QRS-T波完全消失,符合死亡心电图表现。

(纪召娟)

第九章　加速的逸搏和逸搏心律

第一节　概　述

根据心脏起搏点的自律性强度,将逸搏和逸搏心律分为4级。自律性强度1级:过缓的逸搏及过缓的逸搏心律;自律性强度2级:逸搏及逸搏心律;自律性强度3级:加速的逸搏及加速的逸搏心律(或称加速的自主性节律、非阵发性心动过速、自主性心动过速);自律性强度4级:期前收缩及阵发性心动过速。

一、概述

心脏不同部位的起搏点自律性轻度增高(自律性强度属于3级)引起的1次或连续2次的搏动,称为加速的逸搏。加速的逸搏连续出现3次或3次以上,则称为加速的逸搏心律,又称为自主性心动过速或非阵发性心动过速。加速的逸搏是介于逸搏与期前收缩之间的一种主动性心律失常,比期前收缩少见,但比逸搏常见。它通常出现于心率减慢时,夜间多于白天,又消失于基本心率加快以后。

二、分类

根据起源部位不同,加速的逸搏和逸搏心律可分为4种类型,即窦房交界性、房性交界性及室性加速的逸搏和逸搏心律。其中以加速的房性逸搏和逸搏心律最常见,而加速的交界性逸搏少见,加速的窦房交界性逸搏则罕见。

第二节　加速的房性逸搏

心房异位起搏点自律性轻度增高,引起1次或连续2次房性搏动,称为加速的房性逸搏。

一、心电图特征

(1)提早出现的1~2次房性P′波,形态与窦性P波不同。

（2）联律间期0.6~1.0s。

（3）P′-R间期多正常，合并"3"相性一度房室传导阻滞者，P′-R间期延长>0.20s。

（4）QRS-T波群多数与窦性下传的相同，合并"3"相性束支传导阻滞及其分支阻滞者QRS波群增宽畸形。

（5）代偿间歇

因房性激动多出现于舒张中、晚期，逆行上传时往往与窦性激动在窦房交界区发生绝对干扰，产生完全性代偿间歇，故伴有完全性代偿间歇的加速性房性逸搏比房性期前收缩更多见。

（6）加速的房性逸搏连续出现3次或3次以上，称为加速的房性逸搏性心律。

二、示例

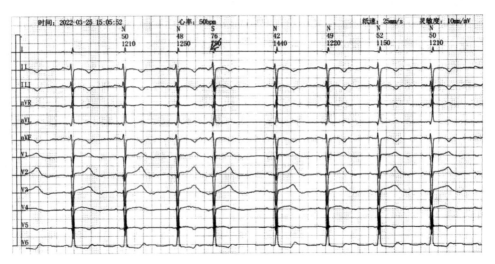

图9-2-1　加速性房性逸搏

【心电图诊断】

a.窦性心律：50次/min。

b.窦性心动过缓。

c.加速性房性逸搏。

d.异常心电图。

【诊断依据】

a.图9-2-1中P波在Ⅰ、Ⅱ、aVF、V$_{4-6}$导联直立，aVR导联倒置，P波规律出现，即P-P间距基本均齐，P波后继以下传的QRS波群，P-R间期0.19s且保持恒定，HR50次/min，<60次/min，符合窦性心动过缓心电图表现。

b.该图中第4个（箭头处）P′波提前出现，形态与窦性P波不同，方向与窦性P波方向不同,在Ⅱ、Ⅲ、aVF、V_{1~6}导联倒置,在aVR导联直立,判断P'波来源于左心房下部前壁,联律间期0.80s,在0.6~1.0s之间,P'-R间期0.13s,其后QRS-T波群与窦性下传的相同,符合加速性房性逸搏心电图表现。

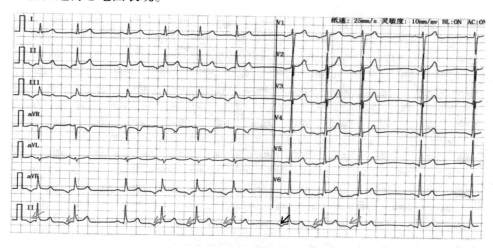

图9-2-2 加速性急性逸搏心律

【心电图诊断】

a.窦性心律:69次/min。

b.频发加速性房性逸搏。

c.加速性房性逸搏心律。

d.房性逸搏。

异常心电图

【诊断依据】

a.图9-2-2中第1~6、8~9个(箭头处)P'波提早出现,形态与窦性P波不同,方向与窦性P波方向不同,在Ⅱ、Ⅲ、aVF、V_{1~6}导联倒置,在aVR导联直立,判断P'波来源于左心房下部前壁,联律间期0.68s,在0.6~1.0s之间,P'-R间期0.152s,其后QRS-T波群与窦性下传的相同,符合加速性房性逸搏心电图表现。其中第4~6个P'波连续提早出现,符合加速性房性逸搏心律心电图表现。

b.该图中第7个(箭头处)P'波延迟出现,形态与窦性P波不同,方向与窦性P波方向不同,在V_{1~6}导联倒置,联律间期1.16s,在1.0~1.2s之间,频率51次/min,在50~60次/min范围内,P'-R间期0.152s,其后QRS-T波群与窦性下传的相同,符合房性逸搏心电图表现。

三、鉴别诊断

应与房性期前收缩相鉴别,房性期前收缩的发生是折返或由房性起搏点自律性中度增高引起的,因此它的联律间期<0.6s。加速的房性逸搏的发生是房性起搏点自律性轻度增高引起的,联律间期较长的在0.6~1.0s。

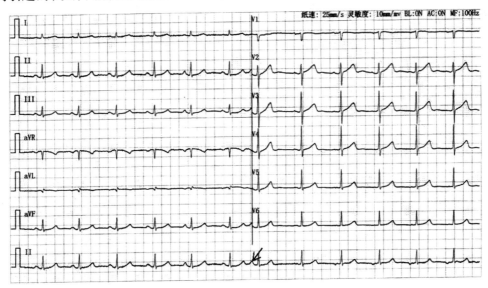

图9-2-3　房性期前收缩

【心电图诊断】

a.窦性心律:72次/min。

b.房性期前收缩。

c.异常心电图。

【诊断依据】

图9-2-3中第7个(箭头处)P′波提前出现,其形态与窦性P波不同,P′–R间期>0.12s,QRS波群与窦性心律QRS波群相同,联律间期0.52s,<0.6s,代偿间歇完全,在10s内发生1次房性期前收缩,符合偶发性房性期前收缩心电图表现。

第三节　加速的交界性逸搏

房室交界区起搏点自律性轻度增高,引起1次或连续2次交界性搏动,称为加速的交界性逸搏。

一、心电图特征

1.提早出现的1~2次P-QRS波群,逆行P波可位于QRS波群前,P-R间期<0.12s;逆行P波位于QRS波群后,R-P间期<0.20s;QRS波群前、后也可无逆行P波,说明逆行P波

位于QRS波群之中可能发生室房阻滞或干扰。

2.QRS波群形态多正常,伴时相性室内差异传导者少见;若伴前向阻滞,可无QRS波群。

3.联律间期0.6~1.0s。

4.代偿间歇多数情况下是完全的。若基本心律是交界性或心室起搏心律,则代偿间歇是不完全的。

5.加速的交界性逸搏连续出现3次或3次以上,称为加速的交界性逸搏性心律。

二、示例

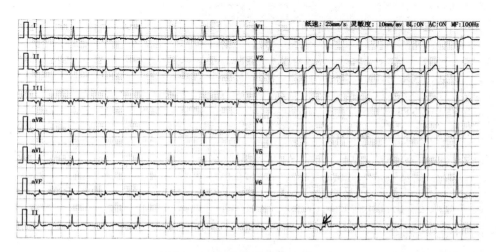

图9-3-1 加速性交界性逸搏心律

【心电图诊断】

a.异位心律:平均心室率83次/min。

b.加速性交界性逸搏心律。

c.房性期前收缩。

d.T波改变。

e.异常心电图。

【诊断依据】

a.图9-3-1中除第10个(箭头处)P′波,其余P′波形态与窦性P波不同,方向与窦性P波方向不同,在Ⅱ、Ⅲ、aVF、V_{1-6}导联倒置,在aVR导联直立,P′-R间期0.09s,<0.12s,判断P′波来源于交界区,联律间期0.76s,在0.6~1.0s之间,HR78次/min,符合加速性交界性房性逸搏心律心电图表现。

b.该图中第10个(箭头处)P′波提前出现,P′波形态与窦性P波不同,方向与窦性P波方向不同,在V_{1-6}导联倒置,其余导联P′波方向不明,P′-R间期0.16s,>0.12s,判断P′波来源于左心房,联律间期0.48s,<0.6s,符合房性期前收缩心电图表现。

c.V_5、V_6导联T波低平,波幅<其R波的1/10,符合T波改变心电图表现。

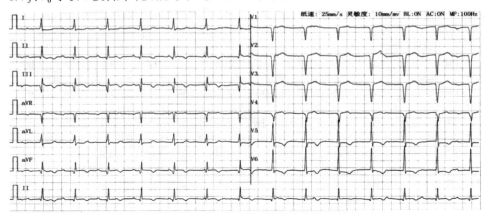

图9-3-2　加速性交界性逸搏心律伴干扰性房室脱节

【心电图诊断】

a.窦性心律:81次/min。

b.加速性交界性逸搏心律。

c.干扰性房室脱节。

d.异常Q波(Ⅱ、Ⅲ、aVF、V_{1-4})。

e.ST-T改变(Ⅱ、Ⅲ、aVF、V_5、V_6)。

f.异常心电图。

【诊断依据】

a.图9-3-2中第1~5、14个P波清晰可见,在Ⅱ、Ⅲ、aVF、V_{4-6}导联直立,aVR导联倒置,符合窦性P波心电图表现,其余P波与其后QRS波群相融合,但P波规律出现,即P-P间距基本均齐,P-R间距不恒定,P波与QRS波群不相关,符合干扰性房室脱节心电图表现。

b.该图中的QRS波群形态与窦性QRS波群相同,其前的P波与其不相关,联律间期0.72s,频率81次/min,所有QRS波连续出现,符合加速性交界性逸搏心律心电图表现。

c.Ⅱ、Ⅲ、aVF导联有Q波,时限>0.04s,V_{1-4}导联呈QS型,符合异常Q波心电图表现,考虑前壁及下壁心肌细胞有坏死。

d.Ⅱ、Ⅲ、aVF导联T波倒置,V_5、V_6导联ST段压低约0.05mV,T波倒置,符合ST-T改变心电图诊断。

三、鉴别诊断

1.交界性期前收缩

交界性期前收缩为提早发生的QRS波群,联律间期<0.6s。加速的交界性逸搏略为提

早出现,联律间期0.6~1.0s。

2.心房下部的加速的房性逸搏

加速的房性逸搏P′-R间期>0.12s,加速的交界性逸搏P′-R间期<0.12s。

第四节　加速的室性逸搏

心室异位起搏点自律性轻度增高,引起1次或连续2次室性搏动,称为加速的室性逸搏。

一、心电图特征

1.提早出现的1~2次宽大畸形QRS波群,其前无与之有传导关系的P波,QRS波时限>0.12s。

2.联律间期0.6~1.5s,出现多个加速的室性逸搏时,它们的联律间期可有明显的差别,反映了室性起搏点自律性强度的不稳定性。

3.可发生完全性和不完全性干扰性房室脱节。

4.可出现心室夺获或室性融合波。

5.加速的室性逸搏连续出现3次或3次以上,称为加速的室性逸搏心律。

二、示例

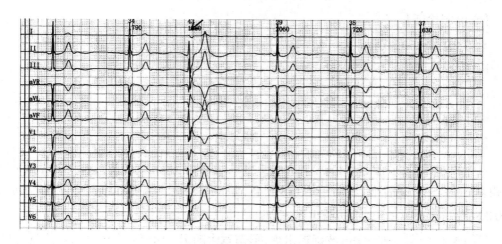

图9-4-1　加速性室性逸搏

【心电图诊断】

a.窦性心律:34次/min。

b.窦性心动过缓。

c.加速性室性逸搏。

d.异常心电图。

【诊断依据】

a.图9-4-1中P波在Ⅰ、Ⅱ、aVF、V₄₋₆导联直立,aVR导联倒置,P波规律出现,即P-P间距基本均齐,P波后继以下传的QRS波群,P-R间期0.16s且保持恒定,HR34次/min,<45次/min,符合严重的窦性心动过缓心电图表现。

b.第2个(箭头处)QRS波提早出现,形态宽大畸形,其前无与之有传导关系的P波,QRS波时限>0.12s,联律间期1.4s,在0.6~1.5s之间,符合加速性室性逸搏心电图表现。

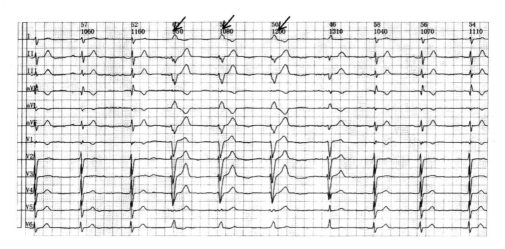

图9-4-2　加速性室性逸搏心律

【心电图诊断】

a.窦性心律:53次/min。

b.窦性心动过缓。

c.加速性室性逸搏心律。

d.异常心电图。

【诊断依据】

a.图9-4-2中P波在Ⅰ、Ⅱ、aVF、V₄₋₆导联直立,aVR导联倒置,P波规律出现,即P-P间距基本匀齐,P波后继以下传的QRS波群,P-R间期0.19s且保持恒定,HR53次/min,<60次/min,符合窦性心动过缓心电图表现。

b.第4~6个(箭头处)QRS波延迟出现,形态宽大畸形,QRS波时限≥0.12s,其前无与之有传导关系P波,联律间期0.92s,在0.6~1.5s之间,连续出现3个,符合加速性室性逸搏心律心电图表现。

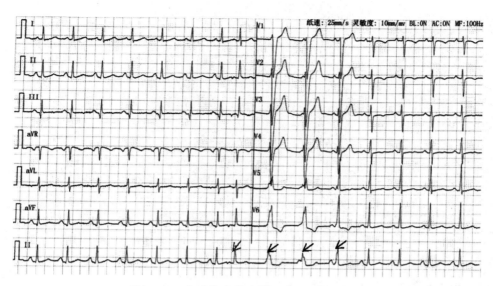

图9-4-3　加速性室性逸搏心律伴室性融合波

【心电图诊断】

a.窦性心律:90次/min。

b.偶发房性期前收缩。

c.加速性室性逸搏心律。

d.室性融合波。

e.异常心电图。

【诊断依据】

a.图9-4-3中第8个(箭头处)P′波提前出现,形态与窦性P波不同,方向在肢体导联上辨别不清,P′-R间期>0.12s,其后QRS波与窦性QRS波群一致,联律间期0.4s,在10s内发生1个,符合偶发房性期前收缩心电图表现。

b.该图中第9~11个(箭头处)QRS波群连续延迟出现,形态宽大畸形,QRS波时限>0.12s,第9个QRS波前无与之有传导关系的P波,第10个QRS波前有窦性P波,P-R间期<0.12s,两者无传导关系。第11个QRS波前有窦性P波,P-R间期>0.12s,QRS波形态介于第9个QRS波与窦性QRS波之间,是窦性激动与另一个室性激动形成的室性融合波,符合室性融合波心电图表现。3个QRS波联律间期0.72~0.8s,在加速性室性逸搏的联律间期(0.6~1.5s)之间,符合加速性室性逸搏心电图表现,且3个QRS波群连续出现,符合加速性室性逸搏心律心电图表现。

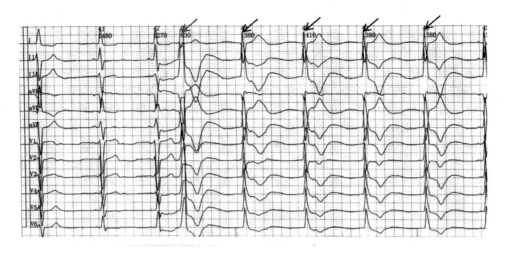

图9-4-4 加速性室性逸搏心律、室性期前收缩

【心电图诊断】

a.窦性心律:47次/min。

b.室性期前收缩。

c.加速性室性逸搏心律。

d.异常心电图。

【诊断依据】

a.图9-4-4中第4个(箭头处)QRS波提前出现,形态宽大畸形,时限>0.12s,其前无与之有传导关系的P波,代偿间歇不完全,在10s内发生1个,符合偶发室性期前收缩心电图表现。

b.第5~8个(箭头处)QRS波群连续延迟出现,形态宽大畸形,QRS波时限>0.12s,其前无与之有传导关系的P波,4个QRS波联律间期1.4~1.44s,在加速性室性逸搏的联律间期(0.6~1.5s)之间,符合加速性室性逸搏心电图表现,且4个QRS波群连续出现,符合加速性室性逸搏心律心电图表现。

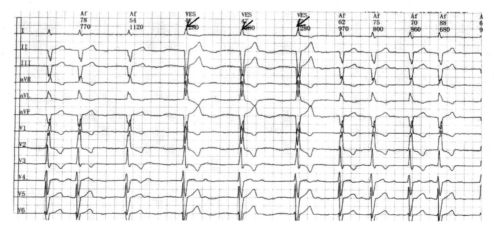

图9-4-5 心房颤动、完全性右束支传导阻滞、加速性室性逸搏心律

【心电图诊断】

a.异位心律：平均心室率58次/min。

b.心房颤动。

c.完全性右束支传导阻滞。

d.加速性室性逸搏心律。

e.异常心电图。

【诊断依据】

a.窦性P波消失，代之以大小不等、形状不一、方向不一致的f波，心室律绝对不齐，心室率58次/min，<100次/min，符合较慢型心房颤动心电图表现。

b.图9-4-5中基础QRS波群中V_1、V_2导联呈R型，R波宽大有切迹，V_5、V_6导联终末S波宽钝（时限≥0.04s），QRS波时限≥0.12s，V_1、V_2导联ST段压低、T波倒置，符合完全性右束支传导阻滞心电图改变。

c.第3~5（箭头处）QRS波群迟发连续出现，宽大畸形，形态与其基础QRS波群不同，联律间期1.27s，在加速性室性逸搏的联律间期（0.6~1.5s）之间，心室率47次/min，符合加速性室性逸搏心律心电图表现。

三、鉴别诊断

应与舒张晚期室性期前收缩相鉴别，当窦性心律在75次/min以上时，出现的舒张晚期的室性期前收缩可以延迟到窦性P波已出现，甚至与窦性激动形成室性融合波。不论它出现的时间多晚，其联律均<0.6s。

（徐晓东）

第十章　逸搏与逸搏心律

第一节　概　述

一、定义

正常情况下,异位起搏点在发出激动之前,即被窦房结发出频率较快的激动抑制而不能显现。当心脏的主导节律(窦房结或其他高位起搏点)的自律性降低或丧失(窦性停搏和窦性心动过缓),或传导阻滞(窦房阻滞或房室阻滞)时,下级潜在的起搏点将按其固有频率被动发出激动,以免心脏停搏过久使机体发生损害。这种被动性异位搏动仅发生1~2次,称为逸搏;若逸搏不受主导心律的干扰而连续发生3次或3次以上时,称为逸搏心律。

二、分类

1.根据异位起搏点的部位

可分为窦性、房性、交界性、室性、房室旁路性逸搏和逸搏心律6类。其中交界性、室性逸搏和逸搏心律常见。

2.根据逸搏频率

可分为过缓性逸搏和逸搏心律、逸搏和逸搏心律、加速性逸搏和逸搏心律3类。

3.根据逸搏起搏点的多少

可分为单源性、双源性、多源性逸搏3类。

第二节　窦性逸搏

一、概念

心电图上偶尔出现1~2次窦性P波,频率在60~100次/min,称为窦性逸搏。窦性逸搏连续出现3次或3次以上,称为窦性逸搏性心律,即正常窦性心律。

二、心电图特征

(1)在快速或较快速异位性心动过速中夹有延迟出现的1~2次窦性心搏,其P波形态与正常窦性P波完全相同。异位性心动过速消失以后,窦房结又按自身节律发放激动,恢复窦性心律。

(2)逸搏周期为0.6~1.0s,频率60~100次/min;若逸搏周期>1.0s,频率<60次/min,则称为过缓性窦性逸搏。

三、示例

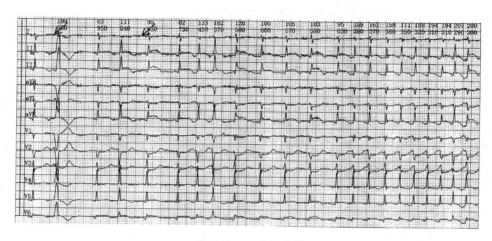

图 10-2-1 窦性逸搏

【心电图诊断】

a.窦性心律+异位心律:134次/min。

b.窦性逸搏。

c.心房颤动。

d.室性早搏。

e.ST段改变。

f.异常心电图。

【诊断依据】

a.图10-2-1中第4个(箭头处)P波延迟出现,形态和窦性P波一致,在Ⅰ、Ⅱ、aVF、V4-6导联直立,aVR导联倒置,P-R间期0.13s,符合窦性P波心电图特点,联律周期0.63s,频率95次/min,是快速心房颤动夹有延迟出现的1次窦性心搏,符合窦性逸搏心电图表现。

b.窦性P波消失,代之以大小不等、方向不一致的f波,QRS波形与窦性QRS波形相同,心室律绝对不齐,平均心室率134次/min,符合快心室率心房颤动心电图表现。

c.第1个(箭头处)QRS波提前出现,其形态与窦性QRS不同,呈宽大畸形,其前无相关P′波,符合室性期前收缩心电图表现。

d.Ⅱ、Ⅲ、aVF、V₅、V₆导联ST段抬高,V₁₋₃导联ST段压低0.1~0.3mV,符合ST段改变心电图表现。

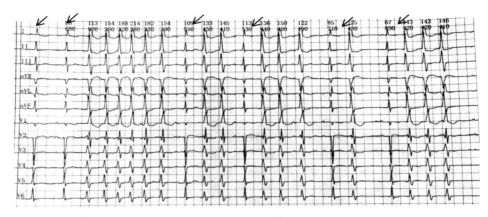

图10-2-2　窦性逸搏

【心电图诊断】

a.异位心律:147次/min。

b.成对室性期前收缩。

c.短阵室性心动过速。

d.窦性逸搏。

e.异常心电图。

【诊断依据】

a.图10-2-2中第11、12个QRS波群提前连续出现,其前无P波,形态与窦性QRS波群形态略有不同,方向与窦性QRS波群形态不一致,在Ⅰ、Ⅱ、Ⅲ、aVF导联上主波向上,V₁₋₆导联主波均向上,时限0.8s,<0.11s,判断起源点为室间隔,在窦性心搏后连续出现2个宽大畸形的QRS波群,符合成对室性期前收缩心电图表现。

b.该图中第3~8个、第13~15个和第19~21个QRS波群提前连续出现,其前无P波,形态与窦性QRS波群形态略有不同,方向与窦性QRS波群形态不一致,在Ⅰ、Ⅱ、Ⅲ、aVF导联上主波向上,V₁₋₆导联主波均向上,时限0.8s,<0.11s,判断起源点为室间隔,在该图中连续出现6个宽大畸形的QRS波群,符合室性心动过速心电图表现。

c.第1、2、9、12、16、18个(箭头处)P波延迟出现,形态和窦性P波一致,在Ⅰ、Ⅱ、aVF、V₄₋₆导联直立,aVR导联倒置,P-R间期0.19s,符合窦性P波心电图特点,联律间期0.6~0.68s,是快速室性心动过速中夹有延迟出现的1次窦性心搏,符合窦性逸搏心电图表现。

第三节　房性逸搏和房性逸搏心律

一、概念

当窦房结激动形成或传导发生障碍时,心房的异位起搏点脱离窦房结的抑制而被动性地发放1~2次激动,其频率为50~60次/min,称为房性逸搏。房性逸搏连续出现3次或3次以上,称为房性逸搏性心律。

二、心电图特征

(1)在两阵窦性心律或两阵异位心律之间,延迟出现1~2次房性P′波或P′-QRS-T波群,P′波的形态与窦性P波不同。P′波形态一致者为单源性房性逸搏,呈2种形态者为双源性房性逸搏,≥3种形态者,为多源性房性逸搏。

(2)逸搏周期为1.0~1.2s,频率50~60次/min,为房性逸搏;若逸搏周期>1.2s,频率<50次/min,为过缓性房性逸搏。

(3)P′-R间期0.12~0.20s,房性P波之后多继以室上性QRS波群。有时房性P波刚刚出现时,又发生了房室交界性逸搏或室性逸搏,则P′-R间期<0.12s,P波被干扰而未能下传。

(4)有时可见延迟出现的房性P波与窦性P波形成房性融合波。

(5)可有温醒现象。

(6)房性逸搏连续出现3次或3次以上,称为房性逸搏性心律,可伴有或不伴有窦性心律竞争。

三、示例

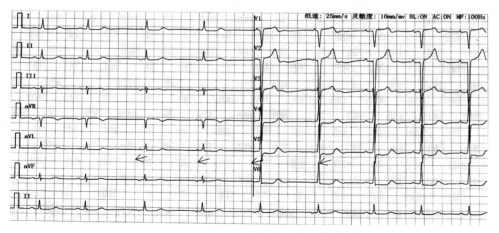

图10-3-1　间歇性过缓性房性逸搏心律

【心电图诊断】

a.窦性心律:53次/min。

b.间歇性过缓性房性逸搏心律。

c.ST段改变。

d.Q-T间期延长。

e.异常心电图。

【诊断依据】

a.图10-3-1中第3~6个(箭头处)P′波延迟且连续出现,形态与窦性P波不同,方向与窦性P波方向不同,在Ⅱ、Ⅲ、aVF、V$_{2~6}$导联倒置,在aVR导联直立,在V$_1$导联直立,P′-R间期0.16s,判断P′波来源于左心房下部后壁,联律间期1.28s,>1.2s,频率46次/min,<50次/min,符合间歇性过缓性房性逸搏心电图表现。

b.Ⅰ、aVL、V$_{4~6}$导联ST段压低0.1mV,符合ST段改变心电图表现。

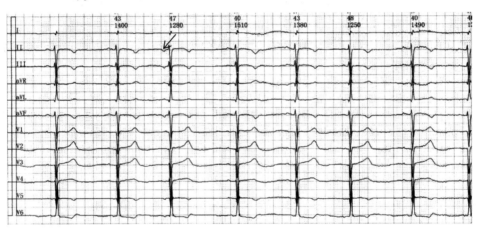

图10-3-2　过缓性房性逸搏

【心电图诊断】

a.窦性心律:44次/min。

b.过缓性房性逸搏。

c.T波改变。

d.异常心电图。

【诊断依据】

a.图10-3-2中除第2个P波,其余P波在Ⅰ、Ⅱ、aVF、V$_{4~6}$导联直立,aVR导联倒置,P-R间期0.18s且固定,频率44次/min,<45次/min,符合严重的窦性心动过缓心电图表现。

b.该图中第2个(箭头处)P′波形态与窦性P波不同,方向与窦性P波方向不同,在Ⅱ、Ⅲ、aVF、V$_{2~6}$导联倒置,在aVR导联直立,在V$_1$导联直立,P′-R间期0.16s,判断P′波来源于左心房下部后壁,联律间期1.24s,>1.2s,频率47次/min,<50次/min,符合过缓性房性逸搏心电图表现。

3.Ⅱ、Ⅲ、aVF、V$_{4-6}$导联T波倒置或低平,符合T波改变心电图表现。

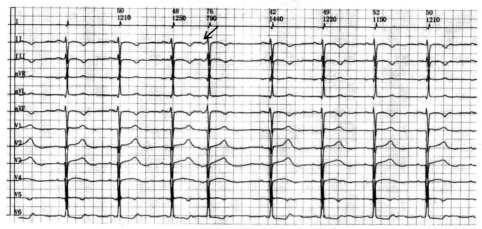

图10-3-3 房性逸搏

【心电图诊断】

a.窦性心律:45次/min。

b.窦性心动过缓。

c.房性逸搏。

d.异常心电图。

【诊断依据】

a.图10-3-3中P波在Ⅰ、Ⅱ、aVF、V$_{4-6}$导联直立,aVR导联倒置,P波规律出现,即P-P间距基本均齐,P波后继以下传的QRS波群,P-R间期0.19s且保持恒定,HR45次/min,<60次/min,符合窦性心动过缓心电图表现。

b.该图中第4个(箭头处)P′波形态与窦性P波不同,方向与窦性P波方向相同,在Ⅱ、Ⅲ、aVF、V$_{1-6}$导联直立,在aVR导联倒置,判断P′波来源于右心房上部,联律间期1.1s,在1.0~1.2s之间,P′-R间期0.13s,其后QRS-T波群与窦性下传的相同,符合房性逸搏心电图表现。

第四节 交界性逸搏和交界性逸搏心律

一、概念

当交界区以上的高位起搏点冲动形成或传导障碍时,交界性起搏点便脱离了高位起搏点的抑制而发放1~2次激动,其频率在40~60次/min,称为交界性逸搏。交界性逸搏连续出现3次或3次以上,称为交界性逸搏性心律。在各种类型的逸搏中,以交界性逸搏最常见。

二、心电图特征

1.在较长间歇后延迟出现1~2次QRS-T波群,形态与窦性下传者相同,偶可伴非时相性室内差异性传导。

2.逸搏周期为1.0~1.5s,频率40~60次/min,为交界性逸搏;若逸搏周期>1.5s,频率<40次/min,为过缓性交界性逸搏。

3.逆行P波可位于QRS波前、中、后,位于QRS波群之前,P-R间期<0.12s;位于QRS波群之后,R-P间期<0.20s;也可无逆行P波,而出现窦性P波,但P-R间期<0.12s,二者无传导关系,为室房阻滞或干扰所致。

4.交界性逸搏可与窦性或房性激动形成房性融合波。

5.可有温醒现象或起步现象。

6.交界性逸搏连续出现3次或3次以上,称为交界性逸搏性心律。多数情况下交界性逸搏心律的节律是匀齐的,少数情况下也可出现交界性逸搏心律伴不齐。

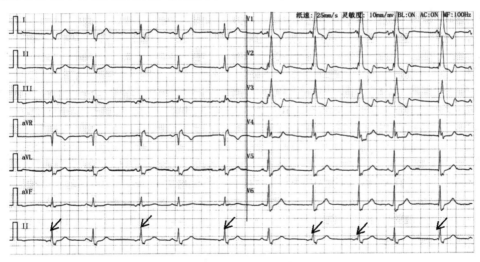

图10-4-1 交界性逸搏、窦性夺获

【心电图诊断】

a.窦性心律:62次/min。

b.完全性右束支传导阻滞。

c.交界性逸搏心律。

d.窦性夺获。

e.异常心电图。

【诊断依据】

a.图10-4-1中第2、4、6、9个P波提早出现,P波Ⅰ、Ⅱ、aVF、V_{4-6}导联直立,aVR导联倒置,P-R间期0.16s且固定,符合窦性夺获心电图表现,其后的QRS波群V_1、V_2导联QRS波群呈rsR′型,V_5、V_6导联终末S波宽钝(时限≥0.04s),QRS波时限≥0.12s,V_1、V_2导联ST段压低、T波倒置,符合完全性右束支传导阻滞心电图改变。

b.该图中第1、3、7、8、10个(箭头处)P′波延迟且出现,形态与窦性P波不同,方向与窦性P波方向不同,在Ⅱ、Ⅲ、aVF倒置,在V_{2-6}导联低平,在Ⅰ、aVL、V_1、aVR导联直立,P′-R间期0.11s,<0.12s,判断P′来源于交界区,联律间期1.0s,在1.0~1.5s之间,HR55次/min,在40~60次/min范围内,符合交界性逸搏心电图表现。

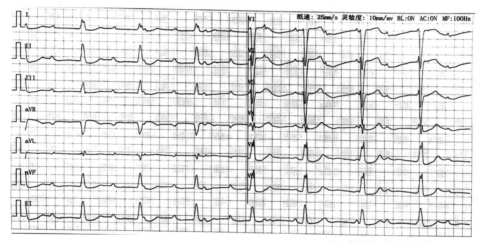

图10-4-2 三度房室传导阻滞、交界性逸搏心律、完全性左束支传导阻滞

【心电图诊断】

a.窦性心律:心房率100次/min,心室率46次/min。

b.三度房室传导阻滞。

c.交界性逸搏心律。

d.完全性左束支传导阻滞。

e.ST段改变。

f.异常心电图。

【诊断依据】

a.窦性P波与QRS波无关,P-P间期和R-R间期各有自己的规律,心房率100次/min,心室率46次/min,心房率>心室率,形成完全性房室分离,符合三度房室传导阻滞心电图表现。

b.图10-4-2中QRS波形宽大畸形,呈完全性左束支形态(Ⅰ、V_5、V_6导联QRS波初始无q波,R波呈宽阔,室壁激动时间≥0.06s,QRS波时限>0.12s,V₁、V₂导联呈rS型,V₅、V₆导联ST段压低、T波直立,V₁、V₂导联ST段抬高,T波直立),联律间期1.28s,心室率46次/min,在40~60次/min之间,符合交界性逸搏心律伴有完全性左束支传导阻滞心电图表现。

c.Ⅰ、Ⅱ、Ⅲ、aVF、V₄₋₆导联ST段压低0.1~0.25mV,符合ST段改变心电图表现。

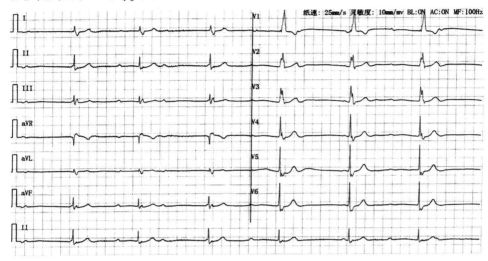

图10-4-3　三度房室传导阻滞、交界性逸搏心律、完全性右束支传导阻滞

【心电图诊断】

a.窦性心律:心房率60次/min,心室率40次/min。

b.三度房室传导阻滞。

c.交界性逸搏心律。

d.完全性右束支传导阻滞。

e.异常心电图。

【诊断依据】

a.窦性P波与QRS波无关,P-P间期和R-R间期各有自己的规律,心房率60次/min,心室率39次/min,心房率>心室率,形成完全性房室分离,符合三度房室传导阻滞心电图表现。

b.图10-4-3中QRS波形宽大畸形,呈完全性右束支形态(V₁、V₂导联QRS波群呈R型,R波宽大有切迹,V₅、V₆导联终末S波宽钝,QRS波时限≥0.12s,V₁导联ST段压低、T波倒置),联律间期约1.5s,心室率约40次/min,在40~60次/min之间,符合交界性逸搏心律伴有完全性右束支传导阻滞心电图表现。

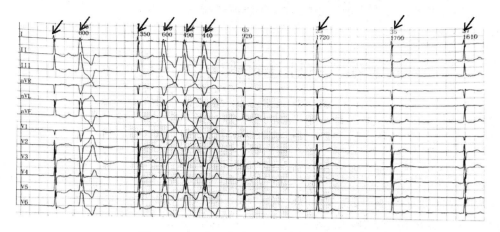

图 10-4-4 室性期前收缩、交界性逸搏心律

【心电图诊断】

a.异位心律:平均心室率 54 次/min。

b.室性心动过速。

c.交界性逸搏心律。

d.室性期前收缩。

e.交界性逸搏。

f.异常心电图。

【诊断依据】

a.图 10-4-4 中第 2、4~6 个(箭头处)QRS 波群提前出现,其前无 P 波,宽大畸形,与其基础 QRS 波群不同,方向在 II、III、aVF、V$_{4-6}$ 导联 QRS 主波向上,V$_{1-3}$ 导联 QRS 主波向下,时限 0.15s,>0.12s,判断起源点是右心室底部,其中第 2 个 QRS 波单个提前出现,符合室性期前收缩心电图表现,第 4~6 个 QRS 波群连续出现,符合室性心动过速心电图表现。

b.该图中第 1、3、8~10 个(箭头处)QRS 波出现且延迟,其前无与之有传导关系的 P 波,QRS 波群形态与窦性 QRS 波群一致,第 3 个 QRS 波联律间期 1.36s,HR44 次/min,符合交界逸搏心电图表现,第 8~10 个 QRS 波群联律间期 1.6~1.68s,>1.5s,HR35~44 次/min,<40 次/min,且连续出现 3 个,符合过缓性交界性逸搏心律心电图表现。

c.心电图特征解释 发自交界区的激动,具有双向传导的特征:向上逆行传导至心房,乃至窦房结,并引起窦房结起搏点节律重整;向下传导至心室,引起心室激动。逆行 P 波可位于 QRS 波群前、中、后,这取决于激动逆传或前传的速度及起搏点的位置。如起搏点位于交界区上部,逆向传导激动心房的时间早于前向下传心室的时间,P 波位于 QRS 波群之前。如起搏点位于交界区下部,心室先激动,P 波位于 QRS 波群之后。逆传与前传的速度相同,则 P 波位于 QRS 波群之中。交界性逸搏逆传阻滞或被窦性 P 波干扰,则无逆行

P波。交界性逸搏也可发生前向阻滞引起QRS波群脱离,仅出现交界性逆行P波。

第五节　室性逸搏和室性逸搏心律

一、概念

当心室以上起搏点冲动形成或传导障碍时,心室起搏点便脱离了高位起搏点的抑制而发放1~2次激动,其频率在20~40次/min,称为室性逸搏。室性逸搏连续出现3次或3次以上,称为室逸搏性心律。

二、心电图特征

(1)延迟出现的1~2次宽大畸形QRS-T波群,QRS波时限≥0.12s。通常T波与QRS波主波方向相反。

(2)室性QRS波群前、中、后可有窦性P波,P-R间期<0.12s,二者无传导关系;有时室性QRS波群之后可有或无逆行P波,其R-P间期<0.20s。

(3)逸搏周期1.5~3.0s,频率20~40次/min,称为室性逸搏;若逸搏周期>3.0s,频率<20次/min,则为过缓性室性逸搏。

(4)有时室性逸搏本身是一个室上性激动与另一个室性激动形成的室性融合波。

(5)可有温醒现象或起步现象。

(6)室性逸搏连续出现3次或3次以上,称为室性逸搏心律。室性起搏点自律性强度不稳定,故心室节律多不齐。

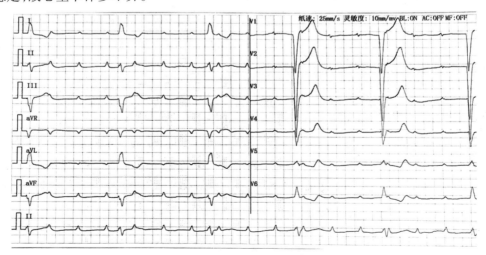

图10-5-1　三度房室传导阻滞、室性逸搏心律

【心电图诊断】

a.窦性心律:心房率94次/min,心室率29次/min。

b.三度房室传导阻滞。

c室性逸搏心律。

d.异常心电图。

【诊断依据】

a.窦性P波与QRS波无关,P-P间期和R-R间期各有自己的规律,心房率94次/min,心室率26次/min,心房率>心室率,形成完全性房室分离,符合三度房室传导阻滞心电图表现。

b.图10-5-1中QRS波形宽大畸形,类似于完全性左束支形态,其前无与之有传导关系的P波,联律间期2.0s,在1.5~3.0s之间,心室率29次/min,在20~40次/min之间,且连续出现,符合室性逸搏心律心电图表现。

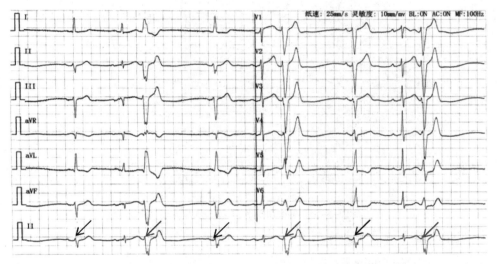

图10-5-2 频发室性期前收缩、室性逸搏、室性融合波

【心电图诊断】

a.窦性心律:72次/min。

b.一度房室传导阻滞。

c.频发室性期前收缩。

d.室性逸搏。

e.室性融合波。

f.异常心电图。

【诊断依据】

a.图10-5-2中第2、5、8个P波在Ⅰ、Ⅱ、aVF、V$_{4-6}$导联直立,aVR导联倒置,P波后继

以下传QRS波群,QRS波群形态和时限正常,符合窦性P波,P-R间期0.224s且保持恒定,符合一度房室传导阻滞心电图表现。

b.该图中第3、6、9个(箭头处)QRS波提前出现,形态宽大畸形,时限>0.12s,与窦性QRS波群不同,其前无与之有传导关系的P'波,在10s内发生3个,符合频发室性期前收缩心电图表现。

c.该图中第1、4、7个(箭头处)QRS波群在室性期前收缩代偿间歇后延迟出现,其形态与窦性QRS波群不同,3个QRS波群前有窦性P波,第4、7个QRS波前P-R间期<0.12s,二者无传导关系,符合室性逸搏心电图表现;而第1个QRS波前P-R间期>0.12s,QRS波形态介于窦性QRS波群和第4、7个QRS波群之间,为窦性激动与另一个室性激动形成的室性融合波,符合室性融合波心电图表现。

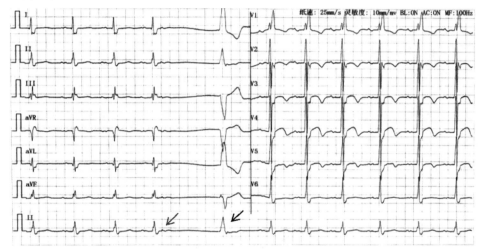

图10-5-3 房性期前收缩未下传后室性逸搏

【心电图诊断】

a.窦性心律:60次/min。

b.一度房室传导阻滞。

c.完全性右束支传导阻滞。

d.房性期前收缩未下传。

e.室性逸搏。

f.ST-T改变。

g.异常心电图。

【诊断依据】

a.图10-5-3中P波在Ⅰ、Ⅱ、aVF、V₄₋₆导联直立,aVR导联倒置,P波后继以下传QRS波群,P-R间期0.24s且保持恒定,符合一度房室传导阻滞心电图表现。

b.该图中QRS波群在V₁导联呈rsR′型,V₅、V₆导联终末S波宽钝(时限≥0.04s),QRS波时限>0.12s,V₁、V₂导联ST段压低、T波倒置,符合完全性右束支传导阻滞心电图改变。

c.该图中第4个QRS波后有一P′波,在T波之前,与窦性P波不同,P′波后QRS波脱漏,代偿间歇完全,符合房性期前收缩未下传心电图表现。

d.该图中第5个(箭头处)QRS波群在房性期前收缩未下传代偿间歇后延迟出现,其形态与窦性QRS波群不同,其前无与之有传导关系的P波,时限>0.12s,联律间期1.52s,符合室性逸搏心电图表现。

e.该图中V₃₋₅导联ST段呈弓背向上抬高,T波倒置,符合ST-T改变心电图表现。

(徐晓东)

第十一章　心脏传导阻滞

　　心脏正常激动起源于窦房结,经结间束(左、右心房)→房室结、房室束→束支、分支、浦肯野纤维传递至心室肌,引起心房、心室肌依次除极、复极产生心电图P-QRS-T波群。

　　心脏传导阻滞是指心脏激动传导过程中任一部位由于生理性和病理性原因导致不应期延长引起的传导延迟或者中断现象。由急性缺血、炎症、药物、电解质等因素导致一过性病变、损伤或迷走神经影响引起的传导阻滞一般呈一过性或间歇性存在,而器质性病变或损伤引起的传导阻滞一般呈持久性存在。

　　按阻滞程度可分为一度、二度和三度;按阻滞部位可分为窦房传导阻滞、房内传导阻滞、房室传导阻滞和室内传导阻滞,其中以房室传导阻滞和室内传导阻滞最为常见。

第一节　窦房传导阻滞

一、概念

　　窦房传导阻滞是指窦房结仍能正常发出冲动,但其冲动通过窦房结与心房组织的连接处发生传出延缓或中断现象,导致窦房结产生的冲动延迟部分甚至全部不能到达心房。常见的影响因素有迷走神经兴奋性增高、颈动脉窦过敏、急性下壁心肌梗死、高钾血症、洋地黄中毒等。

二、分类

　　按阻滞程度窦房传导阻滞分为:一度窦房传导阻滞、二度窦房传导阻滞、三度窦房传导阻滞。由于窦房结很小,窦房结电位在体表心电图上无法表现,故一度窦房传导阻滞在心电图上无法诊断。二度窦房传导阻滞在心电图上可以诊断,与二度房室传导阻滞一样,也分为两种类型,即Ⅰ型(文氏型)和Ⅱ型。三度窦房传导阻滞与窦性停搏难以鉴别,尤其是发生窦性心律不齐时更难鉴别。

1.二度Ⅰ型窦房传导阻滞心电图表现

P-P间期呈文氏现象,P-P间期进行性缩短,继而出现一个长P-P间期,最长P-P间期小于最短P-P间期的2倍。

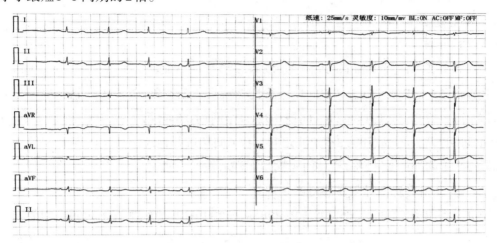

图11-1-1 二度Ⅰ型窦房传导阻滞

【心电图诊断】

a.窦性心律:65次/min。

b.二度Ⅰ型窦房传导阻滞。

c.异常心电图。

【诊断依据】

P-P间期呈文氏现象,P-P间期进行性缩短(P_{1-2}间期0.88s,P_{2-3}间期0.85s,P_{3-4}间期0.84s),继而出现一个长P-P间期(第4个P波和第5个P波之间),最长P-P间期<最短P-P间期的2倍,符合二度Ⅰ型窦房阻滞心电图表现。

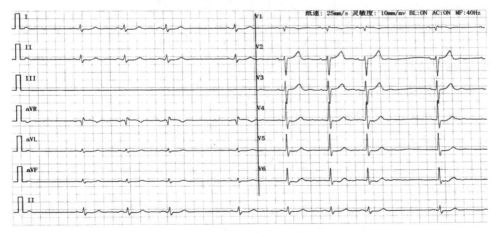

图11-1-2 二度Ⅰ型窦房传导阻滞

【心电图诊断】

a.窦性心律:65次/min。

b.二度Ⅰ型窦房传导阻滞。

c.异常心电图。

【诊断依据】

图11-1-2中P_{1-2}间期1.0s,P_{2-3}间期0.84s,第3个QRS波群后出现一个长P-P间期(第3个P波和第4个P波之间),P-P间期进行性缩短呈文氏现象,最长P_{3-4}间期<最短P-P间期的2倍,之后P_{4-5}间期1.08s,P_{5-6}间期0.92s,P_{6-7}间期0.84s,第7个QRS波群后出现一个长P-P间期(第7个P波和第8个P波之间),P-P间期进行性缩短呈文氏现象,最长P_{7-8}间期<最短P-P间期的2倍,符合二度Ⅰ型窦房阻滞心电图表现。

2.二度Ⅱ型窦房传导阻滞心电图表现

P-P间期规则,突然出现一个长P-P间期,长P-P间期是窦性P-P间期的整数倍。

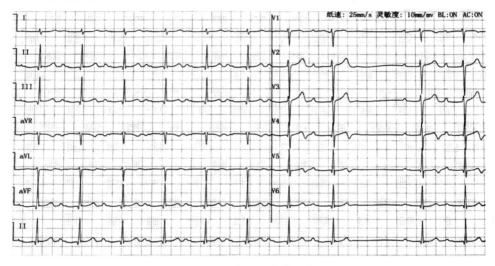

图11-1-3　二度Ⅱ型窦房传导阻滞

【心电图诊断】

a.窦性心律:66次/min。

b.二度Ⅱ型窦房传导阻滞。

c.一度房室传导阻滞。

d.异常心电图。

【诊断依据】

a.图11-1-3中P-P间期规则,第8个P波与第9个P波之间突然出现一个长间歇,长P-P间期是窦性P-P间期的2倍,符合二度Ⅱ型窦房阻滞心电图表现。

b.患者68岁,窦性心律,P-R间期0.334s且固定,符合一度房室传导阻滞心电图表现。

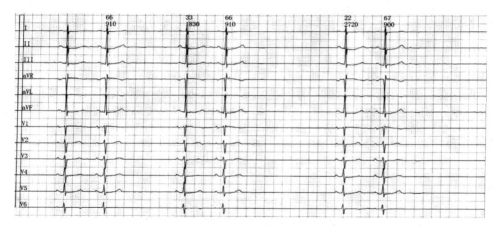

图 11-1-4　二度Ⅱ型窦房传导阻滞

【心电图诊断】

a.窦性心律:37次/min。

b.二度Ⅱ型窦房传导阻滞。

c.异常心电图。

【诊断依据】

图 11-1-4 中 P-P 间期规则,第 2 个 P 波与第 3 个 P 波之间突然出现一个长间歇,长 P-P 间期是窦性 P-P 间期的 2 倍,第 4 个 P 波与第 5 个 P 波之间突然出现一个长间歇,长 P-P 间期是窦性 P-P 间期的 3 倍,P-R 间期固定,符合二度Ⅱ型窦房阻滞心电图表现。

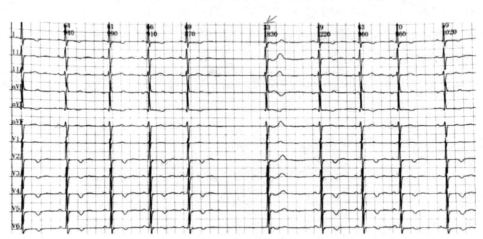

图 11-1-5　二度Ⅱ型窦房传导阻滞、交界性逸搏

【心电图诊断】

a.窦性心律:56次/min。

b.二度Ⅱ型窦房传导阻滞。

c.交界性逸搏。

d.异常心电图。

【诊断依据】

a.图11-1-5中P-P间期规则,第5个P波与第6个P波之间突然出现一个长间歇,长P-P间期是窦性P-P间期的2倍,P-R间期固定,符合二度Ⅱ型窦房阻滞心电图表现。

b.第6个(箭头处)QRS波群出现在长间歇之后,QRS波群形态正常,其前无窦性P波,符合交界性逸搏心电图表现。

第二节　心房内传导阻滞

心房内传导阻滞是指发生在心房内结间束、房间束或心房肌的传导阻滞。心电图中主要表现为P波异常。

按照阻滞程度分为不完全性房内传导阻滞、局限性完全性房内阻滞(又称为心房分离)和弥漫性完全性心房肌传导阻滞。

一、不完全性房内传导阻滞

不完全性心房内传导阻滞主要发生在结间束或房间束的传导阻滞,导致形成的P波形态、时间及振幅的改变。按照发生部位可分为不完全性左房内阻滞和不完全性右房内阻滞,可呈间歇性心房内传导阻滞(诊断时应注意P-P间期)和固定性心房内传导阻滞(诊断时应结合临床、超声心动图或X线排除左、右心房肥大或负荷过重导致的P波改变)。

1.不完全性左心房内阻滞

常发生于心房间束(Bachmann束)阻滞。心电图表现为P波增宽≥0.12s,呈双峰,峰间距≥0.04s。

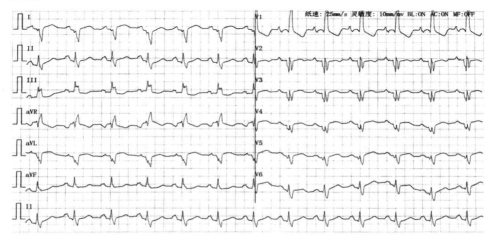

图11-2-1　不完全性左心房内阻滞

【心电图诊断】

a.窦性心律:75次/min。

b.不完全性左心房内阻滞。

c.Ptf V₁≈-0.06mm·s。

d.完全性右束支传导阻滞。

e.异常Q波(Ⅰ、aVL、V₂₋₅)。

f.ST段改变。

g.异常心电图。

【诊断依据】

a. 图 11-2-1 中 P 波时限 0.13s，>0.12s，P 波增宽呈双峰，峰间距≥0.04s，PtfV₁≈-0.06mm·s符合不完全性左心房内阻滞心电图表现。

b.该图中 V₁导联 QRS波群呈 R 型，V₅、V₆导联终末 S 波宽钝(时限≥0.04s)，QRS 波时限≥0.12s，V₁、V₂导联ST段压低、T波倒置，符合完全性右束支传导阻滞心电图改变。

c.Ⅰ、aVL、V₂₋₅导联有 Q 波，Q 波时限>0.04s，符合异常 Q 波心电图表现。

d.Ⅱ、Ⅲ、aVF导联ST段压低约0.05mV，符合ST段改变心电图表现。

2.不完全性右心房内阻滞

可见于结间束，尤其是右心房内结间束发生阻滞。心电图表现为P波增高>0.25mV，顶部变尖，类似于肺型P波，部分可见时间增宽。

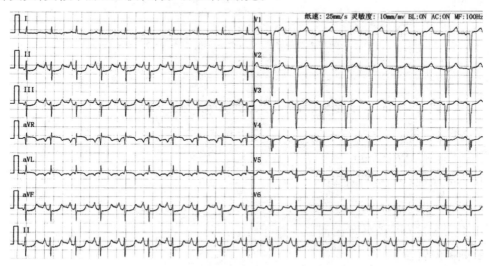

图 11-2-2　不完全性右心房内阻滞

【心电图诊断】

a.窦性心律:111次/min。

b.窦性心动过速。

c.不完全性右心房内阻滞。

d.异常Q波。

e.ST段改变。

f.异常心电图。

【诊断依据】

a.图11-2-2中P波在Ⅰ、Ⅱ、aVF、V$_{4-6}$导联直立,aVR导联倒置,P波规律出现,即P-P间距基本均齐,P波后继以下传的QRS波群,P-R间期≥0.12s且保持恒定,HR111次/min,在100次/min以上,符合窦性心动过速心电图表现。

b.该图中P波增高>0.25mV,顶部变尖,类似于肺型P波,以Ⅱ导联最为明显,符合不完全性右心房内阻滞心电图表现。

c.V$_{1-3}$导联呈QS型,V$_4$、V$_5$导联有Q波,Q波时限>0.04s,符合异常Q波心电图表现。

d.Ⅱ、Ⅲ、aVF、V$_5$、V$_6$导联ST段压低0.05~0.1mV,符合ST段改变心电图表现。

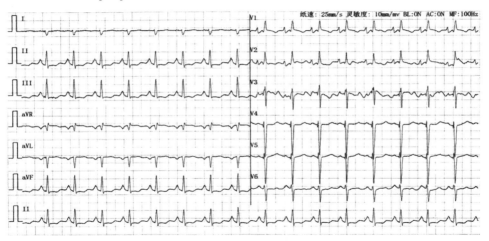

图11-2-3 不完全性右心房内阻滞、不完全性右束支传导阻滞

【心电图诊断】

a.窦性心律:98次/min。

b.不完全性右心房内阻滞。

c.Ptf V$_1$≈-0.04mm·s。

d.不完全性右束支传导阻滞。

e.顺钟向转位。

f.ST-T改变。

g.异常心电图。

【诊断依据】

a.图11-2-3中P波增高>0.25mV,顶部变尖,类似于肺型P波,以Ⅱ导联最为明显,符合不完全性右心房内阻滞心电图表现。

b.该图中 V₁₋₃ 导联 QRS 波群呈 R 型，R 波有切迹，V₅、V₆ 导联终末 S 波宽钝（时限≥0.04s），QRS 波时限<0.12s，V₁ 导联 ST 段压低、T 波倒置，符合不完全性右束支传导阻滞心电图改变。

c.该图中 PtfV₁≈-0.04s，提示左心房压力过重。

d.V₄₋₆ 导联呈 rS 型，符合顺钟向转位心电图表现。

e.Ⅱ、Ⅲ、aVF 导联 ST 段压低 0.05mV，T 波改变，符合 ST-T 改变心电图表现。

二、局灶性完全性房内传导阻滞—心房分离

心房分离又称心房脱节、局限性或完全性房内阻滞，是指心房的某一部分与心房的其余部分分别被两个独立的、互不干扰的起搏点激动。通常心房肌一部分被窦房结控制，另一部分被异位起搏点控制。异位起搏点周围存在传入、传出双向阻滞圈，其产生的激动绝对不能下传心室。多见于有器质性心脏病危重、洋地黄中毒、尿毒症患者等。

（一）心电图表现

表现为主导心律与孤立性房性异位心律形成完全性心房分离。

1.主导心律多为窦性（偶有房性或交界性），并下传心室产生 QRS 波。

2.孤立性房性异位心律，可为缓慢的房性心律（30~50 次/min），亦可为孤立的房颤、房扑或房速，不能传出阻滞圈，不能下传心室。

3.主导心律与孤立性房性节律完全无关，两者相互间无节律重整，亦不能形成房性融合波，但可同时形成心房重叠波。

（二）示例

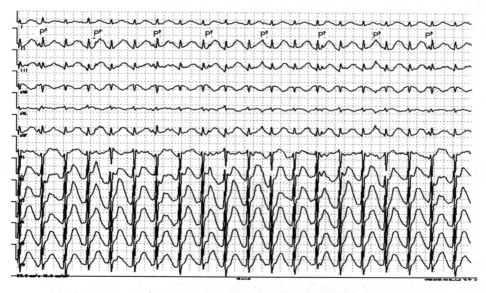

图 11-2-4　心房分离　（此图引自《中国心脏起搏与心电生理》杂志）

【心电图诊断】

a.窦性心律:135次/min。

b.窦性心动过速。

c.心房分离。

d.异常心电图。

【诊断依据】

图11-2-4中第1种为窦性P波,其后跟有固定的QRS波群,P-R间期180ms,P-P间期520ms,频率约为115次/min,第2种P′波(分离的房性P波),形态较窦性P波小,略尖,频率缓慢,略有不齐,P′-P′间期约1260ms,频率约47次/min,P′波均未下传心室,也未侵犯窦房结节律,有的P′波落在窦性P波之前,有的在QRS波之前或者重叠于T波上。

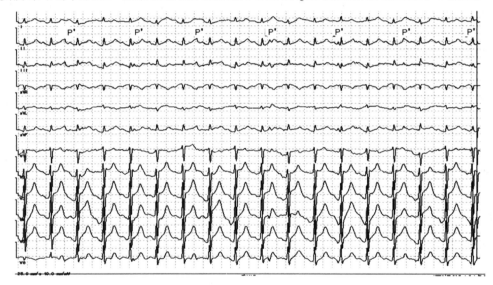

图11-2-5　心房分离　(此图引自《中国心脏起搏与心电生理》杂志)

【心电图诊断】

a.窦性心律:107次/min。

b.窦性心动过速。

c.心房分离。

d.肢体导联低电压。

e.T波改变(V_{1-6}形态高尖,请注意血清钾变化)。

f.异常心电图。

【诊断依据】

图11-2-5中第1种窦性P波按序出现,后继有正常QRS波形,P-P间期580ms,频率103次/min;第2种异位P′波,略窄尖,P′-P′间期约1440ms,P′-P′频率约42次/min,P′波

均未下传心室,也未侵犯窦房结节律,有的P′波落在窦性P波之前,有的在QRS波之前或者重叠于T波上,V_{1-6}形态高尖。

(三)鉴别诊断

1.心房分离与房性并行心律都是心房同时存在2个节律点,而二者最大的不同是心房分离的副节律点有持续的传入及传出的双向阻滞,使两个节律点永远相互不干扰或抑制对方的频率和节律。房性并行心律,其P′波与窦性P波差不多大,心房分离的P′波窄小,在基本节律的有效不应期之外,房性并行心律可下传心室。心房分离的P′波无法下传心室,也不会打乱主导基本节律。

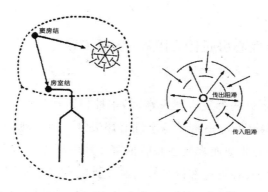

图11-2-6 心房分离发生机制示意图 (此图引自《临床心电学》杂志)

图11-2-6左边部分表明心房内存在2个独立节律点,一个为窦性心律;另一个为房性节律点,房性节律点周围存在持续的传入及传出双向阻滞;因此,两个房内节律点形成完全性分离,心房节律点的激动仅能激动小部分的心房肌,P′波振幅因此较低,右图是心房节律点周围双向阻滞的放大示意图。

鉴别特点	心房分离	房性并行心律
节律点持续传入阻滞	+	+
节律点持续传出阻滞	+	－
主导节律干扰重整现象	－	+
异位节律干扰重整现象	－	－
心房率	30～60bpm	60bpm左右
P′波夺获心室	－	+
P′—P′间期	规则或不规则	一般规则
房性融合波	－	+
房性重叠波	+	－

表11-2-1 心房分离和房性并行心律的鉴别点 (此表引自《临床心电学》杂志)

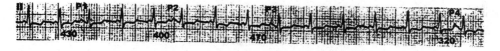

图11-2-7 房性并行心律 (此图引自《临床心电学》杂志)

【心电图诊断】

窦性心律，房性并行心律。

【诊断依据】

出现的四个房早的联律间期320~470ms，联律间期的差值达150ms，较长的P_{3-4}间期相当于短的P_{1-2}及P_{2-3}间期的2倍。

2.伪波

由于呼吸肌波动、肌颤、肌肉痉挛、膈肌紧张、肢体抖动、电极板接触不良、皮肤干燥可引起心电图毛刺样的伪波，可用不同心电图机、在不同条件下描记，并注意与呼吸的关系，反复检测有助明确。

三、弥漫性完全性心房肌传导阻滞（窦室传导）

（一）发生机制

窦室传导是一种罕见的严重心律失常，是一种临床较少见的心律失常，如未及时处理，可迅速转变为心室扑动、心室颤动等恶性心律失常，导致心脏停搏。临床上多由于高血钾引起，偶见于严重心肌缺血弥漫性心肌损害。凡由高血钾引起者经治疗血钾恢复正常，窦室传导可自然消失，心脏各部位结构对高血钾的敏感性不同，因血钾升高而发生传导阻滞的部位，依次为心房肌、房室结、希氏束、浦肯野纤维及心室肌，心房肌对血钾特别敏感，当血钾浓度升高时，心房肌首先受抑制，而发生心房静止，但此时窦房结发出激动，继而顺序激动心室，因而形成窦室传导。

（二）窦室传导的典型心电图表现

P波消失，心率缓慢，QRS波群明显增宽，T波高尖，ST段与T波融合。

下面为一例肾功能衰竭所致高钾血症引起的窦室传导的动态演变（图11-2-8至图11-2-12）。

（三）示例

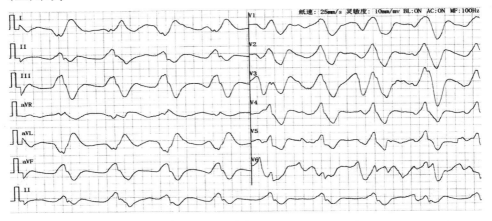

图11-2-8 窦室传导（2021-7-16 16：59：55）

【心电图诊断】

a.窦室传导:HR50次/min。

b.T波改变。

c.异常心电图。

【诊断依据】

图11-2-8中可见P波消失,心率缓慢,QRS波群明显增宽,T波高尖,ST段与T波融合,结合血钾9.28mmol/L,符合窦室传导的心电图表现。

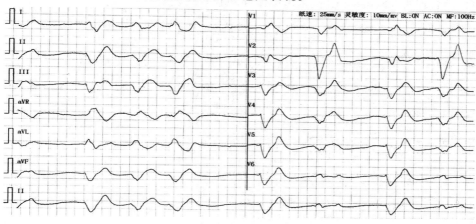

图11-2-9 窦室传导(2021-7-16 18:05:19)

【心电图诊断】

a.窦室传导:HR31次/min。

b.T波改变。

c.异常心电图。

【诊断依据】

图11-2-9中可见P波消失,心率较前更缓慢,QRS波群明显增宽,T波高尖,ST段与T波融合,结合血钾9.67mmol/L,符合窦室传导的心电图表现。

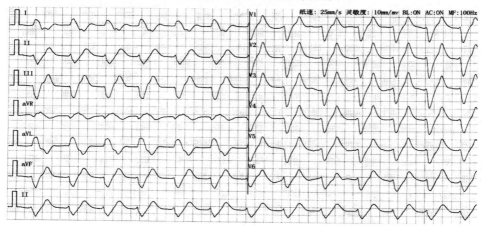

图11-2-10 窦室传导(2021-7-16 18:31:20)

【心电图诊断】

a.窦室传导:HR95次/min。

b.T波改变。

c.异常心电图。

【诊断依据】

图11-2-10中可见P波消失,心率较前增快,QRS波群明显增宽,T波高尖,ST段与T波融合,结合血钾8.87mmol/L,符合窦室传导的心电图表现。

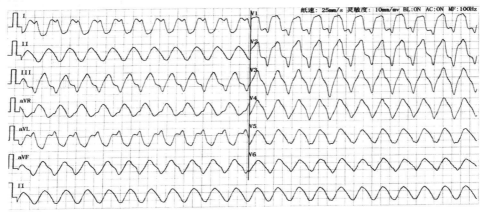

图11-2-11　心室扑动(2021-7-16 19:29:51)

【心电图诊断】

a.心室扑动:平均心室率194次/min。

b.异常心电图。

【诊断依据】

图11-2-11中可见P波消失,P-QRS-T波消失,代之以形态和振幅规则、高大的正弦波,心室率194次/min,符合心室扑动的心电图表现,此时血钾8.82mmol/L。

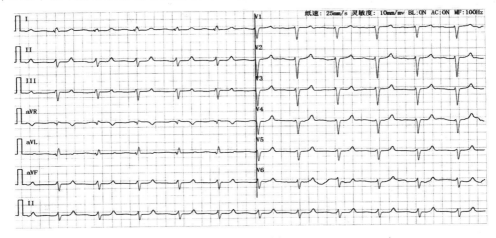

图11-2-12　一度房室传导阻滞(2021-7-16 23:16:41)

【心电图诊断】

a.窦性心律:66次/min。

b.一度房室传导阻滞。

c.T波改变。

d.顺钟向转位。

e.异常心电图。

【诊断依据】

窦性心律,P-R间期0.234s,符合一度房室传导阻滞的心电图表现,T波高尖,呈帐篷样,考虑高血钾所致,此时血钾:6.74mmol/L。

第三节　房室传导阻滞

一、一度房室传导阻滞

1.发生机制

房室传导系统某部位相对不应期延长,当相对不应期>P-P间期,使P波遇到相对不应期,导致下传的P-R间期延长,使房室传导时间延长,但每个心房激动都能下传心室。

2.心电图表现

P-R间期超过正常上限,不同年龄段正常上限稍有差异。成人≥0.21s;老年人>0.22s;小儿大于该年龄、该心率的正常上限;个体化标准:在心率没有明显改变的情况下,P-R间期在原来的基础上增加0.04s以上。

二、示例

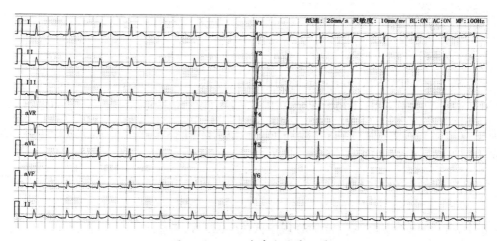

图11-3-1　一度房室传导阻滞

【心电图诊断】

a.窦性心律:87次/min。

b.一度房室传导阻滞。

c.异常心电图。

【诊断依据】

患者82岁,HR87次/min,P-R间期0.228s,符合一度房室传导阻滞心电图表现。

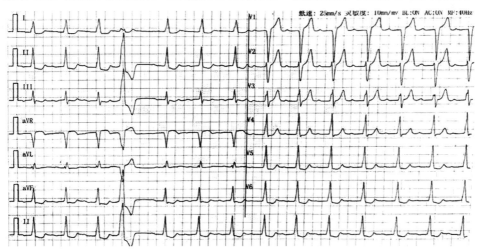

图11-3-2 一度房室传导阻滞、完全性左束支传导阻滞

【心电图诊断】

a.窦性心律:81次/min。

b.一度房室传导阻滞。

c.完全性左束支传导阻滞。

d.室性期前收缩。

e.ST段改变。

f.异常心电图。

【诊断依据】

a.患者85岁,HR81次/min,P-R间期0.284s,符合一度房室传导阻滞心电图表现。

b.Ⅰ、V_5、V_6导联QRS波初始无q波,R波宽阔,QRS时限≥0.12s,V_1导联呈QS型,V_2导联呈rS型,V_5、V_6导联ST段压低,T波低平,V_1、V_2导联ST段抬高,T波直立,符合完全性左束支传导阻滞心电图表现。

c.第4个QRS波群提前出现,宽大畸形,代偿间歇完全,符合室性期前收缩心电图表现。

d.Ⅰ、aVL、Ⅱ、Ⅲ、aVF、V_{4-6}导联ST段压低0.1~0.2mV,考虑患者有广泛心肌缺血的可能。

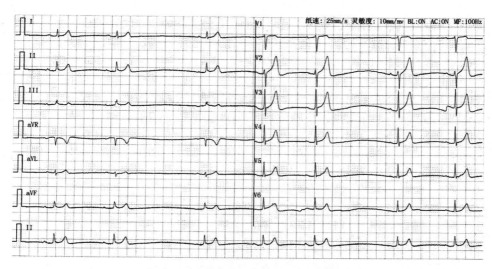

图 11-3-3 一度房室传导阻滞、窦性停搏

【心电图诊断】

a.窦性心律:46次/min。

b.窦性心动过缓并不齐。

c.窦性停搏。

d.一度房室传导阻滞。

e.异常心电图。

【诊断依据】

a.窦性心律,P-R间期固定,HR46次/min,同一导联P-P间距相差0.2s,符合窦性心动过缓并不齐心电图表现。

b.第2个P-QRS-T波群与第3个P-QRS-T波群有一约2.0s的长间歇,第5个P-QRS-T波群与第6个P-QRS-T波群有一约1.84s的长间歇,长P-P间期不是窦性P-P间期的整数倍,符合窦性停搏心电图表现。

c.患者49岁,窦性心律,HR46次/min,P-R间期固定,P-R间期0.224s,符合一度房室传导阻滞心电图表现。

二、二度房室传导阻滞

分为二度Ⅰ型房室传导阻滞和二度Ⅱ型房室传导阻滞。

(一)二度Ⅰ型房室传导阻滞

1.发生机制

此种传导阻滞的主要原因是相对不应期和有效不应期均延长,主要以相对不应期延长为主,使P波逐次因遇相对不应期的更早期,引起下传的P-R间期逐渐延长,当遇到有效不应期时即产生传导中断。此类房室传导阻滞多发生在房室结,希-浦肯野纤维系统内也可发生,以房室结为主。

2.心电图表现

P-R间期呈进行性延长,直到一个QRS波群脱漏,脱漏之后P-R间期恢复,以后又逐渐延长,此种现象称为文氏现象。通常为3:2、4:3或5:4等比例下传。

3.示例

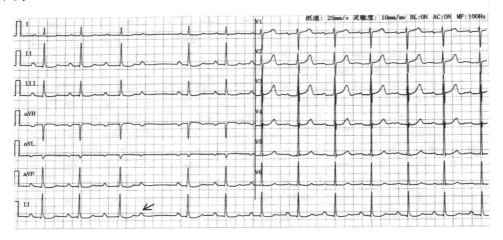

图 11-3-4　二度 I 型房室传导阻滞

【心电图诊断】

a.窦性心律:72次/min。

b.Ptf $V_1 \approx -0.04$ mm·s。

c.二度 I 型房室传导阻滞。

d.ST段改变。

e.异常心电图。

【诊断依据】

a.V_1导联P波呈正负双向波,负向波的波幅与时限乘积 ≈ -0.04 mm·s,提示左心房压力过重。

b.从第1个P波开始,P-R间期逐渐延长,第4个(图11-3-4)(箭头示)P波后QRS波群脱漏,P-R间期呈进行性延长,直到一个QRS波群脱漏,P-P间期基本均等,考虑是二度 I 型房室传导阻滞。

c.II、III、aVF导联ST段压低约0.05mV,符合ST段改变心电图表现。

4.应与房性期前收缩未下传相鉴别

二度房室传导阻滞和房性期前收缩未下传,两者均有QRS波脱漏,房性期前收缩时P′波提前出现,P-P′间期短于窦性P-P间期,P′波形态与窦性P波不相同。二度房室传导阻滞时P-P间期基本均等,无提前出现,同导联P波形态无明显区别,间歇性QRS波群脱落,二度Ⅰ型者P-R间期逐渐延长直至QRS波群脱落,Ⅱ型者P-R间期恒定,延长或正常。

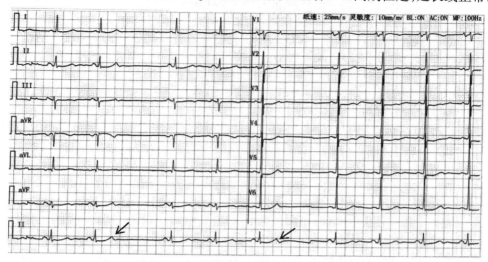

图11-3-5　频发房性早搏(房性早搏未下传)

【心电图诊断】

a.窦性心律。

b.频发房性早搏(房性早搏未下传)。

c.ST-T改变。

d.异常心电图。

【诊断依据】

a.图11-3-5中第3、7个(箭头处)前出现,与窦性P波不同,P′波重叠在前一心搏的T波之上使T波变形,P′波后无QRS波群,代偿间歇不完全,符合房性期前收缩未下传心电图表现。

b.广泛导联出现ST-T改变,以Ⅱ、Ⅲ、aVF、V$_{3-6}$导联显著,水平型延长并下移0.1mV,符合ST段改变心电图表现。

(二)二度Ⅱ型房室传导阻滞

1.发生机制

此种传导阻滞的主要原因是有效不应期显著延长,只留下很短的相对不应期,使心动周期晚期抵达的冲动,只能以全或无的方式传导,导致传导下去的P-R间期固定。此类房室传导阻滞几乎完全发生于希-浦肯野纤维系统,下传者约1/3的QRS波群为窄QRS波群,2/3的波群为宽QRS波群。

2.心电图表现

QRS波群有规律或不定时的漏搏,能下传的P-R间期恒定,P-R间期恒定是区别于二度Ⅰ型房室传导阻滞的标志。通常以2:1、3:1传导,轻者以3:2、4:3传导。

3.示例

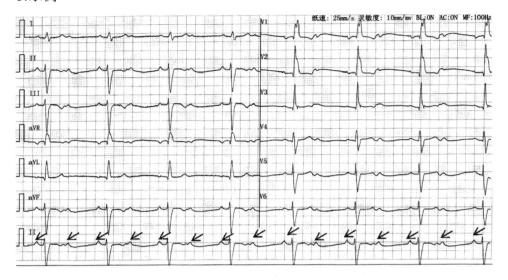

图11-3-6　二度房室传导阻滞

【心电图诊断】

a.窦性心律 心房率86次/min,心室率43次/min。

b.Ptf V₁≈-0.04mm·s。

c.二度房室传导阻滞。

d.完全性右束支传导阻滞。

e.顺钟向转位。

f.异常心电图。

【诊断依据】

a.V₁导联P波呈正负双向波,负向波的波幅与时限乘积≈-0.04mm·s,提示左心房压力过重。

b.该患者心房率86次/min,心室率43次/min,QRS波群以2:1有规律的漏搏,图11-3-6箭头示P波,能下传的P-R间期恒定,符合2:1二度房室传导阻滞心电图表现。

c.V₁、V₂导联QRS波群呈qR波,R波呈宽大后峰高于前峰的有切迹,V₅、V₆导联终末S波宽钝(时限≥0.04s),QRS波时限≥0.12s,V₁、V₂导联继发性ST段压低,符合完全性右束支传导阻滞心电图表现。

d.V₅、V₆导联R波<S波,QRS电轴-86°,符合顺钟向转位心电图表现。

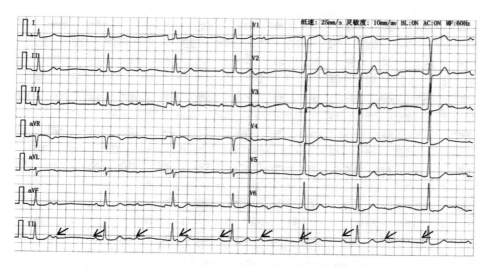

图 11-3-7　二度Ⅱ型房室传导阻滞伴干扰性房室脱节

【心电图诊断】

a.窦性心律 心房率60次/min,心室率41次/min。

b.二度Ⅱ型房室传导阻滞伴干扰性房室脱节。

c.交界性逸搏心律。

d.ST段改变。

e.异常心电图。

【诊断依据】

a.该患者心房率60次/min,心室率41次/min,QRS波群不定时的漏搏,图11-3-7中的箭头示P波,下传的P-R间期不固定,P波与QRS不相关,可能是二度Ⅱ型房室传导阻滞伴干扰性房室脱节。

b.下传的QRS波前无相关P波,QRS波形无宽大畸形,考虑是交界性逸搏心律。

c.Ⅱ、Ⅲ、aVF、V_{4-6}导联ST段压低0.05~0.1mV,符合ST段改变心电图表现。

(三)高度房室传导阻滞

1.心电图表现　通常将房室传导比例在3:1以上(包括3:1)称为高度房室传导阻滞,此种房室传导阻滞以Ⅱ型为主,但也可见Ⅰ型。通常出现逸搏,形成不完全性房室分离,如果心室夺获的P-R间期固定则可判断为Ⅱ型,如果P-R间期不等(R-P间期与P-R间期呈反比关系),则可判断为Ⅰ型房室传导阻滞。

2.示例

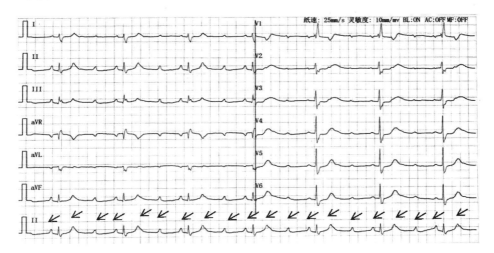

图 11-3-8　高度房室传导阻滞合并完全性右束支传导阻滞

【心电图诊断】

a.窦性心律　心房率120次/min,心室率40次/min。

b.高度房室传导阻滞。

c.完全性右束支传导阻滞。

d.异常心电图。

【诊断依据】

a.窦性心律,心房率120次/min,心室率40次/min,QRS波群以3:1有规律的漏搏,部分P波(图11-3-8)(箭头示)融入T波中,能下传的P-R间期恒定,符合高度房室传导阻滞心电图表现。

b.下传的QRS波形V₁导联QRS波群呈rsR′波,V₅、V₆导联终末S波宽钝(时限≥0.04s),QRS波时限≥0.12s,V₁导联继发性ST段压低,符合完全性右束支传导阻滞心电图表现。

三、三度房室传导阻滞

(一)发生机制

此种传导阻滞主要发生机制是有效不应期极度延长,小于逸搏周期,使所有来自心房的激动都不能下传至心室,是完全性房室阻滞。此种房室传导阻滞主要发生在房室结、希氏束和双侧束支系统。

(二)心电图表现

P-P间期和R-R间期各有自己的规律,且P波与QRS波群无关,心房率>心室率,形成完全性房室分离。心房多为窦性心律,也可为心房颤动、心房扑动、房性心动过速等异位心律。而心室为缓慢均齐的交界性或室性心律,因发生阻滞的位置不同,形成的逸搏心律也不同。如果阻滞发生在房室结构内,则形成交界性逸搏,HR 为 40~60 次/min,QRS波群多正常,如伴有束支传导阻滞时 QRS 波群则宽大畸形;如果传导阻滞发生在希氏束以下则形成室性逸搏心律,HR 在 25~40 次/min,形成的 QRS 波群宽大畸形,并且阻滞部位越低,心率越慢,QRS 波群越畸形。

（三）示例

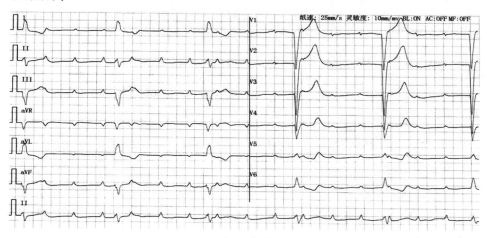

图 11-3-9　三度房室传导阻滞、室性逸搏心律

【心电图诊断】

a.窦性心律:心房率 94 次/min,心室率 29 次/min。

b.三度房室传导阻滞。

c.室性逸搏心律。

d.异常心电图。

【诊断依据】

a.窦性 P 波与 QRS 波无关,P-P 间期和 R-R 间期各有自己的规律,心房率 94 次/min,心室率 26 次/min,心房率>心室率,形成完全性房室分离,符合三度房室传导阻滞心电图表现。

b.图 11-3-9 中 QRS 波形宽大畸形,类似于完全性左束支形态,其前无与之有传导关系的 P 波,联律间期 2.0s,在 1.5~3.0s 之间,心室率 29 次/min,在 20~40 次/min 之间,且连续出现,符合室性逸搏心律心电图表现。

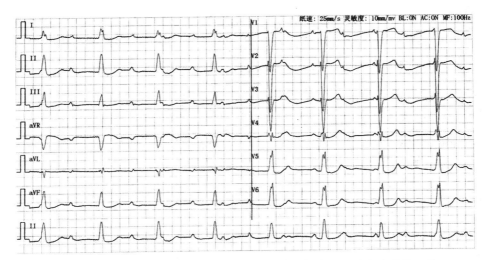

纸速：25mm/s 灵敏度：10mm/mv BL:ON AC:ON MF:100Hz

图 11-3-10　三度房室传导阻滞、交界性逸搏心律、完全性左束支传导阻滞

【心电图诊断】

a.窦性心律：心房率100次/min，心室率46次/min。

b.三度房室传导阻滞。

c.交界性逸搏心律。

d.完全性左束支传导阻滞。

e.ST段改变。

f.异常心电图。

【诊断依据】

a.窦性P波与QRS波无关，P-P间期和R-R间期各有自己的规律，心房率100次/min，心室率46次/min，心房率>心室率，形成完全性房室分离，符合三度房室传导阻滞心电图表现。

b.图11-3-10中QRS波形宽大畸形，呈完全性左束支阻滞形态（Ⅰ、V₅、V₆导联QRS波初始无q波，R波呈宽阔，室壁激动时间≥0.06s，QRS波时限>0.12s，V₁、V₂导联呈rS型，V₅、V₆导联ST段压低、T波直立，V₁、V₂导联ST段抬高，T波直立），联律间期1.28s，心室率46次/min，在40~60次/min之间，符合交界性逸搏心律伴完全性左束支传导阻滞心电图表现。

c.Ⅰ、Ⅱ、Ⅲ、aVF、V₄₋₆导联ST段压低0.1~0.25mV，符合ST段改变心电图表现。

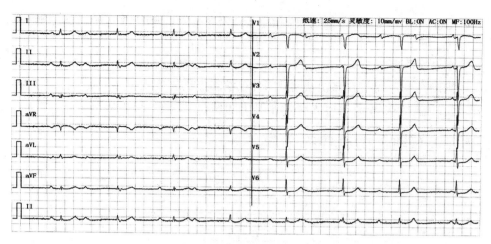

图 11-3-11　三度房室传导阻滞、交界性逸搏心律

【心电图诊断】

a.窦性心律：心房率71次/min，心室率46次/min。

b.三度房室传导阻滞。

c.交界性逸搏心律。

d.肢体导联低电压。

e.异常心电图。

【诊断依据】

a.窦性P波与QRS波无关，P-P间期和R-R间期各有自己的规律，心房率71次/min，心室率46次/min，心房率>心室率，形成完全性房室分离，符合三度房室传导阻滞心电图表现。

b.QRS波形正常，心室率46次/min，符合交界性逸搏心律心电图表现。

c.肢体导联QRS波幅均<0.5mV，符合肢体导联低电压心电图表现。

（四）鉴别诊断

房室分离包括干扰性房室分离、干扰与阻滞引起的房室分离、三度房室传导阻滞引起的房室分离。

1.干扰性房室分离

其机制是因为心室提早激动，导致本能下传的P波因遇到提早激动产生的生理不应期而不能下传。

心电图表现特点为心室率大于心房率的房室分离。

2.阻滞与干扰性房室分离

如果心室率大于心房率，且具有房室传导阻滞的表现则符合阻滞与干扰性房室分离，心电图表现特点：心室率大于心房率，且T波结束后的P波仍不能下传心室或下传的P-R间期延长。

如果心室率小于心房率且逸搏间期小于2倍P-P间期,则可能是干扰引起阻滞程度加重的伪像。

3.三度房室传导阻滞

为了同阻滞与干扰性房室分离相鉴别,有学者提出三度房室传导阻滞更严格的诊断条件:逸搏心率<45次/min;逸搏周期≥2倍P-P间期;心房率<135次/min。

四、心房颤动合并房室传导阻滞

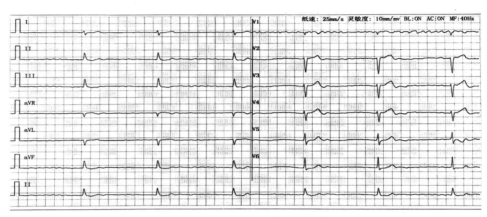

图11-3-12　心房颤动、三度房室传导阻滞

【心电图诊断】

a.异位心律:平均心室率 36 次/min。

b.心房颤动。

c.三度房室传导阻滞。

d.交界性逸搏心律。

e.ST段改变。

f.异常心电图。

【诊断依据】

a.P波消失,以大小不等、方向不一致的f波代替,以V_1导联最为明显,心室率36次/min,心室律匀齐,考虑心房颤动合并三度房室传导阻滞(发生心房颤动时心室律绝对不齐,而合并三度房室传导阻滞时心室律匀齐)。

b.平均心室率36次/min,QRS波形正常,考虑是交界性逸搏心律。

c.Ⅱ、Ⅲ、aVF、V_6导联ST段压低约0.05mV,符合ST段改变心电图表现。

第四节　室内传导阻滞

室内传导阻滞是指发生在希氏束分叉以下的传导阻滞。按阻滞部位分为左束支传导阻滞和右束支传导阻滞,左束支又分为左前分支传导阻滞和左后分支传导阻滞。按束支阻滞的程度不同分为完全性束支阻滞和不完性束支阻滞。

1.束支传导阻滞

通常是指不应期有病理性延长,在常规心率下显示的束支阻滞。

2.室内差异性传导

又指生理性束支阻滞,其机制使激动来得较早,因遇束支生理不应期而产生的束支阻滞。如发生在 T 波上的房性早搏下传的 QRS 波群呈束支阻滞形,并在频率≥150次/min 的室上性心动过速中出现,则多考虑为室内差异性传导。

3.快心率依赖性束支阻滞("3"位相阻滞)

其机制是束支的不应期已有病理性延长,在心率正常时不出现束支阻滞,当心率加快时(P-P间期<束支有效不应期)出现束支阻滞,与室内差异性传导阻滞的区别是频率<150次/min。

一、左束支传导阻滞

(一)发生机制

阻滞发生在左束支,激动通过右束支下传。

(二)根据阻滞程度分为完全性左束支传导阻滞和不完全性左束支传导阻滞。

1.完全性左束支传导阻滞

(1)心电图表现

①属于室上性激动,但 QRS 波时限≥0.12s。

②波形特点:I、V_5、V_6导联 QRS 波初始无 q 波(偶有<0.02s),R 波呈宽阔、顶部粗钝(有切迹),室壁激动时间≥0.06s,V_1、V_2导联呈 rS 型甚至可呈 QS 型。

③继发性 ST-T 改变:与 QRS 主波方向相反,即 V_5、V_6导联 ST 段压低、T 波倒置,V_1、V_2导联 ST 段抬高,T 波直立。

(2)示例

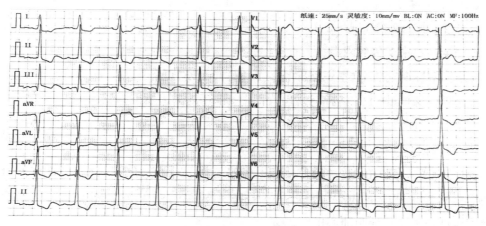

图 11-4-1　完全性左束支传导阻滞

【心电图诊断】

a.窦性心律:68次/min。

b.完全性左束支传导阻滞。

c.左心室肥厚。

d.异常心电图。

【诊断依据】

a.Ⅰ、V_5、V_6导联QRS波初始无q波,R波呈宽阔,室壁激动时间≥0.06s,V_1导联呈rS型,QRS波时限>0.12s,V_5、V_6导联ST段压低、T波倒置,V_1、V_2导联ST段抬高,T波直立,符合完全性左束支传导阻滞心电图表现。

b.RV_5>2.5mV,Ⅰ、aVL、V_{3-6}导联ST段压低0.1~0.2mV,T波倒置,符合左心室肥厚心电图表现。

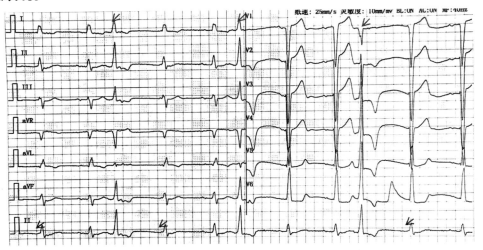

图11-4-2　完全性左束支传导阻滞、室性期前收缩、交界性逸搏

【心电图诊断】

a.窦性心律:62次/min。

b.完全性左束支传导阻滞。

c.频发室性期前收缩(呈三联律,图11-4-2箭头处)。

d.交界性逸搏(图11-4-2箭头处)。

e.异常心电图。

【诊断依据】

a.Ⅰ、V_5、V_6导联QRS波初始无q波,R波呈宽阔,室壁激动时间≥0.06s,QRS波时限>0.12s,V_1、V_2导联呈rS型,V_5、V_6导联ST段压低、T波直立,V_1、V_2导联ST段抬高,T波直立,符合完全性左束支传导阻滞心电图表现。

b.第3、6、9个(图11-4-2)(箭头处)QRS群提前出现,宽大畸形,与该患者窦性P波所传QRS波形不同,其前无P'波,符合室性期前收缩,且按2个基本窦性心搏后提前出现一个室性期前收缩连续出现3组,符合室性期前收缩三联律心电图表现。

c.第1、4、10个(图11-4-2)(箭头处)QRS波群在室性期前收缩代偿间歇后出现,QRS波形与该患者窦性传导的QRS波形相同,其前无P波,符合交界性逸搏心电图表现。

2.不完全性左束支传导阻滞

(1)心电图表现

①属于室上性激动,但QRS波时限<0.12s。

②波形特点:Ⅰ、V_5、V_6导联QRS波初始无q波(偶有<0.02s),R波呈宽阔、顶部粗钝(有切迹),室壁激动时间≥0.06s,V_1、V_2导联呈rS型甚至可呈QS型。

③继发性ST-T改变:与QRS主波方向相反,即V_5、V_6导联ST段压低、T波倒置,V_1、V_2导联ST段抬高,T波直立。

需要注意的是,不完全性左束支传导阻滞诊断困难,只有在间歇性或交替性出现时诊断才可靠。

(2)示例

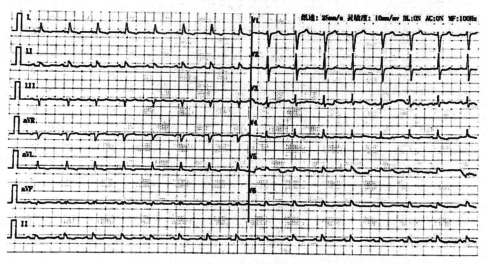

图11-4-3 不完全性左束支传导阻滞

【心电图诊断】

a.窦性心律:92次/min。

b.不完全性左束支传导阻滞。

c.异常心电图。

【诊断依据】

Ⅰ、V_5、V_6导联QRS波初始无q波,R波呈宽阔、顶部粗钝(有切迹),室壁激动时间≥0.06s,V_1导联呈rS型,V_5、V_6导联ST段压低、T波倒置,V_1导联ST段抬高,T波直立,QRS波时限<0.12s，符合不完全性左束支传导阻滞心电图表现。

（二）根据阻滞部位分为左前分支传导阻滞和左后分支传导阻滞，左前分支最常见，左后分支少见。

1.左前分支传导阻滞

（1）发生机制

左前分支阻滞，冲动通过左后分支下传。

（2）心电图表现

波形改变：Ⅱ、Ⅲ、aVF导联呈rS型，且$S_{Ⅲ}>S_{Ⅱ}$；Ⅰ、aVL导联呈qR型，且RaVL>RI和RaVR，q波≤0.02s。QRS波电轴显著左偏（-30°~-90°），达-45°者更有诊断意义，但是对于前侧壁心肌梗死或瘦高体形者电轴达-30°即有诊断意义。QRS波时间仅轻度延长≤0.11s。

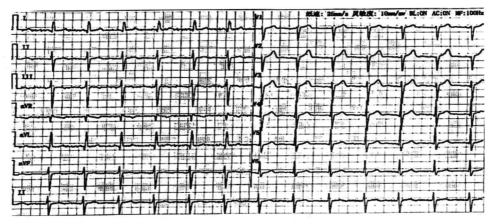

图11-4-4　左前分支传导阻滞

【心电图诊断】

a.窦性心律：78次/min。

b.左前分支传导阻滞。

c.异常心电图。

【诊断依据】

窦性心律，Ⅱ、Ⅲ、aVF导联呈rS型，且$S_{Ⅲ}>S_{Ⅱ}$，Ⅰ、aVL导联呈qR型，且RaVL>RI，QRS波电轴显著左偏-52°，QRS波时间<0.12s，符合左前分支传导阻滞心电图表现。

2.左后分支传导阻滞

（1）发生机制

左后分支阻滞，冲动通过左前分支下传。

（2）心电图表现

波形改变：Ⅰ、aVL导联呈rS型，且$SaVL>S_{Ⅰ}$；Ⅱ、Ⅲ、aVF导联呈qR型，q波≤0.02s；心电轴右偏。

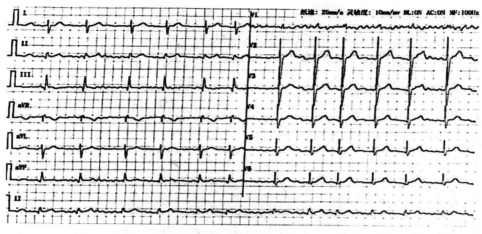

图 11-4-5　左后分支传导阻滞

【心电图诊断】

a.异位心律:平均心室率 82 次/min。

b.心房颤动。

c.不完全性右束支传导阻滞。

d.左后分支传导阻滞。

e.异常心电图。

【诊断依据】

a.P 波消失,以大小不等、方向不一致的 f 波代替,心室率 82 次/min,心室律绝对不匀齐,符合心房颤动心电图表现。

b.V_1 导联 QRS 波群呈 R 波型,R 波宽大后峰高于前峰的有切迹,V_5、V_6 导联终末 S 波宽钝(时限≥0.04s),V_1 导联 ST 段压低、T 波倒置,V_5、V_6 导联 ST 段抬高,T 波直立,QRS 波时限 0.10s,<0.12s,符合不完全性右束支传导阻滞心电图表现。

c.Ⅰ、aVL 导联呈 rS 型,且 $SaVL>S_I$,Ⅱ、Ⅲ、aVF 导联呈 qR 型,q 波≤0.02s,心电轴右偏,符合左后分支传导阻滞心电图表现。

二、右束支传导阻滞

分为完全性右束支传导阻滞和不完全性右束支传导阻滞。发生机制是右束支阻滞,激动通过左束支下传,心室除极 0.06s 之前其 QRS 波形和正常相似,0.06s 之后因右心室心肌除极缓慢,导致向右前的附加向量。

1.完全性右束支传导阻滞

心电图表现

(1)室上性激动,但 QRS 波时限≥0.12s;V_1 导联室壁激动时间≥0.06s。

（2）波形特点

V_1（V_2）导联 QRS 波群呈 rsR'型或 R 波呈宽大后峰高于前峰的有切迹；V_5、V_6导联终末 S 波宽钝（时限≥0.04s）。

（3）继发性 ST-T 改变

与 QRS 终末向量方向相反，即 V_1、V_2导联 ST 段压低、T 波倒置，V_5、V_6导联 ST 段抬高，T 波直立。

2.示例

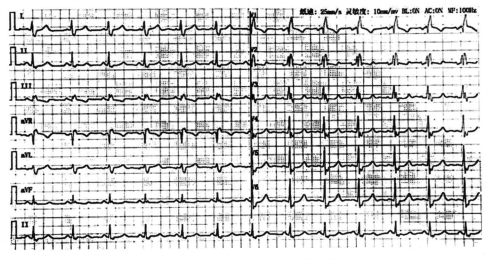

图 11-4-6　完全性右束支传导阻滞

【心电图诊断】

a.窦性心律：74 次/min。

b.Ptf V_1≈-0.04mm·s。

c.完全性右束支传导阻滞。

d.异常心电图。

【诊断依据】

a.V_1导联 P 波呈正负双向波，负向波的波幅与时限乘积≈-0.04mm·s，提示左心房压力过重。

b.V_1、V_2导联 QRS 波群呈 rsR'型，V_5、V_6导联终末 S 波宽钝（时限≥0.04s），QRS 波时限≥0.12s，V_1、V_2导联 ST 段压低、T 波倒置，符合完全性右束支传导阻滞心电图改变。

（二）不完全性右束支传导阻滞

1.心电图表现

（1）室上性激动，但 QRS 波时限<0.12s，但≥0.10s。

（2）波形特点

$V_1(V_2)$导联QRS波群呈rsR'型或R波呈宽大后峰高于前峰的有切迹，V_5、V_6导联终末S波宽钝（时限≥0.04s）。

（3）继发性ST-T改变：与QRS终末向量方向相反，即V_1、V_2导联ST段压低、T波倒置，V_5、V_6导联ST段抬高，T波直立。

2.示例

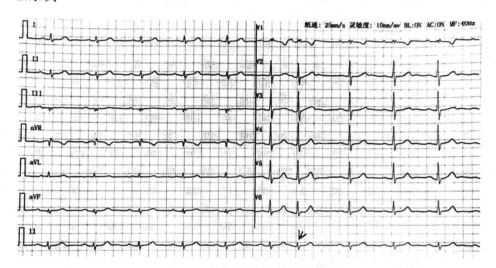

图11-4-7　不完全性右束支传导阻滞

【心电图诊断】

a.窦性心律：61次/min。

b.一度房室传导阻滞。

c.不完全性右束支传导阻滞。

d.房性期前收缩。

e.肢体导联低电压。

f.异常心电图。

【诊断依据】

a.窦性心律，P-R间期固定，P-R间期0.228s，符合一度房室传导阻滞心电图表现。

b.V_1导联QRS波群呈M型，V_5、V_6导联终末S波宽钝（时限≥0.04s），QRS波时限<0.12s，但>0.10s，V_1导联ST段压低、T波倒置，符合不完全性右束支传导阻滞心电图表现。

c.第7个（图11-4-7）（箭头处）QRS波群提前出现，形态与同导联其他QRS波形相同，其前有P'波，与同导联其他窦性P波不同，代偿间歇不完全，符合房性期前收缩心电图表现。

d.肢体导联的QRS波群波幅均<0.5mV，符合肢体导联低电压心电图表现。

三、室内双支阻滞

心室内传导系统主要由右束支、左前分支、左后分支组成,此3支中任意2支传导异常的组合称为双分支阻滞。室内双支阻滞分为:右束支阻滞合并左前分支阻滞、右束支阻滞合并左后分支阻滞、左前分支阻滞合并左后分支阻滞。

(一)右束支阻滞合并左前分支阻滞

因右束支和左前分支均为左冠状动脉前降支间隔支供血,且右束支和左前分支不应期较长,易发生右束支阻滞合并左前分支传导阻滞,故此型室内双支阻滞临床上最常见。

1.心电图表现

右束支传导阻滞心电图表现合并左前分支传导阻滞心电图表现,即:V_1(V_2)导联QRS波群呈rsR′型或R波呈宽大后峰高于前峰的有切迹;V_5、V_6导联终末S波宽钝(时限≥0.04s);继发性ST-T改变:与QRS终末向量方向相反,即V_1、V_2导联ST段压低、T波倒置,V_5、V_6导联ST段抬高,T波直立;Ⅱ、Ⅲ、aVF导联呈rS型,且$S_Ⅲ$>$S_Ⅱ$;Ⅰ、aVL导联呈qR型,且RaVL>RI和RaVR,q波≤0.02s;QRS波电轴显著左偏(-30°~-90°)。

2.示例

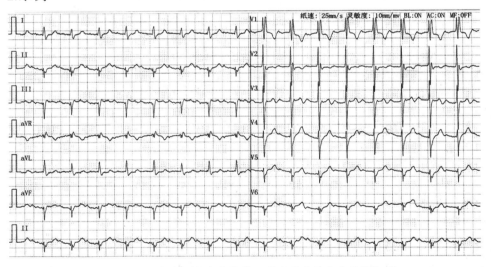

图11-4-8　完全性右束支传导阻滞合并左前分支传导阻滞

【心电图诊断】

a.窦性心律:97次/min。

b.一度房室传导阻滞。

c.完全性右束支传导阻滞。

d.左前分支传导阻滞。

e.顺钟向转位。

f.异常心电图。

【诊断依据】

a.窦性心律,P-R间期固定,P-R间期0.246s,符合一度房室传导阻滞心电图表现。

b.V_1导联QRS波群呈M型,V_2导联QRS波群呈rsR′型,V_5、V_6导联终末S波宽钝(时限≥0.04s),QRS波时限≥0.12s,V_1导联ST段压低、T波倒置,符合完全性右束支传导阻滞心电图表现。

c.Ⅱ、Ⅲ、aVF导联呈rS型,且$S_Ⅲ$>$S_Ⅱ$,Ⅰ、aVL导联呈qR型,且RaVL>RI和RaVR,q波≤0.02s,QRS波电轴显著左偏-81°,符合左前分支传导阻滞心电图表现。

(二)右束支阻滞合并左后分支阻滞

左后分支短而宽,位于室间隔流出道部位,该处室壁压力相对较低,同时左后分支一般接受左回旋支和右冠状动脉双重供血,不易受到损害,较少发生传导阻滞,故临床上右束支阻滞合并左后分支阻滞较少见。

1.心电图表现

右束支传导阻滞心电图表现合并左后分支传导阻滞心电图表现,即:V_1(V_2)导联QRS波群呈rsR′型或R波呈宽大后峰高于前峰的有切迹;V_5、V_6导联终末S波宽钝(时限≥0.04s);继发性ST-T改变:与QRS终末向量方向相反,即V_1、V_2导联ST段压低、T波倒置,V_5、V_6导联ST段抬高,T波直立;Ⅰ、aVL导联呈rS型,且$S_Ⅲ$>$S_Ⅱ$;Ⅱ、Ⅲ、aVF导联呈qR型,q波≤0.02s;心电轴右偏。

2.示例

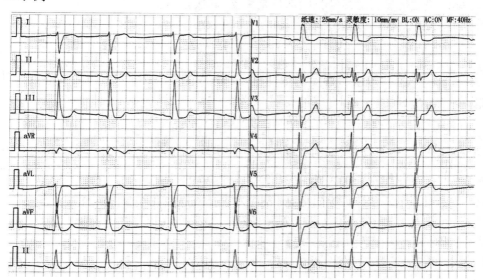

图11-4-9 完全性右束支传导阻滞合并左后分支传导阻滞

【心电图诊断】

a.窦性心律:43次/min。

b.窦性心动过缓并不齐。

c.完全性右束支传导阻滞。

d.左后分支传导阻滞。

e.异常心电图。

【诊断依据】

a.窦性心律,P-R间期固定,HR43次/min,同一导联P-P间距相差0.2s,符合窦性心动过缓并不齐心电图表现。

b.V$_1$导联QRS波群呈R型,R波宽大有切迹,V$_2$导联QRS波群呈Rsr′型,V$_5$、V$_6$导联终末S波宽钝(时限≥0.04s),QRS波时限≥0.12s,V$_1$导联ST段压低、T波倒置,符合完全性右束支传导阻滞心电图表现。

c.Ⅰ、aVL导联呈rS型,且SaVL>S$_1$,Ⅱ、Ⅲ、aVF导联呈qR型,q波≤0.02s;心电轴+117°,右偏,符合左后分支传导阻滞心电图表现。

四、频率依赖性束支阻滞

心室内束支传导阻滞通常是永久性的,但有时可呈间歇性改变,其中与心率快慢有关的频率依赖性束支传导阻滞最为常见。分为2类:当心率增快到某一临界时出现束支传导阻滞图形,称为3相束支传导阻滞,又称为快频率依赖性束支传导阻滞;当心率减慢到某一临界时出现束支传导阻滞图形,称为4相束支传导阻滞,又称为慢频率依赖性束支阻滞。心率依赖性传导阻滞最常见的部位是束支,其次是房室结。

(一)频率依赖性束支传导阻滞

1.快心率依赖性束支阻滞

发生机制是激动传导过程是兴奋纤维(上游、动力纤维)将激动向邻近静止纤维(下游、阻力纤维)传导的过程。

(1)心电图表现

心率加快时(稍有加快、期前收缩、过速等)出现阻滞,心率减慢时(窦率减慢、期前收缩的代偿间期、窦房或房室阻滞的长间歇等)束支阻滞消失。在一侧束支已有三度阻滞时对侧支出现心率依赖性传导阻滞,则表现为快心率依赖性阵发性房室阻滞。

（2）示例

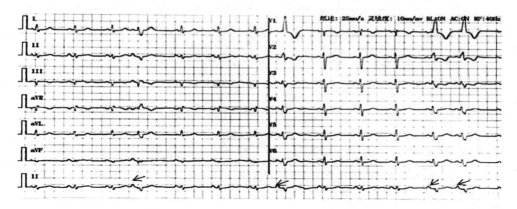

图 11-4-10　间歇性完全右束支传导阻滞（快频率依赖）

【心电图诊断】

a.窦性心律：79次/min。

b.间歇性完全右束支传导阻滞（快频率依赖）。

c.异常心电图。

【诊断依据】

图11-4-10中第3、7、11、12个（箭头示）QRS提前出现，形状宽大畸形，其前有P波，与窦性P波略有不同，与其前一QRS波的联律间期分别是0.44s、0.44s、0.6s、0.47s，提示是心率加快时QRS波出现完全性右束支形态，为快频率依赖性完全性右束支传导阻滞。此种应与房性期前收缩伴室内差异传导相鉴别，快心率依赖性束支阻滞的束支不应期属于病理性延长，HR<150次/min，常在50~120次/min，束支阻滞QRS波位于U波顶峰后；室内差异性传导的束支不应期属于生理性延长，HR>150次/min，束支阻滞QRS波位于U波顶峰前。患者4个宽大畸形的QRS波的心率均<150次/min，故考虑为快频率依赖性完全性右束支传导阻滞心电图表现。

（3）鉴别诊断

快心率依赖性束支阻滞与室内差异性传导有不同的临床意义，应注意鉴别。快心率依赖性束支阻滞的束支不应期属于病理性延长，HR<150次/min，常在50~120次/min，束支阻滞QRS波位于U波顶峰后；室内差异性传导的束支不应期属于生理性延长，HR>150次/min，束支阻滞QRS波位于U波顶峰前。

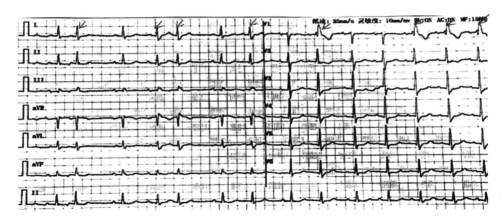

图 11-4-11　间歇性完全右束支传导阻滞、房性期前收缩伴室内差异性传导

【心电图诊断】

a.窦性心律:79次/min。

b.房性期前收缩,部分伴室内差异性传导。

c.间歇性完全右束支传导阻滞。

d.异常心电图。

【诊断依据】

图 11-4-11 中第 4、7、9、12、13、14 个(箭头示)QRS 形态宽大畸形,其前有 P 波,与窦性 P 波相同,与其前一 QRS 波的 R-R 间期分别是 0.8s、0.6s、0.6s、0.88s、0.6s、0.65s,提示是心率加快时 QRS 波出现完全性右束支形态,为快频率依赖性完全性右束支传导阻滞;第 2 个(箭头示)QRS 波形提前出现,形态与窦性 QRS 波形稍有差异,其前 P′与窦性 P 波不同,与前一 QRS 波的 R-R 间期是 150次/min,考虑房性期前收缩伴室内差异性传导;第 5 个(箭头示)QRS 波形提前出现,呈完全性右束支传导阻滞形态,其前 P′波融合在前一 QRS-T 波中,与前一 QRS 波的 RR 间期为 150次/min,考虑房性期前收缩伴室内差异性传导阻滞心电图表现。

2.示例

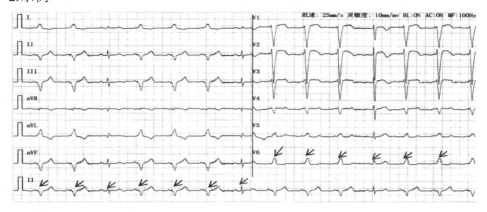

图 11-4-12　间歇性完全性左束支传导阻滞

【心电图诊断】

a.窦性心律:78次/min。

b.间歇性完全性左束支传导阻滞(快频率依赖)。

c.异常心电图。

【诊断依据】

该患者QRS波形有两种形态,图11-4-12中第3、7、11个(箭头处)QRS波形正常;第1、2、4、5、6、8、9、10、12、13(箭头处)QRS波形呈完全性左束支传导阻滞(V₅、V₆导联QRS波初始无q波,R波宽阔,室壁激动时间≥0.06s,QRS波时限>0.12s,V₁、V₂导联呈rS型,V₆导联ST段压低、T波直立,V₁、V₂导联ST段抬高、T波直立),HR78次/min,考虑为快频率完全性左束支传导阻滞心电图表现。

(二)慢频率依赖性束支阻滞

1.发生机制

病理状态下的束支纤维,在心率缓慢的情况下出现4相自动除极。过迟激动到达时,该束支膜电位已处于部分除极的低极化状态,该激动传导发生障碍。正常浦肯野纤维的阈电位是-70mV,仍能维持良好的传导性,只有降至-65mV~-60mV时才会出现局部阻滞。因此目前认为慢频率依赖性束支传导阻滞除了4相除极及心率缓慢作为基本条件外,尚须具备下列电生理异常之一或共同作用:阈电位降低,膜反应性降低。临床所见的4相束支传导阻滞,几乎均见于器质性心脏病,以左束支传导阻滞形式出现较多。

2.心电图表现为窦性心率慢时出现束支阻滞,即心率慢时可出现窦性心律不齐,发生于窦房阻滞、窦性停搏、期前收缩代偿间歇和心动过速终止等长心室周期时;窦性心搏QRS波群呈左束支阻滞或右束支阻滞。在一侧束支已有三度阻滞时,对侧束支发生慢心率依赖性传导阻滞,可表现为慢频率依赖的阵发性房室阻滞。

3.示例

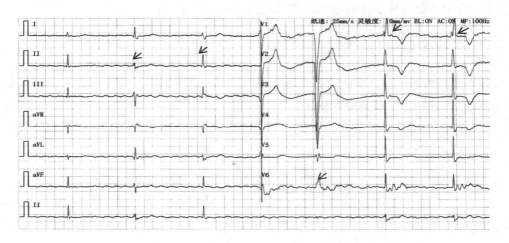

图11-4-13 间歇性完全性右束支传导阻滞、间歇性完全性左束支传导阻滞

【心电图诊断】

a.异位心律 心房颤动平均心室率42次/min。

b.间歇性完全性右束支传导阻滞。

c.间歇性完全性左束支传导阻滞。

d.异常心电图。

【诊断依据】

a.P波消失,以大小不等、方向不一致的f波代替,心室率42次/min,心室律绝对不匀齐,符合慢心室率心房颤动心电图表现。

b.该患者QRS波形有3种形态,第1个QRS波形正常;肢体导联第2、3(图11-4-13)(箭头处)和胸导联第2、3个(箭头处)QRS波形呈完全性右束支传导阻滞(V$_1$导联QRS群呈rsR'型,V$_5$、V$_6$导联终末S波宽钝(时限≥0.04s),QRS波时限≥0.12s,V$_1$导联ST段压低、T波倒置),心室率42次/min,于心率减慢时出现考虑为慢频率依赖性完全性右束支传导阻滞。胸导联第1个(箭头处)QRS波形呈完全性左束支传导阻滞(V$_6$导联QRS波初始无q波,R波呈宽阔,室壁激动时间≥0.06s,QRS波时限>0.12s,V$_1$、V$_2$导联呈QS型,V$_6$导联ST段压低、T波直立,V$_1$、V$_2$导联ST段抬高,T波直立),心室率42次/min,考虑为完全性左束支传导阻滞心电图表现。

4.鉴别诊断 应与室性逸搏鉴别

慢心率依赖性束支阻滞的宽QRS波群前有传导关系的P波,P-R间期固定,QRS波群呈典型的束支阻滞图形,长R-R间期不固定,多<1.5s;而室性逸搏的宽QRS波群前无与之有传导关系的P波,QRS波群多不符合束支阻滞的图形,逸搏间期固定,多>1.5s。

(三)频率依赖混合型束支阻滞

指快心率依赖性束支阻滞与慢心率依赖性束支阻滞并存,即在心率正常时不出现束支阻滞,而在心率临界加快和临界减慢时均出现束支阻滞(常见于左束支)。

五、频率依赖性房室阻滞

频率依赖性房室传导阻滞包括:房室阻滞突然或反复出现,房室阻滞的出现与心率的加快或减慢相关,常合并束支阻滞。

(一)快频率依赖性房室传导阻滞

1.发生机制

①提早发生的激动落在前次动作电位的不应期中,导致传导发生阻滞;

②在心肌缺血、缺氧和慢性纤维化等病理因素的影响下,动作电位时间增宽,若心房率加快,下一次的激动传到房室结区,房室结区尚处于前一心动周期的不应期,便发生传导阻滞。

2.分类

快频率依赖性房室传导阻滞可表现为一度、二度、阵发性房室阻滞。

（1）频率依赖性一度房室传导阻滞,多见于房室结相对不应期有病理性延长,在临界心率加快时或期前收缩出现一度房室传导阻滞时。

（2）频率依赖性二度房室传导阻滞,多为在一侧束支有三度阻滞基础上,对侧束支有效不应期病理性延长;或希氏束有效不应期有病理性延长（下传的QRS波群正常）,在临界心率加快时因遇病理性延长的有效不应期而出现频率依赖性二度房室传导阻滞。

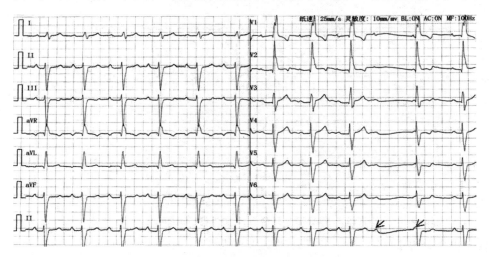

图 11-4-14 间歇性二度Ⅱ型房室传导阻滞

【心电图诊断】

a.窦性心律:67次/min。

b.完全性右束支传导阻滞。

c.左前分支传导阻滞。

d.间歇性二度Ⅱ型房室传导阻滞。

e.交界性逸搏。

f.顺钟向转位。

g.异常心电图。

【诊断依据】

a.V_1、V_2导联QRS波群呈rsR′型,V_5、V_6导联终末S波宽钝（时限≥0.04s）,QRS波时限≥0.12s,V_1、V_2导联ST段压低、T波倒置,符合完全性右束支传导阻滞心电图表现。

b.Ⅱ、Ⅲ、aVF导联呈rS型,且$S_{Ⅲ}$>$S_{Ⅱ}$,Ⅰ、aVL导联呈qR型,且$RaVL$>$RⅠ$,QRS波电轴显著左偏-81°,QRS波时限<0.12s,符合左前分支传导阻滞心电图表现。

c.图11-4-14中第1~9个P-QRS-T波的P-R间期固定,为228ms,第10个（箭头处）P

波后QRS波群脱漏,符合间歇性二度Ⅱ型房室传导阻滞心电图表现,出现于心率加快时。

d.第11个(箭头处)QRS波群与该患者基础心搏QRS波形一致,均呈完全性右束支传导阻滞图形,其前无窦性P波,是第10个窦性冲动无法下传,导致房室交界区被动激动,符合交界性逸搏心电图表现。

(3)阵发性房室阻滞

当连续发生隐匿性传导或逸搏干扰时可引起多个P连续受阻,形成阵发性房室阻滞,常伴有心室停搏,可导致严重的临床后果。

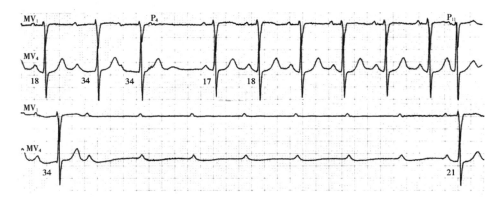

图11-4-15　阵发性三度AVB伴短暂性心室停搏(此图引自《心电与循环》杂志)

【心电图诊断】

a.窦性心律。

b.房性期前收缩未下传、房性期前收缩。

c.房室结双径路传导。

d.阵发性三度AVB伴短暂性心室停搏(6.24s)。

e.下级起搏点功能低下,建议植入双腔起搏器。

【诊断依据】

窦性P-P间期0.66~0.68s,频率88~90次/min,P$_4$、P$_{11}$提早出现,其形态、偶联间期一致,为房性期前收缩,其中P$_4$未能下传心室,P-R间期呈0.17~0.18s、0.34s短、长两种,强烈提示房室结存在双径路传导;下行显示窦性P-P间期0.76~0.80s,频率75~78次/min,第1~3个搏动的P-R间期0.34s,由房室结慢径路传导,其后连续出现7个P波未能顺传心室,期间未见下级起搏点发放激动,致心室停搏长达6.24s,呈现阵发性三度房室传导阻滞(atrioventricular block,AVB),最后1个搏动的P-R间期0.21s,考虑由房室结快径路顺传,其P-R间期较上行快径路顺传的P-R间期延长0.03~0.04s,可能与心室停搏较长致房室结快径路传导减慢有关。

(陈舜宏)

第十二章　心肌梗死

2019 年 10 月,欧洲心脏病学会(ESC)、美国心脏病学会(ACC)、美国心脏学会(AHA)和世界心脏联盟(WHF)联合颁布了全球心肌梗死的统一定义。心肌梗死的病理学定义为缺血时间过长导致的心肌细胞死亡。当临床具有与心肌缺血相一致的心肌坏死证据时,称为心肌坏死。

满足以下任一标准,可诊断为心肌梗死。

(1)心肌标志物水平升高(cTn 最佳)和(或)降低超过参考值上限的 99%,同时至少伴有下述心肌缺血证据之一:①缺血症状;②心电图提示新发 ST-T 改变或新发左束支传导阻滞,心电图提示病理性 Q 波产生;③影像学证实新发局部室壁运动异常或存活心肌丢失。

(2)突发心源性死亡,通常伴有心肌缺血的症状,伴随新发 ST 段抬高或新发左束支传导阻滞,和(或)经冠脉造影或尸检证实新发血栓证据,但死亡常发生在获取血标本或心脏标志物升高之前。

(3)基线 cTn 水平正常者接受经皮冠脉介入治疗(PCI)后,如心脏标志物水平升高超过参考值上限 99% 的 3 倍,则被定义为与 PCI 相关的心肌梗死。

(4)基线 cTn 水平正常者接受冠脉搭桥术(CABG)后,如心脏标志物水平升高超过参考值上限 99% 的 5 倍,则提示围手术期心肌坏死。同时合并下述条件:新发病理性 Q 波;新发左束支传导阻滞;冠脉造影证实新发桥血管或冠脉闭塞;新出现的存活心肌丢失的影像学证据。

(5)病理发现急性心肌梗死。

第一节　心肌梗死心电图改变

一、急性心肌梗死不同分期的心电图改变

1.超急性期心电图改变

一般可见于急性心肌梗塞的最初始阶段,心电图表现在 ST 段升高呈直线向上,与高

耸直立的 T 波相连,ST 段斜形抬高且不对称,为心肌细胞内钾离子大量外排,细胞外高钾状态。无病理性 Q 波,持续时间较短,在发病初始阶段。

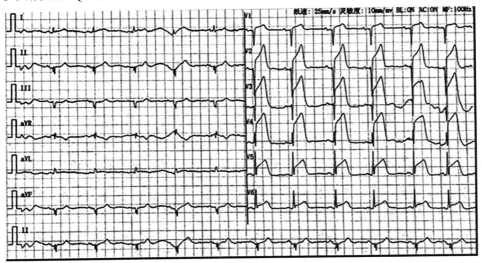

图 12-1-1　超急性期心肌梗塞改变

【心电图诊断】

V2-5导联 ST 段升高呈直线向上,与 T 波相连,ST 段抬高不对称。

2.急性期心电图改变

出现病理性 Q 波,ST 段呈弓背向上型抬高,T 波正负双向,逐渐演变为对称性倒置。随着急性心肌梗死治疗的发展,早期溶栓及介入水平突飞猛进的发展,现早期开通闭塞的冠脉,使梗死区外围残余的尚存活的心肌细胞得到改善,故可见抬高的 ST 段回落。根据相应导联动态 ST-T 改变可明确急性心肌梗死定位,陈旧期以相应导联异常 Q 波或相应动态 ST-T 改变。

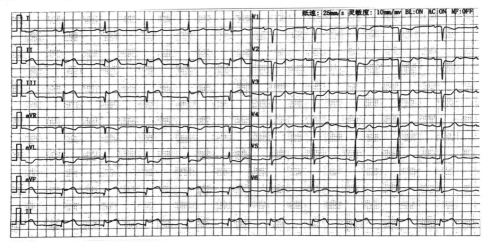

图 12-1-2　急性期心电图改变

【心电图诊断】

Ⅲ、aVF导联可见异常Q波,Ⅱ、Ⅲ、aVF导联ST段弓背向上型抬高,Ⅰ、aVL、V$_2$、V$_3$导联ST段压低。

3.亚急性期心电图改变

Q波增深,R波振幅下降,ST段抬高下降或恢复至基线水平,T波倒置由深变浅或长期保持倒置。

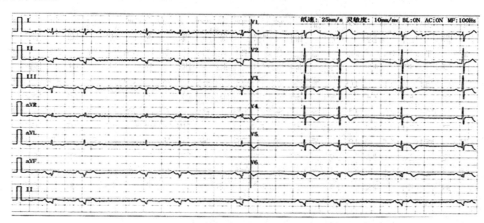

图12-1-3　亚急性期心电图改变

【心电图诊断】

频发房性期前收缩部分未下传,Ⅱ、Ⅲ、aVF导联异常Q波,Ⅱ、Ⅲ、aVF、V$_{4-6}$导联ST段轻度抬高,肢体导联低电压。

4.陈旧性心肌心电图改变

病理性Q波,ST段轻微抬高或接近正常,T波直立或倒置,一般在急性期3~4个月后。急性期心肌梗死部位ST段及T波改变持续不恢复,ST段损伤型持续抬高>0.2mV,多考虑室壁瘤形成。陈旧期以相应导联异常Q波或相应动态ST-T改变。

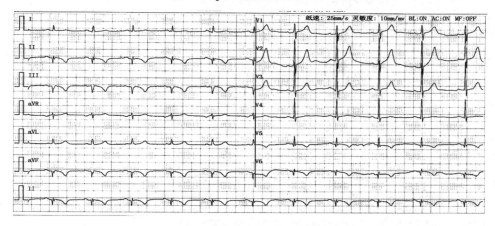

图12-1-4　陈旧性心肌心电图改变

【心电图诊断】

Ⅱ、Ⅲ、aVF、V₅、V₆导联异常Q波,ST段压低,T波倒置。

综上所述,心肌梗死发生后,心肌组织发生急性心肌缺血,继而心肌损伤,最后心肌坏死。坏死的心肌细胞无电活动能力,故心电向量发生改变,心电向量背离坏死区域。近年来随着介入诊疗的快速发展及对心肌梗死病理生理的重新认识,传统分期已不是最重要的,现将其分为ST段抬高型心肌梗死及非ST段抬高型心肌梗死。

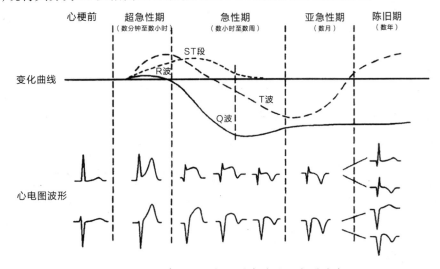

图 12-1-5　急性心肌梗死时各阶段心电图改变

第二节　心肌梗死深度

一、心内膜下层心肌梗死

心梗坏死的心肌局限于心内膜下层,深度小于室壁厚度的1/2,心电图一般不出现QRS波群的变化。由于浦肯野纤维自不同方向除极,产生的电位互相抵消,不参与产生R波,仅表现为ST-T的改变,无病理性Q波产生,临床称为无Q波性心肌梗死或非透壁性心肌梗死。

心内膜下心肌梗死为主时,如外膜下心肌能进行除极,QRS初始向量背向梗死区,终末向量正常指向梗死区,心电图出现QR波,Q波深度与心梗程度呈正比。

心内膜下向外延伸,深度大于室壁厚度的1/2,QRS波群可发生改变,出现病理性Q波。如坏死范围为透壁性心梗,QRS初始向量、终末向量均背向梗死区,坏死区无存活心肌,形成指向梗死区心电向量,表现为QS型。如坏死区内有岛状残存的活的心肌组织,能产生指向梗死区的除极向量,心电图可见胚胎型 r 波或 QS 波中有切迹,又称碎裂 QRS 波。

二、心外膜心肌梗死

心肌梗死系心外膜层 1/2 心肌完全坏死,外膜区电活动丧失,QRS 波群可出现 QS 波形。心外膜下心肌坏死<1/2 心肌壁,为局限性心梗,心电图可变现为 R 波降低或呈 RS 型。

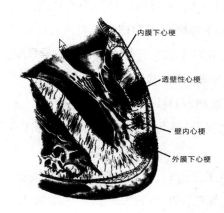

图 12-2-1 心肌梗死在心室壁内位置

三、心肌梗死的心电图定位诊断

心肌梗死患者,常规需要做 18 导联,首次做心电图后,需用记号笔标记各电联位置。心电图诊断心肌梗死时一般需要报告分期及定位,并动态观察前后心电图的变化,根据相对应导联动态 ST-T 改变可定位,异常 Q 波及 ST-T 改变可明确分期,因现溶栓及 PCI 治疗的干预,可提前出现 ST-T 改变。心梗时,相对应导联可出现异常 Q 波,异常 Q 波不代表一定发生过心梗。心梗部位局限于局部心脏内膜下,可表现为相对应导联 ST 段压低>2mm,并伴有心肌酶的升高。心脏解剖结果及血管分布如图 12-2-2 所示。

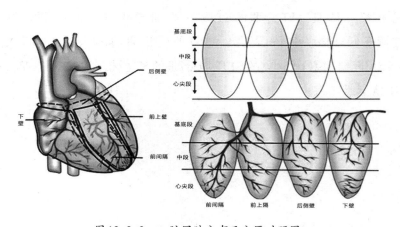

图 12-2-2 心脏冠脉分布及分区对照图

间隔梗死:V_1、V_2导联出现病理性 Q 波。

前壁梗死:V_3、V_4导联出现病理性 Q 波。

前侧壁梗死:V_5、V_6、Ⅰ、aVL 导联出现病理性 Q 波。

下壁梗死:Ⅱ、Ⅲ、aVF 导联出现病理性 Q 波。

下侧壁梗死:Ⅱ、Ⅲ、aVF、V_5、V_6导联出现病理性 Q 波。

下间壁梗死:Ⅱ、Ⅲ、aVF、V_1、V_2导联出现病理性 Q 波。

下后壁梗死:Ⅱ、Ⅲ、aVF 导联出现病理性 Q 波,V_1、V_2呈 R 或 RS 型。

后壁梗死:V_7、V_8或V_9导联出现病理性 Q 波,V_1、V_2导联呈 R 或 RS 型。

高侧壁梗死:Ⅰ、aVL 导联出现病理性 Q 波。

右心室梗死:V_{3R-5R}导联出现 Q 波,V_{3R-5R}导联 ST 抬高。

随着心脏介入水平的提升,现可根据心电图各导联 ST-T 及 Q 波的情况,预判断罪犯血管。

①左主干闭塞。左主干闭塞时,影响前降支及回旋支的血供,可发生急性左心衰、恶性心律失常、心源性休克等危及生命的事件。心电图常表现为:aVR、V_1导联的 ST 段抬高,且 aVR 导联/V_1导联 ST 段抬高>1,Ⅰ、Ⅱ、V_{4-6}导联的 ST 段压低。

②前降支近端闭塞。V_{1-5}、Ⅰ、aVL 导联 ST 段抬高,且V_4导联/V_6导联 ST 段抬高>1,aVF 导联的 ST 段压低,aVR 导联的 ST 段抬高。

③前降支中端闭塞。V_{2-6}的 ST 段抬高,V_2、V_3的 ST 段抬高更甚,Ⅲ的 ST 段压低,V_1、aVL 的 ST 段不压低。

④前降支远端闭塞。V_{2-4}及Ⅱ、Ⅲ、aVF 导联的 ST 段抬高,Ⅱ导联 ST 段抬高大于Ⅲ导联 ST 段抬高,Ⅰ、aVL 导联的 ST 段不抬高。

⑤回旋支闭塞。Ⅱ、Ⅲ、aVF 的 ST 段抬高,Ⅱ导联 ST 段抬高/Ⅲ导联 ST 段抬高>1,V_3的 ST 段压低/Ⅲ的 ST 段抬高>1.2。

⑥右冠闭塞。Ⅱ、Ⅲ、aVF 导联的 ST 段抬高,Ⅲ导联 ST 段抬高>Ⅱ导联 ST 段抬高,aVL 导联 ST 段压低>Ⅰ导联 ST 段压低,V_3的 ST 段压低/Ⅲ的 ST 段抬高<0.5,V_{4R}的 ST 段抬高,确定为 RCA 近端闭塞;0.5≤V_3的 ST 段压低/Ⅲ的 ST 段抬高≤1.2,V_{3R}、V_{4R}的 ST 段无抬高,确定为 RCA 远端闭塞。

第三节 典型心肌梗死心电图解析

一、广泛前壁心肌梗死

广泛前壁心肌梗死指前间壁、前壁、侧壁心肌梗死,为前降支近段或左主干梗阻引起,典型图形出现在 V_{1-6}、Ⅰ、aVL 导联上。

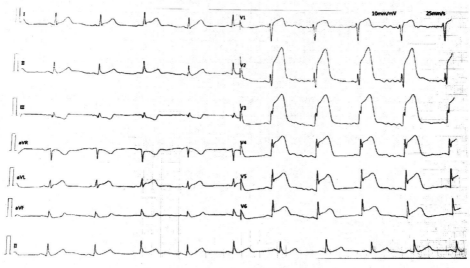

图 12-3-1　急性广泛前壁心肌梗死

【心电图诊断】

a.窦性心律:60次/min。

b.ST改变。

c.异常心电图。

【诊断依据】

图 12-3-1 中 V_{1-6}、Ⅰ、aVL 导联 ST 段呈墓碑样抬高,Ⅲ、aVF 导联 ST 段压低,考虑超急性期广泛前壁心肌梗死。

1.鉴别诊断

(1)早复极综合征

早复极综合征时,ST 段抬高多发生在胸前导联,以凹面向上抬高为主,无动态改变,不产生 Q 波。

(2)急性心包炎

急性心包炎时,一般出现广泛导联的 ST 段抬高,形态为凹面向上抬高,ST 段正常化后可出现 T 波倒置,无 Q 波。

二、前间壁心肌梗死

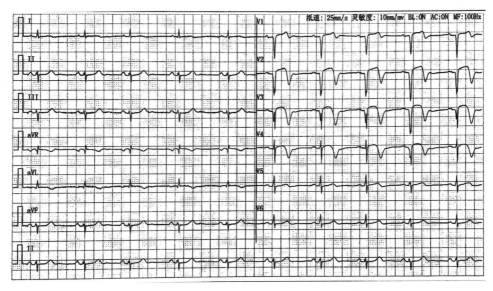

图 12-3-2　急性前间壁心肌梗死

【心电图诊断】

a.窦性心律:57 次/min。

b.窦性心动过缓。

c.异常 Q 波(V_{1-3})。

d.ST-T 改变(V_{2-4})。

e.Q-T 间期延长。

f.左前分支传导阻滞。

【诊断依据】

a.V_{1-3}导联为 QS 型,有碎裂波,V_2、V_3导联 ST 段弓背向上型抬高,V_{2-4}导联 T 波倒置,考虑急性前间壁心肌梗死,多考虑前降支远端病变。

b.窦性心律,Ⅱ、Ⅲ、aVF 导联呈 rS 型,且 $S_Ⅲ > S_Ⅱ$,Ⅰ、aVL 导联呈 qR 型,且 RaVL>RI,QRS 波电轴显著左偏-47°,QRS 波时限<0.12s,符合左前分支传导阻滞心电图表现。

c.P 波在Ⅰ、Ⅱ、V_{4-6}导联直立,aVR 导联倒置,符合窦性心律心电图表现,且 HR<60 次/min,符合窦性心动过缓心电图表现。

d.Q-T 间期 454ms>440ms,符合 Q-T 间期延长心电图表现。

鉴别诊断

a.右心室肥厚

右心室肥厚时 V_1、V_2 导联可呈 QS 或 QR 型,左胸导联 S 波加深,V_5 导联 R/S≤1,心电轴右偏,可见右房肥大改变。

b.左束支传导阻滞

左束支传导阻滞,V_1、V_2 可呈 QS 或 RS 型,QRS 增宽,时限≥0.12s,Ⅰ、aVL、V_{5-6} 导联呈 R 型,初始无 Q 波。

三、下壁心肌梗死

下壁心肌梗死又称膈面心肌梗死,由于梗死向量背离梗死区指向Ⅱ、Ⅲ、aVF 导联的负侧,故Ⅱ、Ⅲ、aVF 导联可出现病理性 Q 波。

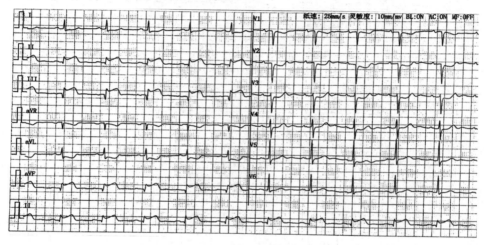

图 12-3-3 急性下壁心肌梗死

【心电图诊断】

a.窦性心律:63次/min。

b.ST-T 改变(Ⅱ、Ⅲ、aVF 导联 ST 段弓背向上型抬高,Ⅰ、aVL、V_2、V_3 导联 ST 段压低,考虑急性下壁心肌梗死)。

c.异常 Q 波(Ⅱ、Ⅲ、aVF)。

d.异常心电图。

【诊断依据】

Ⅱ、Ⅲ、aVF 导联可见异常 Q 波,Ⅱ、Ⅲ、aVF 导联 ST 段弓背向上型抬高,Ⅰ、aVL、V_2、V_3 导联 ST 段压低,考虑急性下壁心肌梗死,考虑为右冠闭塞,因Ⅱ、Ⅲ、aVF 导联 ST 段弓背向上型抬高,Ⅲ导联 ST 段抬高>Ⅱ导联 ST 段抬高,aVL 导联 ST 段压低>Ⅰ导联 ST 段压低。

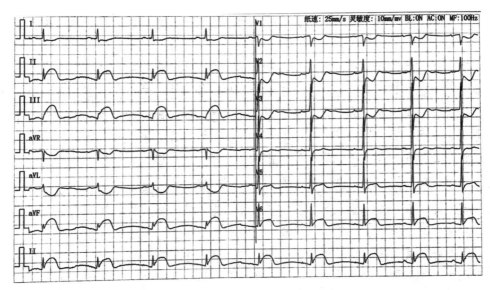

图 12-3-4A　急性下壁、正后壁心肌梗死

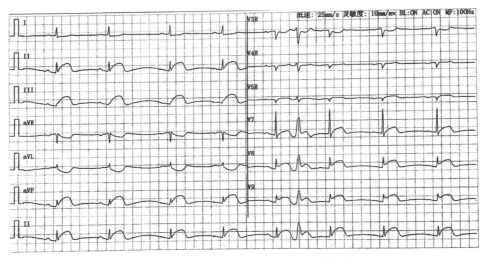

图 12-3-4B　急性下壁、正后壁心肌梗死

注:18 导联心电图。

【心电图诊断】

a.窦性心律:50 次/min。

b.窦性心动过缓。

c.ST-T 改变(Ⅱ、Ⅲ、aVF、V$_{6-9}$导联 ST 段弓背向上型抬高,Ⅰ、aVL、V$_2$、V$_3$导联可见 ST 段压低,考虑急性下壁、正后壁心肌梗死)。

d.室性期前收缩。

e.异常心电图。

【诊断依据】

a. Ⅱ、Ⅲ、aVF、V$_{6-9}$导联可见ST段弓背向上型抬高，Ⅰ、aVL、V$_2$、V$_3$导联可见ST段压低,考虑急性下壁、正后壁心肌梗死。考虑为右冠近段闭塞,因Ⅱ、Ⅲ、aVF导联ST段弓背向上型抬高,Ⅲ导联ST段抬高>Ⅱ导联ST段抬高,aVL导联ST段压低>Ⅰ导联ST段压低,确定为右冠近端闭塞,考虑为右优势型,后侧壁由右冠供血。

b. 第6个QRS波宽大畸形,且提前出现,QRS时限>0.12s,其前无相关P波,符合室性期前收缩心电图改变。

c. P波在Ⅰ、Ⅱ、V$_{4-6}$导联直立,aVR导联倒置,符合窦性心律心电图表现,且HR<60次/min,符合窦性心动过缓心电图表现。

四、正后壁心肌梗死

正后壁心肌梗死指局限于左心室后壁较高部,梗死范围不波及膈面,故典型心电图表现在V$_{7-9}$,在V$_1$、V$_{3R}$、V$_{4R}$出现增高的R波,ST段下移或T波高尖。

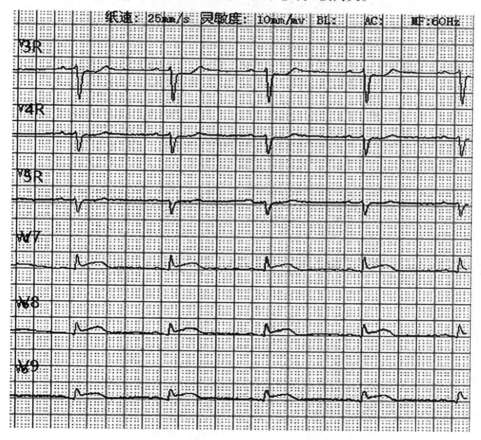

图12-3-5　急性正后壁心肌梗死

【心电图诊断】

a.窦性心律:60次/min。

b.ST-T改变(V_{7-9}导联ST段呈弓背向上型抬高,考虑急性正后壁心肌梗死)。

c.异常心电图。

【诊断依据】

V_{7-9}导联ST段呈弓背向上型抬高,考虑急性正后壁心肌梗死。

五、侧壁心肌梗死

侧壁心肌梗死指发生在左心室外侧壁的心肌梗死,由回旋支供血,可分为前侧壁心肌梗死、高侧壁心肌梗死。

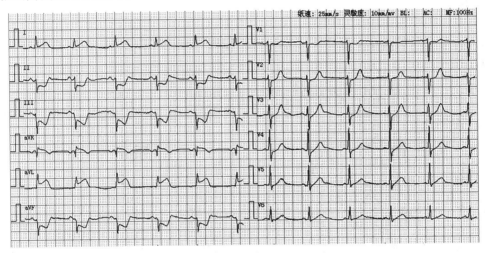

图 12-3-6　急性侧壁心肌梗死

【心电图诊断】

a.窦性心律。

b.ST-T改变（Ⅰ、aVL导联AT段呈弓背向上型抬高,Ⅱ、Ⅲ、aVF导联ST段压低,考虑急性高侧壁心肌梗死）。

c.异常心电图。

【诊断依据】

Ⅰ、aVL导联ST段呈弓背向上型抬高,Ⅱ、Ⅲ、aVF导联ST段压低,考虑急性高侧壁心肌梗死。

六、右心室心肌梗死

右心室心肌梗死指发生在右室壁,临床上单纯右心室心肌梗死较少见,常合并左室梗死,尤其在左室下壁及后壁心梗时发病率高。

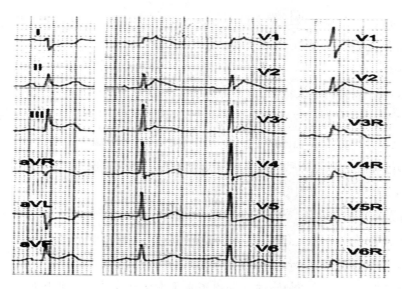

图 12-3-7 急性左室下壁、右室心肌梗死

【心电图诊断】

a.窦性心律:65次/min。

b.ST-T改变(Ⅲ、aVF、V$_{3R-6R}$导联ST段呈弓背向上型抬高,Ⅰ、aVL导联ST段压低,考虑急性左室下壁、右室心肌梗死)。

c.异常心电图。

【诊断依据】

Ⅲ、aVF、V$_{3R-6R}$导联ST段呈弓背向上型抬高,Ⅰ、aVL导联ST段压低,考虑急性左室下壁、右室心肌梗死。

第四节 特殊类型急性冠脉综合征

一、De Winter综合征

(一)概念

De Winter综合征是2008年由荷兰心内科医生De Winter等首先报道的。他们回顾了1500多例前降支近端闭塞的急性冠脉综合征患者的心电图,发现部分患者的心电图未出现典型ST段墓碑样改变,而是出现以下改变:

1.V$_{1-6}$导联J点下降1~3mm,即ST段呈上斜型压低,T波呈对称性高尖。

2.QRS波时限正常或轻度增宽。

3.部分患者 V_{1-6} 导联 R 波递增不良。

4.多数患者 aVR 导联 ST 段轻度抬高。

(二)临床特点

De Winter 综合征的临床特点,急诊冠脉造影一般左主干未见明显异常,多数是前降支近端的单支病变,与急性 ST 段抬高心肌梗死(STEMI)患者相比,De Winter 综合征患者更年轻,而且多为男性及高胆固醇血症患者。部分 De Winter 综合征患者可演变为 STEMI 患者。临床过程中遇到此类患者需尽快开通梗死相关血管,挽救存活的心肌。现研究发现 De Winter 综合征发病机制可能与以下相关:

1.前降支血管狭窄较重,甚至完全闭塞,但常伴有侧支循环,故一般不表现为 ST 段抬高型心梗的心电图表现,心电图表现为心内膜下缺血和(或)心外膜部分缺血。

2.与浦肯野纤维解剖变异、心内膜传导延迟有关。

3.可能与心肌损伤时细胞膜内外钾离子水平发生变化或与心肌顿抑有关。ST 段不抬高与 ATP 敏感性钾离子通道激活的缺失有关。

(三)病例

因"胸骨后持续性憋闷感 3h"入院,急诊查心电图示:窦性心律,V_{1-4} 导联 ST 段上斜型压低,V_{1-4} 导联 T 波高尖。

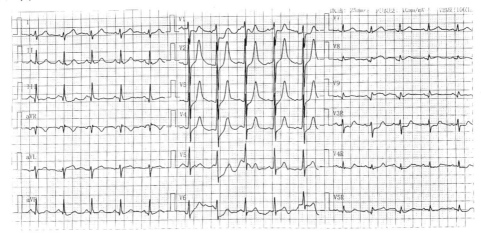

图 12-4-1　De Winter 综合征

急诊冠脉造影示:左主干未见狭窄,前降支近段 99% 狭窄病变,远段血流 TIMI 2 级,回旋支全程多处 50%~60% 狭窄病变,右冠近段 50% 狭窄,中段 60% 狭窄,远段后三叉前 90% 狭窄,可见前降支侧支循环。于左主干-前降支处植入 1 枚 Resolute4.0mm×24mm 支架。查心肌损伤标志物 cTnT 峰值 9.29ng/L、CK-MB 为 184U/L。

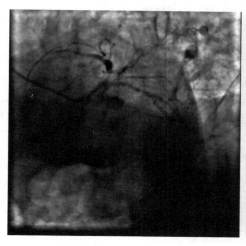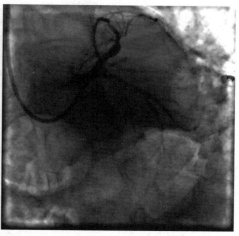

图 12-4-2 冠脉造影

二、Wellens综合征

Wellens综合征是1982年Wellens医生发现不稳定型心绞痛患者胸痛发作后,其胸前导联心电图出现T波呈对称性倒置、正负双向改变或动态演变,查冠脉造影结果示左前降支近段有不同程度的严重狭窄(>50%),其中部分可发展成为前壁心肌梗死,又称为前降支T波综合征。

根据T波的改变形态,一般分为2种类型。I型主要在V_2、V_3导联的T波呈双支对称性倒置,V_2、V_3导联的T波也可呈负正双向(II型),一般无病理性Q波及胸前导联R波递增不良,无明显ST段偏移。有特征性T波演变,心绞痛再次发作时,T波倒置可能进一步加深,或伪正常化,或出现进展为急性ST段抬高型心梗。如患者不再发作心绞痛,则T波改变的程度逐渐减轻,直至恢复直立。

发病机制考虑多由左室前壁的心肌严重缺血引起,故引起上述特征性T波改变,T波的演变则反映了缺血区顿抑或冬眠心肌功能的恢复情况。心肌缺血得到改善,T波倒置程度可明显变浅。胸前心电图T波改变,提示前降支严重狭窄,属于高危不稳定型心绞痛,易进展为急性广泛前壁心肌梗死,应进一步评估冠脉造影,积极治疗。禁忌心电图运动试验。

病例

45岁男性患者,主因"发作性胸闷、胸痛4个月,加重30min"就诊。30min前活动后出现胸闷、胸痛,为胸骨后、中、下段位置,可向左肩背部放射,性质剧烈,伴出汗,急诊到院,心电图表现:窦性心律,电轴不偏,T波改变(V_{1-4}导联T波正负双向)。

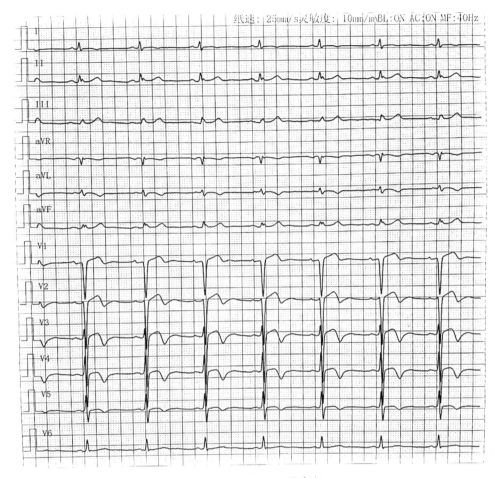

图 12-4-3 Wellens 综合征

查冠脉造影示：前降支近段次全闭塞，远端前向血流 TIMI1，于前降支植入 1 枚支架，血流恢复 TIMI3 级。

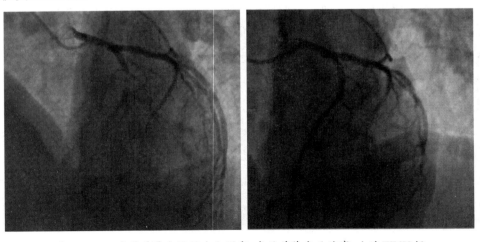

图 12-4-4 术前前降支近段次全闭塞，术后前降支无狭窄，血流 TIMI3 级

第五节 急性冠脉综合征病例

随着急性冠脉综合征诊治的进展,以下为早期介入治疗改变急性心肌梗死图形的演变。

1.对 QRS 波群的影响

有少部分病人不出现病理性 Q 波,多数病例仍出现病理性 Q 波,可加速 Q 波的出现和进展;Q 波的振幅可降低,出现导联数目减少;R 波消失的范围缩小,形成 QS 型的概率降低;有效血运重建 2~6 月后,原有的病理性 Q 波消失的比例升高。

2.对 ST 段影响

再灌注治疗 2h 内或间隔 30min 内抬高的 ST 段回降≥50%;再灌注治疗后抬高的 ST 段回降>0.2mV,或再灌注治疗 3h 内,抬高的 ST 段回降幅度>25%;ST 段一过性再抬高后迅速回降,多见于再灌注损伤 ST 段再抬高,心肌微循环得到有效再灌注后,可见 ST 段回落。

3.对 T 波影响

高大直立的 T 波幅度明显下降;在 ST 段抬高导联 T 波较快(12~24h)出现倒置;倒置的 T 波可转为直立。

在 STEMI 治疗过程中,再灌注初期(90min)观察抬高的 ST 段有无回降,随后 12~24h 观察 T 波的变化。

【病例】

杨某,男,78 岁,因"持续胸前区憋闷、疼痛 8h"入院。患者自述 2021 年 11 月 25 日 13:02 突发胸前区憋闷、疼痛,呈针刺样疼痛,休息后未见缓解,未引起重视,17:30 胸前区憋闷、疼痛较前加重,大汗淋漓,并向肩背部放射,伴腹痛、头晕、恶心呕吐,呕吐物为约 500ml 胃内容物,遂就诊于当地县医院。于 18:07 查心电图(图 12-5-1)示:窦性心律房性期前收缩 ST-T 改变(多考虑超急性前壁心梗)。18:30 心肌酶示 CK-MB2.83ng/ml、cTNI 0.01ng/ml、Myo30.0ng/ml,18:35 口服拜阿司匹林 300mg、替格瑞洛 180mg、阿托伐他汀 20mg,19:10 复查心电图(图 12-5-2)示:窦性心律肢体导联低电压异常 Q 波 ST-T 改变。19:15 阿替普酶 20mg 溶栓至 19:45 结束,19:46 依诺肝素 4000IU 抗凝,20:03 复查心电图(图 12-5-3)示:窦性心律异常 Q 波 ST-T 改变(多考虑急性前壁心肌梗死)。21:31 转院,于 21:33 到达导管室,急诊行冠状动脉造影术及经皮冠状动脉介入术:左主干正常,前降支中远段弥漫性狭窄,最窄处 95% 狭窄,远段血流 TIMI2 级,回旋支多发斑块约 20%~30% 狭窄,远段血流 TIMI3 级,于前降支病变处植入 1 枚支架,术后前降支血流恢复 TIMI3 级。

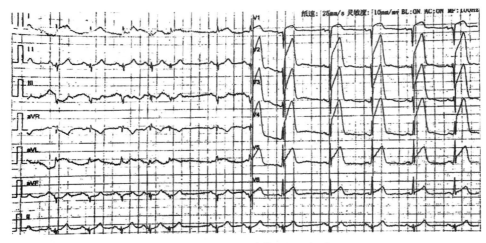

图 12-5-1　转院前第 1 份心电图

【心电图诊断】

a.窦性心律:79 次/min。

b.肢体导联低电压。

c.房性期前收缩。

d.ST-T 改变(V_{2-5}导联 T 波高尖,多考虑超急性期前壁心肌梗死)。

e.异常心电图。

【诊断依据】

a.肢体导联 QRS 波幅均<0.5mV,符合肢体导联低电压心电图表现。

b.第 6 个 QRS 波前可见提前出现的异常 P′波,P′波形态与窦性 P 波形态不同,P′-R 间期 0.168s,代偿间歇不完全,符合房性期前收缩心电图表现。

c.V_{2-5}导联 ST 段升高呈直线向上,与高耸直立的 T 波相连,ST 段斜形抬高且不对称,凸起的 ST 段的顶端高出前面的 R 波,考虑超急性期前壁心肌梗死、前降支中段闭塞。

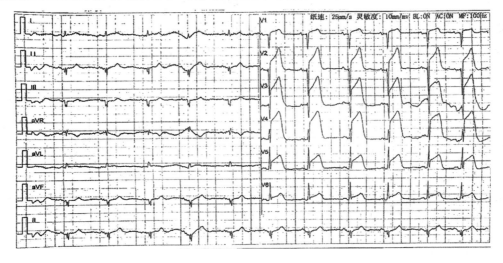

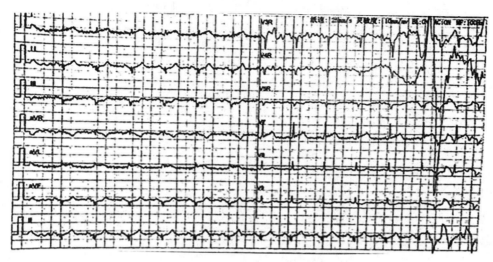

图 12-5-2　转院前第 2 份心电图　（注：18 导联）

【心电图诊断】

a.窦性心律：75 次/min。

b.肢体导联低电压。

c.异常 Q 波（V_{1-3} 导联）。

d.ST-T 改变（V_{2-5} 导联 T 波高尖，多考虑急性期前壁心肌梗死）。

e.异常心电图。

【诊断依据】

a.所有肢体导联，QRS 波幅均<0.5mV，符合肢体导联低电压心电图表现。

b.V_{1-3} 导联出现异常 Q 波，V_{1-6} 导联 ST 段弓背向上抬高型，高耸的 T 波较转院前第 1 份心电图下降，ST 段斜形抬高且不对称，考虑急性前壁心肌梗死。

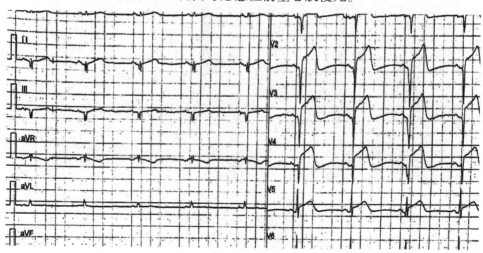

图 12-5-3　转院前第 3 份心电图（溶栓后 20min）

【心电图诊断】

a.窦性心律:55次/min。

b.窦性心动过缓。

c.肢体导联低电压。

d.异常Q波(V_{1-4}导联)。

e.ST-T改变(考虑急性前壁心肌梗死)。

f.异常心电图。

【诊断依据】

a.所有肢体导联,QRS波幅均<0.5mV,符合肢体导联低电压心电图表现。

b.P波在Ⅰ、Ⅱ、V_{4-6}导联直立,aVR导联倒置,符合窦性心律心电图表现,且HR<60次/min,符合窦性心动过缓心电图表现。

c.V_{1-4}导联出现异常Q波,V_{1-6}导联抬高的ST段较前回落>0.2mV。

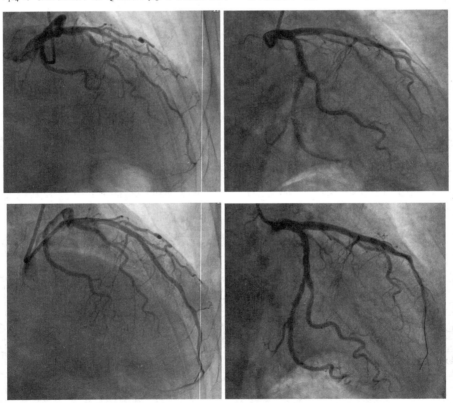

图12-5-4　冠脉造影图

冠状动脉造影术及经皮冠状动脉介入术:左主干正常,前降支中远段弥漫性狭窄,最窄处95%狭窄,远段血流TIMI2级,回旋支多发斑块约20%~30%狭窄,远段血流TIMI3级,于前降支病变处植入1枚支架,术后前降支血流恢复TIMI3级。

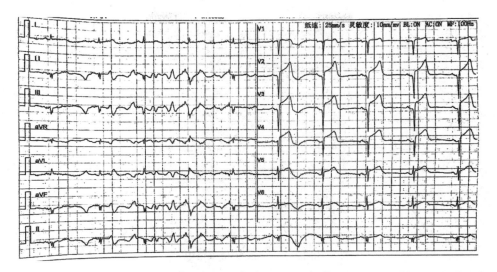

图 12-5-5 术后 20min 心电图

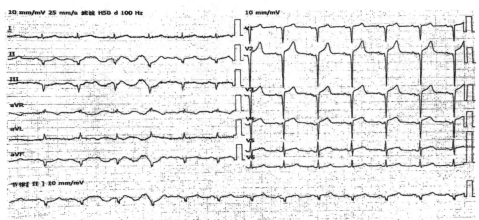

图 12-5-6 术后 90min 心电图

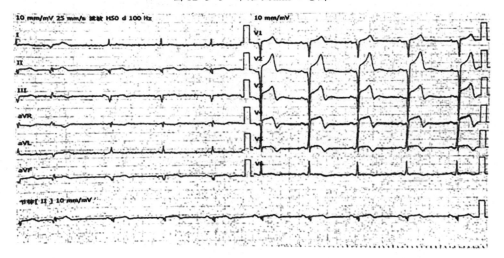

图 12-5-7 术后 18h 心电图

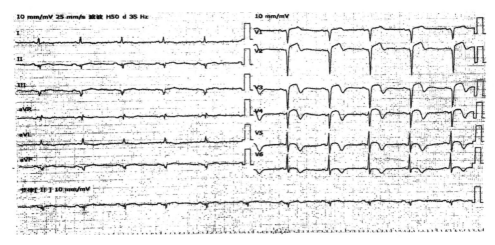

图 12-5-8　术后 4d 心电图

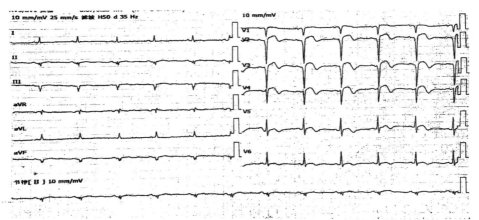

图 12-5-9　术后 7d 心电图

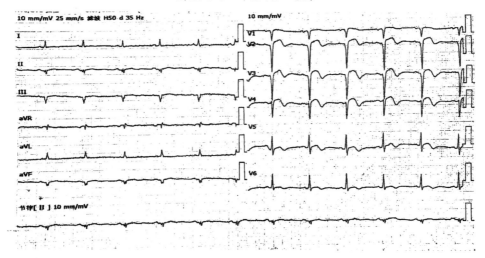

图 12-5-10　术后 12d 心电图

（纪召娟）

第十三章　急性心肌梗死合并心律失常

心律失常是急性心肌梗死最常见的并发症,分为快速型和缓慢型,快速型心律失常可发生于任何部位的心肌梗死,而缓慢型心律失常尤其是各种类型的传导阻滞,与梗死部位密切相关。

一、急性心肌梗死合并快速型心律失常

(一)期前收缩

1.房性期前收缩

房性期前收缩可因心房缺血或心力衰竭导致心房扩张而引起,其发生率为15%~50%。部分房性期前收缩可诱发房性快速心律失常。

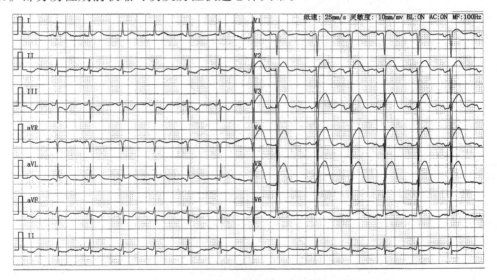

图 13-1　急性广泛前壁、高侧壁心肌梗死伴房性期前收缩

【心电图诊断】

a.窦性心律:81次/min。

b. I 、aVF、V$_{1-6}$导联ST段弓背向上抬高0.2~0.6mV,伴V$_{1-5}$导联R波递增不良,结合临床考虑广泛前壁、高侧壁急性心肌梗死。

c.房性期前收缩。

d.异常心电图。

【诊断依据】

a.V_{1-6}、Ⅰ、aVL导联ST段弓背向上型抬高,V_{1-6}导联T波直立,多考虑急性广泛前壁、高侧壁心肌梗死。

b.Ⅱ、Ⅲ、aVF导联ST段压低约0.1mV。

c.第8个房性P′波提前出现,其形态与窦性P波不同,P′-R间期>0.12s,其后的QRS波形态与窦性QRS波形态一致,代偿间期不完全,符合房性期前收缩心电图表现。

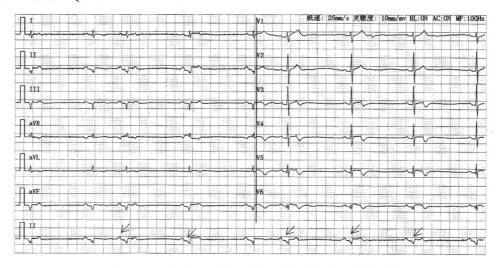

图13-1-2　急性下侧壁心肌梗死伴房性期前收缩未下传

【心电图诊断】

a.窦性心律:71次/min。

b.Ⅱ、Ⅲ、aVF、V_{4-6}导联ST段抬高0.1~0.2mV,伴下壁异常Q波,结合临床考虑下侧壁急性心肌梗死。

c.频发房性期前收缩(部分未下传)。

d.异常心电图。

【诊断依据】

a.V_{4-6}、Ⅱ、Ⅲ、aVF导联ST段弓背向上型抬高,V_{4-6}导联T波倒置,伴下壁异常Q波,考虑急性下侧壁心肌梗死。

b.图13-1-2中第2、5个房性P′波提前出现,其形态与窦性P波不同,P′-R间期>0.12s,其后的QRS波形态与窦性QRS波形一致,考虑为房性期前收缩,箭头示P′波提前出现,其形态与窦性P波不同,后无QRS波,符合房性期前收缩未下传心电图表现。

2.交界性期前收缩

偶发交界性期前收缩无需处理,频发交界性期前收缩可能是室上性心动过速的前兆。

3.室性期前收缩

是急性心肌梗死各期中发生最多的心律失常,尤以梗死后2h内发生率最高。室性期前收缩是心肌缺血损伤后心室自律性增高或发生折返激动引起的,与发病年龄、性别及梗死部位无明显关系。急性心肌梗死出现频发的室性期前收缩、RonT室性期前收缩、RonP室性期前收缩、左心室型室性期前收缩、多源性室性期前收缩、连续发生的室性期前收缩时,发生室性心动过速和心室颤动的风险明显增高,应高度重视。

(1)频发室性期前收缩

每小时>10次,其心源性死亡率比每小时<10次者增加2.5~4.0倍。

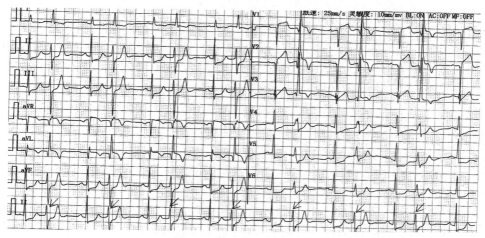

图13-1-3　急性前间壁心肌梗死伴室性期前收缩二联律

【心电图诊断】

a.窦性心律:87次/min。

b.V_{1-3}导联ST段抬高0.2~0.3mV,伴异常Q波,结合临床前间壁急性心肌梗死。

c.频发室性期前收缩(呈二联律)。

d.ST-T改变。

e.异常心电图。

【诊断依据】

a.图13-1-3中第2、4、6、8、10、14个QRS波提前出现,波形宽大畸形,其前无相关P'波,不完全代偿间期,考虑为室性期前收缩,该图中室性期前收缩与窦性心搏交替出现,且连续出现7组,符合室性期前收缩二联律心电图表现。

b.V_1、V_2导联ST段弓背向上型抬高,且出现Q波,T波直立,Ⅱ、Ⅲ、aVF、V_{4-6}导联ST段明显压低0.3~0.5mV,考虑急性前间壁心肌梗死。

(2)RonT室性期前收缩,即室性期前收缩落在前一激动的T波上。

(3)RonP室性期前收缩,即舒张期、长联律间期、R波落在P波上的室性期前收缩。

（4）左心室型室性期前收缩，发生于左心室，心电图上呈右束支传导阻滞，来源于左心室的室性期前收缩比来源于右心室的期前收缩更具危险性。

（5）多源性室性期前收缩

室性期前收缩的形态包括但不限于3种，其联律间期不固定，提示心室内存在多个异位兴奋灶，反映心肌受损的严重，易发生多源性室性心动过速和心室颤动。

（6）连续发生的室性期前收缩

连续发生2~4次的室性期前收缩，且连续发生3次以上，猝死的发生率明显增加。

（二）心动过速

1.窦性心动过速

100~150次/min，长时间持续的窦性心动过速提示梗死面积大，心排量低，预后差。

2.房性心动过速

连续发生3次及以上的房性P波，频率在160~200次/min，急性心肌梗死时发生率约20%。

3.阵发性室上性心动过速

发生率5%，频率在120~220次/min。

4.室性心动过速

（1）心电图特征

提前出现的宽大畸形的QRS波形；其前无相关P波；代偿间歇完全；T波与主波方向相反；连续发生5次及以上；频率在160~240次/min。

（2）分型

包括持续性室性心动过速、非持续性室性心动过速、加速性室性自主心律、尖端扭转型室性心动过速。

①持续性室性心动过速：室性心动过速超过30s者，心室率在160~240次/min。

②非持续性室性心动过速：连续发生5次以上室性期前收缩，频率≥100次/min，并在30s内中止。

③加速性室性自主心律（非阵发性室性心动过速）：指频率较慢的室性心动过速，其心室率在60~130次/min。

④尖端扭转型室性心动过速：是多形性室性心动过速的一种形式，极易发生心室颤动。心电图表现为由一系列快速的、短阵发作的（数秒至数十秒）、宽大畸形的室性QRS-T波群组成；频率160~280次/min，平均220次/min；QRS振幅方向不断改变，每隔3~10个心搏，R波方向逐渐或突然向相反方向转变，围绕基线扭转QRS波主波方向呈尖端扭转现象；Q-T或QRS间期明显延长，Q-T间期>0.6s。

5.加速性交界区逸搏心律(非阵发性交界性心动过速)

指连续出现3次以上,频率70~140次/min交界性的QRS波群。急性心肌梗死尤其是下壁心肌梗死时常见,发生率约10%。

(三)扑动和颤动

1.心房扑动

急性心肌梗死合并心房扑动比较少见,占1%~5%。

心电图特点:各导联P波消失,代之以规则的锯齿状F波;心房频率为240~350次/min;F-R间期固定,QRS波呈室上性;R-R间距取决于传导比例。

2.心房颤动

心房颤动是心肌梗死中较常见的心律失常,发生率占10%~15%,大多为暂时性和阵发性发作,可间断发作,自行终止。多见于前壁、下壁心肌梗死。

心电图特点:各导联P波消失,代之以大小间距不等的f波;心房频率为340~600次/min;R-R间期绝对不等,QRS波呈室上性。

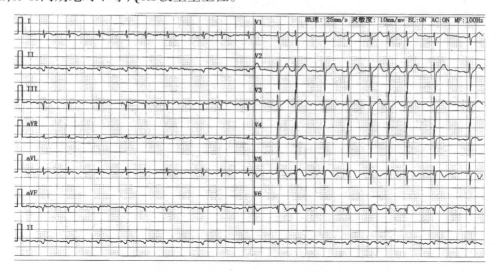

图13-1-4 下侧壁心肌梗死、心房颤动

【心电图诊断】

a.异位心律:心房颤动(快心室率)平均心室率116次/min。

b.Ⅱ、Ⅲ、aVF、V_{4-6}导联ST段抬高0.1~0.2mV,伴异常Q波,结合临床考虑下侧壁急性心肌梗死。

c.肢体导联低电压。

d.ST-T改变(Ⅱ、Ⅲ、aVF、V_5、V_6导联)。

e.异常心电图。

【诊断依据】

a.P波消失,以大小不等、方向不一致的f波代替,以Ⅱ、Ⅲ、aVF导联最为明显,心室律绝对不匀齐,心室率116次/min,符合快心室率心房颤动心电图表现。

b.Ⅱ、Ⅲ、aVF、V₆导联起始r波消失,呈QR型,Q波时限≥0.04s,考虑下侧壁心肌细胞发生梗死;Ⅱ、Ⅲ、aVF、V₅、V₆导联ST段弓背向上型抬高,V₅、V₆导联T波倒置,提示下壁、前侧壁心肌细胞缺血、损伤。

c.肢体导联QRS波幅<0.5mV,符合肢体导联低电压心电图表现。

3.心室扑动和心室颤动

心室扑动和心室颤动是急性心肌梗死并发快速型心律失常中最严重的心律失常。

下面为一例急性心肌梗死患者一系列动态演变图,ST段变化不明显,但是合并多种快速型心律失常以及恶性心律失常,故致患者死亡(图13-1-5)。

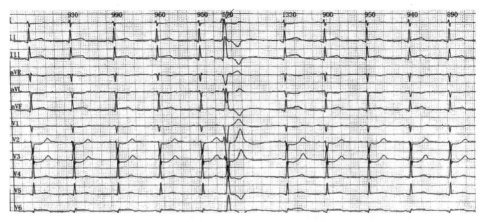

图13-1-5 急性下侧壁心肌梗死、室性期前收缩

【心电图诊断】

a.窦性心律:64次/min。

b.Ⅱ、Ⅲ、aVF、V₄₋₆导联ST段抬高0.1mV,伴异常Q波,结合临床考虑下侧壁急性心肌梗死。

c.室性期前收缩。

d.异常心电图。

【诊断依据】

a.Ⅱ、Ⅲ、aVF、V₆导联ST段较前进一步呈弓背向上型抬高,抬高0.1~0.15mV,V₁₋₃导联ST段压低0.1~0.3mV,提示下侧壁细胞缺血、损伤加重。

b.图13-1-5中第6个QRS波提前出现,其形态与窦性QRS不同,呈宽大畸形,其前无相关P'波,符合室性期前收缩心电图表现。

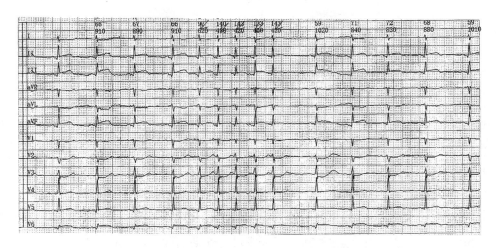

图 13-1-6 急性下侧壁心肌梗死、短阵房性心动过速

【心电图诊断】

a.窦性心律:71次/min。

b.短阵房性心动过速。

c.ST段改变。

d.异常心电图。

【诊断依据】

a.Ⅱ、Ⅲ、aVF、V₆导联ST段较前进一步呈弓背向上型抬高,此时抬高0.1~0.20mV,同时,V₅导联ST段也呈弓背向上型抬高,抬高约0.1mV,V₂、V₃导联ST段压低0.1~0.3mV,提示下壁、前侧壁细胞缺血、损伤进一步加重。

b.图13-1-6中第5~9个P'波提前且连续出现,其形态与窦性P波不同,P'-R间期>0.12s,QRS波形与窦性QRS波形相同,符合短阵房性心动过速心电图表现。

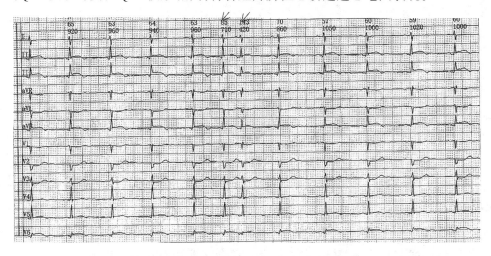

图 13-1-7 急性下侧壁心肌梗死、成对房性期前收缩

【心电图诊断】

a.窦性心律:64次/min。

b.Ⅱ、Ⅲ、aVF、V_{4-6}导联ST段抬高0.1mV,伴异常Q波,结合临床考虑下侧壁急性心肌梗死。

c.成对房性期前收缩。

d.异常心电图。

【诊断依据】

a.Ⅱ、Ⅲ、aVF、V_5、V_6导联ST段较前无明显变化,提示下侧壁心肌梗死。

b.图13-1-7中第5、6个P′波提前且连续出现,其形态与窦性P波不同,P′-R间期>0.12s,QRS波形与窦性QRS波形相同,符合成对房性期前收缩心电图表现。

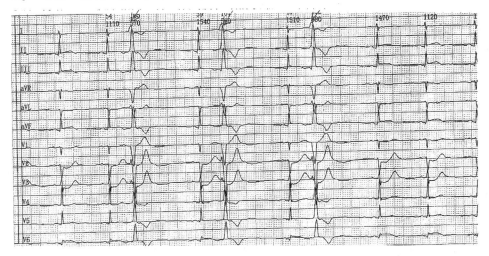

图13-1-8　急性下侧壁心肌梗死、室性期前收缩二联律

【心电图诊断】

a.窦性心律:50次/min。

b.Ⅱ、Ⅲ、aVF、V_{4-6}导联ST段抬高0.1mV,伴异常Q波,结合临床考虑下侧壁急性心肌梗死。

c.室性期前收缩二联律。

d.异常心电图。

【诊断依据】

a.Ⅱ、Ⅲ、aVF、V_5、V_6导联ST段较前无明显变化,Ⅱ、Ⅲ、aVF、V_5、V_6导联出现Q波,是心肌坏死型改变。

b.图13-1-8中第3、5、7个QRS波提前出现,其形态与窦性QRS波形不同,呈宽大畸形,且与窦性心搏交替出现,并连续出现3组,符合室性期前收缩二联律心电图表现。

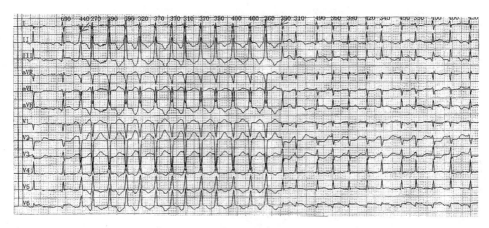

图 13-1-9 急性下壁、前侧壁心肌梗死伴快心室率心房颤动

【心电图诊断】

a.异位心律:心房颤动(平均心室率144次/min)。

b.Ⅱ、Ⅲ、aVF、V$_{4-6}$导联ST段抬高0.1~0.2mV,伴异常Q波,结合临床考虑下侧壁急性心肌梗死,与图13-8比较ST段进一步抬高。

c.室性心动过速。

d.异常心电图。

【诊断依据】

a.图13-1-9中从第15个QRS波形开始窦性P波消失,代之以大小不等、方向不一致的f波,QRS波形与窦性QRS波形相同,心室律绝对不齐,平均心室率146次/min,符合快心室率心房颤动心电图表现。

b.Ⅱ、Ⅲ、aVF、V$_5$、V$_6$导联ST段较前进一步抬高,提示下侧壁心肌缺血、损伤进行性加重。

c.图13-1-9中第2~14个QRS波提前出现,其形态与窦性QRS波形不同,呈宽大畸形,且连续出现,符合室性心动过速心电图表现。

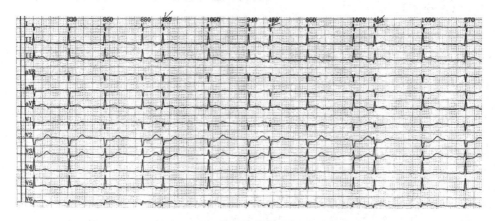

图 13-1-10 急性下壁、前侧壁心肌梗死伴房性期前收缩三联律

【心电图诊断】

a.窦性心律:73次/min。

b.Ⅱ、Ⅲ、aVF、V₄₋₆导联ST段抬高0.1~0.2mV,伴异常Q波,结合临床考虑下侧壁急性心肌梗死,与图13-1-9比较无变化。

c.房性期前收缩三联律。

d.异常心电图。

【诊断依据】

a.Ⅱ、Ⅲ、aVF、V₅、V₆导联ST段较前无明显变化。

b.V₂、V₃导联ST段压低0.1~0.3mV。

c.图13-1-10中第4、7、10个P′波提前出现,且每隔2个窦性心搏有规律出现,其形态与窦性P波不同,P′-R间期>0.12s,QRS波形与窦性QRS波形相同,连续发生3组,符合房性期前收缩三联律心电图表现。

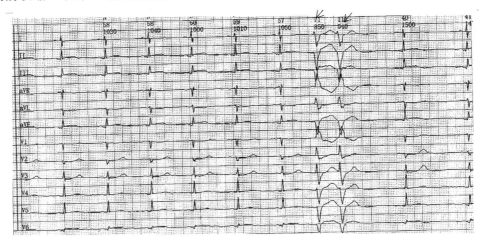

图13-1-11　急性下侧壁心肌梗死伴成对室性早搏

【心电图诊断】

a.窦性心律:60次/min。

b.Ⅱ、Ⅲ、aVF、V₄₋₆导联ST段抬高0.1~0.2mV,伴异常Q波,结合临床考虑下侧壁急性心肌梗死,ST段与图13-1-10对比变化不明显。

c.成对室性早搏。

d.异常心电图。

【诊断依据】

a.Ⅱ、Ⅲ、aVF、V₆导联ST段较前变化不明显。

b.V₁₋₃导联ST段压低0.1~0.3mV。

c.图13-1-11中第7、8个QRS波提前出现,其形态与窦性QRS不同,呈宽大畸形,其前无相关P′波,考虑室性期前收缩,2个室性期前收缩连着出现,符合成对室性期前收缩心电图表现。

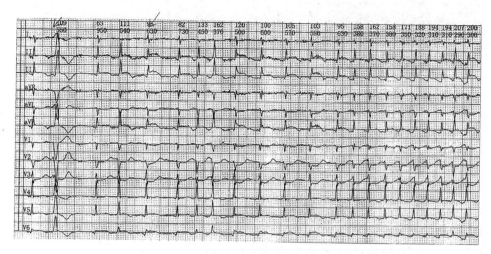

图13-1-12 急性下侧壁心肌梗死伴心房颤动、窦性逸搏、室性早搏

【心电图诊断】

a.异位心律:心房颤动(平均心室率134次/min)。

b.Ⅱ、Ⅲ、aVF、V₄₋₆导联ST段抬高0.1~0.3mV,伴异常Q波,结合临床考虑下侧壁急性心肌梗死。

c.窦性逸搏。

d.室性早搏。

e.异常心电图。

【诊断依据】

a.Ⅱ、Ⅲ、aVF、V₅、V₆导联ST段较前进一步抬高。

b.V₁₋₃导联ST段压低0.1~0.3mV。

c.图13-1-12中第4个(箭头处)P波延迟出现,形态和窦性P波一致,在Ⅰ、Ⅱ、aVF、V₄₋₆导联直立,aVR导联倒置,P-R间期0.13s,符合窦性P波心电图特点,联律周期0.63s,频率95次/min,是快速心房颤动夹有延迟出现的1次窦性心搏,符合窦性逸搏心电图表现。

d.窦性P波消失,代之以大小不等、方向不一致的f波,QRS波形与窦性QRS波形相同,心室律绝对不齐,平均心室率134次/min,符合快心室率心房颤动心电图表现。

e.图13-1-12中第1个(箭头处)QRS波提前出现,其形态与窦性QRS不同,呈宽大畸形,其前无相关P′波,符合室性期前收缩心电图表现。

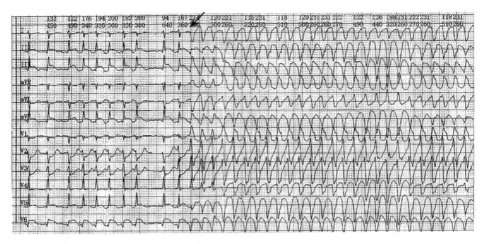

图13-1-13　急性下侧壁心肌梗死伴心房颤动、室性心动过速

【心电图诊断】

a.异位心律:心房颤动(平均心室率163次/min)。

b.Ⅱ、Ⅲ、aVF、V₄₋₆导联ST段抬高0.1~0.3mV,伴异常Q波,结合临床考虑下侧壁急性心肌梗死。

c.室性心动过速。

d.异常心电图。

【诊断依据】

a.Ⅱ、Ⅲ、aVF、V₅、V₆导联ST段较前无明显变化。

b.V₁₋₃导联ST段压低0.2~0.5mV。

c.V₆导联出现明显的异常Q波,提示前侧壁的心肌细胞发生坏死。

d.箭头前示窦性P波消失,代之以大小不等、方向不一致的f波,QRS波形与窦性QRS波形相同,心室律绝对不齐,平均心室率163次/min,符合快心室率心房颤动心电图表现。

e.图13-1-13中箭头后示QRS波形宽大畸形,落在前一QRS波的T波,其后连续出现宽大畸形的QRS波,频率约300次/min,符合RonT诱发的室性心动过速心电图表现。

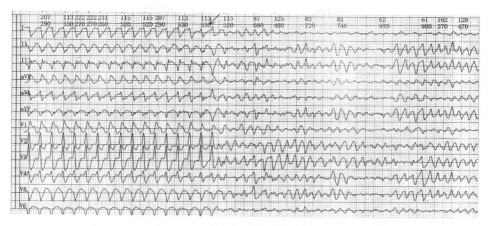

图 13-1-14　急性下侧壁心肌梗死伴室性心动过速、心室颤动

【心电图诊断】

a.异位心律:平均心室率300次/min。

b.室性心动过速。

c.心室颤动。

d.异常心电图。

【诊断依据】

a.图 13-1-14 中箭头前为连续出现的宽大畸形的 QRS 波,频率约300次/min,符合室性心动过速心电图表现。

b.箭头后为 P-QRS-T 波消失,代之以形态和振幅均不规则的颤动波,形态极不一致,符合心室颤动心电图表现。

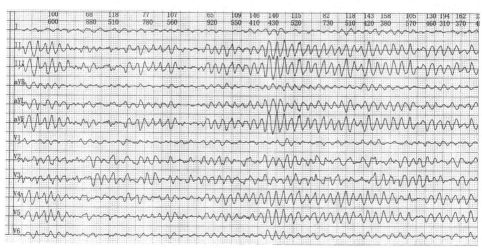

图 13-1-15　急性下侧壁心肌梗死伴心室扑动和心室颤动电交替

【心电图诊断】

a.异位心律:平均心室率320次/min。

b.心室扑动与心室颤动电交替。

c.异常心电图。

【诊断依据】

P-QRS-T波消失,代之出现形态和振幅均不规则的颤动波及较为规则、振幅高大的正弦波交替出现,符合心室颤动和心室扑动电交替心电图表现。

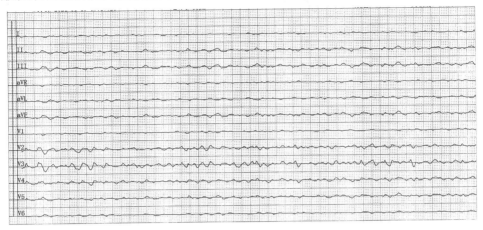

图 13-1-16　急性下侧壁心肌梗死伴心室颤动

【心电图诊断】

a.异位心律:平均心室率 500 次/min。

b.心室颤动。

c.异常心电图。

【诊断依据】

P-QRS-T波消失,代之出现形态和振幅均不规则的颤动波,形态极不一致,符合心室颤动心电图表现。

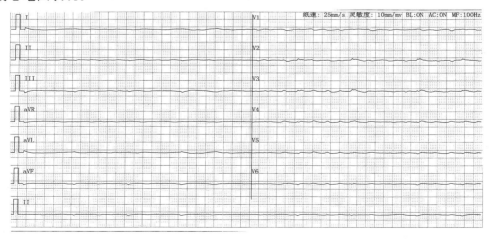

图 13-1-17　死亡心电图

【心电图诊断】

死亡心电图。

【诊断依据】

P-QRS-T波完全消失,符合死亡心电图表现。

二、急性心肌梗死合并缓慢型心律失常

(一)自律性减低的缓慢型心律失常

1.窦性心动过缓

急性心肌梗死中,窦性心动过缓的发生率为20%~40%,以梗死发生后的最初数小时内发生率最高。

2.窦性停搏

急性心肌梗死早期窦性停搏发生率约为2.6%,多见于下后壁或合并右心室梗死、梗死面积广泛、高龄或伴有休克者。

3.心室停搏

急性心肌梗死并发心室停搏在监护病房检出率为1%~14%,其死亡率达90%。

4.逸搏与逸搏心律

急性心肌梗死时出现逸搏及逸搏心律是心脏的一种代偿现象,常继发于上级起搏点频率过慢、激动静止或逸搏节点以上部位存在传导阻滞之后。

(二)激动传导异常

房室传导阻滞多发生在心肌梗死后的72h内,急性下壁心肌梗死的发病较前壁心肌梗死者多3倍。

1.原因

(1)左心室下壁心肌和房室结均主要由冠状动脉供血。

(2)左心室下壁有丰富的迷走神经分布,缺血水肿可使迷走神经兴奋,引起房室传导阻滞。

(3)梗死早期与传导系统的钾离子水平相关。

(4)房室结对于缺血的抵抗力较弱。

2.心电图表现

(1)一度房室传导阻滞

在急性心肌梗死中检出率为4%~14%。

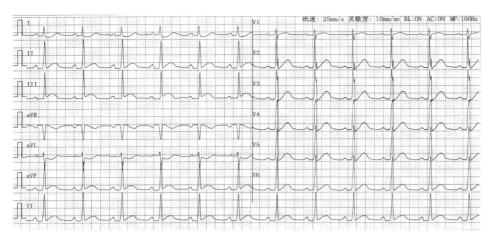

图 13-1-18　急性下壁心肌梗死伴一度房室传导阻滞

【心电图诊断】

a. 窦性心律:68 次/min。

b. Ⅱ、Ⅲ、aVF、下导联 ST 段弓背向上型抬高 0.1~0.3mV,伴异常 Q 波,结合临床考虑下侧壁急性心肌梗死。

c. 一度房室传导阻滞。

d. 异常心电图。

【诊断依据】

a. P-R 间期 0.22s,结合患者年龄和心率,符合一度房室传导阻滞心电图表现。

b. Ⅱ、Ⅲ、aVF 导联 ST 段弓背向上型抬高,T 波直立,提示下壁心肌细胞缺血、损伤。

(2)二度房室传导阻滞

包括二度Ⅰ型和二度Ⅱ型。

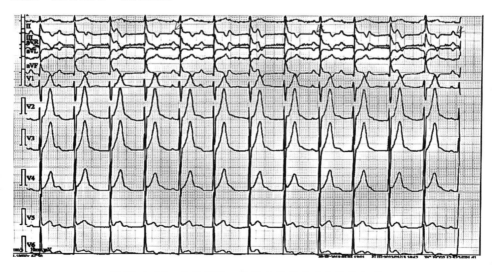

图 13-1-19　急性下壁心肌梗死伴高度房室传导阻滞

【心电图诊断】

a.窦性心律:心房率98次/min,心室率74次/min。

b.Ⅱ、Ⅲ、aVF、下导联ST段抬高0.2mV,伴异常Q波,结合临床考虑下侧壁急性心肌梗死。

c.高度房室传导阻滞伴交界性逸搏。

d.T波高尖(V$_2$、V$_3$)。

e.异常心电图。

【诊断依据】

a.该患者心房率98次/min,心室率74次/min,QRS波群按5:4漏搏,图13-1-19中箭头示下传的P-QRS-T波,且P-R间期固定,符合5:4高度房室传导阻滞心电图表现。

b.Ⅱ、Ⅲ、aVF导联ST段弓背向上型抬高,T波倒置,提示下壁心肌细胞缺血、损伤,符合下壁急性心肌梗死心电图改变。

c.V$_2$、V$_3$导联T波高尖,呈帐篷样,考虑该患者有高钾血症的可能。

(3)三度房室传导阻滞

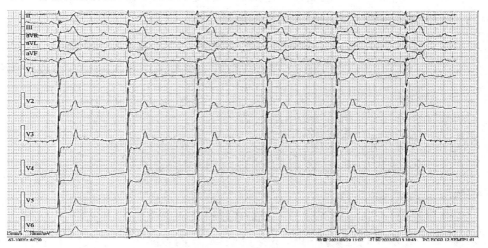

图13-1-20 急性下壁心肌梗死合并三度房室传导阻滞

【心电图诊断】

a.窦性心律:心房率100次/min,心室率37次/min。

b.Ⅱ、Ⅲ、aVF、下导联ST段抬高0.1~0.3mV,伴异常Q波,结合临床考虑下侧壁急性心肌梗死。

c.三度房室传导阻滞伴交界性逸搏心律。

d.异常心电图。

【诊断依据】

a.窦性P波与QRS波无关,P-P间期和R-R间期各有自己的规律,心房率100次/min,

心室率37次/min,心房率>心室率,形成完全性房室分离,符合三度房室传导阻滞心电图表现。

b.图13-1-20中QRS波形正常,R-R间期1.64s,心室率37次/min,符合过缓型交界性逸搏心律心电图表现。

c.Ⅱ、Ⅲ、aVF导联ST段弓背向上型抬高,T波直立,提示下壁心肌细胞缺血、损伤,符合下壁急性心肌梗死心电图改变。

d.Ⅰ、aVL、V_{1-6}导联ST段压低0.1~0.5mV。

(4)心肌梗死合并束支传导阻滞

心肌梗死合并束支传导阻滞,既可以是心肌梗死发生于原有束支传导阻滞的基础上,也可以是束支传导阻滞并发于心肌梗死之后。由于某些束支传导阻滞能掩盖梗死性Q波,其继发性ST-T改变又能抵消心肌梗死时的损伤型ST-T改变,导致心肌梗死合并束支传导阻滞心电图诊断有一定的困难。

①合并完全性右束支传导阻滞

以前壁心肌梗死合并右束支传导阻滞较为多见,其原因在于解剖学上右束支较细长,只有冠状动脉左前降支的前穿支单一供血。

右束支传导阻滞合并心肌梗死时多不影响诊断,因为右束支传导阻滞只影响QRS终末向量,而不影响心室初始0.04s向量,故急性心肌梗死时不影响出现Q波的梗死图形,可同时出现各自的心电图特征。

心肌梗死合并右束支阻滞的心电图表现:

a.V_1、V_2或V_3导联起始r波消失,呈rR或QR型,Q波时限≥0.04s。

b.V_1导联终末R波增高,室壁激动时间延长,Ⅰ、V_5导联出现宽深的S波,QRS波群时限≥0.12s。

c.ST-T改变:急性心肌梗死时V_{1-3}导联ST段弓背向上型抬高,T波倒置,合并右束支传导阻滞时,右心前导联继发性ST段下移,T波倒置,两者相互影响,使ST段抬高程度减轻,T波仍为倒置,但双支对称。

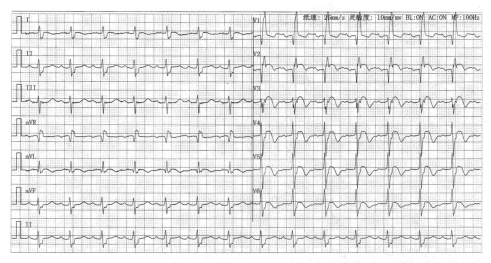

图 13-1-21　急性心肌梗死合并完全右束支传导阻滞

【心电图诊断】

a.窦性心律:83 次/min。

b.V_{2-6} 导联 ST 段抬高 0.1~0.3mV,伴 V_1、V_2Q 波,结合临床考虑急性广泛前壁心肌梗死。

c.完全性右束支传导阻滞。

d.异常心电图。

【诊断依据】

a.V_1、V_2 导联起始 r 波消失,呈 QR 型,Q 波时限≥0.04s,有异常 Q 波形成,考虑急性前间壁心肌梗死。V_{2-6} 导联 ST 段弓背向上型抬高,V_{1-6} 导联 T 波倒置,双支对称,考虑广泛前壁心肌细胞缺血损伤。

b.V_1、V_2 导联终末 R 波增高,室壁激动时间延长,Ⅰ、V_5、V_6 导联出现宽深的 S 波,QRS 波群时限≥0.12s,符合完全性右束支传导阻滞心电图表现。

②合并完全性左束支传导阻滞

心肌梗死合并完全性左束支传导阻滞少见,原因在于左束支短并有双重供血。诊断也比较困难,因为心肌梗死和左束支传导阻滞都会影响 QRS 波的起始向量,左束支阻滞时,室间隔除极方向从正常的自左向右转为自右向左,可完全掩盖心肌梗死的图形,急性心肌梗死时可结合 ST-T 的动态演变。

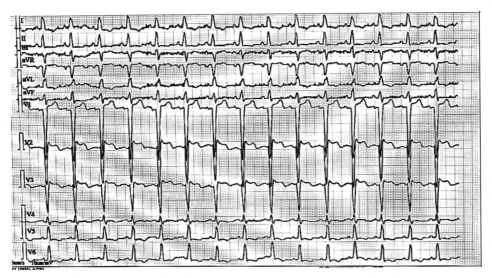

图 13-1-22 急性前间壁心肌梗死伴完全性左束支传导阻滞

【心电图诊断】

a.窦性心律:93次/min。

b.V_{1-3}导联ST段抬高0.2~0.3mV,伴Q波形成,提示急性前间壁心肌梗死。

c.完全性左束支传导阻滞。

d.异常心电图。

【诊断依据】

a.V_5、V_6、Ⅰ、aVL导联QRS波初始无q波,R波呈宽阔、顶部粗钝,室壁激动时间≥0.06s,V_1导联呈QS型,V_2导联呈rS型,QRS波时限>0.12s,V_5、V_6、Ⅰ、aVL导联ST段继发性压低,T波倒置,符合完全性左束支传导阻滞心电图表现。

b.V_{1-3}导联ST段弓背向上型抬高,V_{1-3}导联T波直立,考虑前间壁心肌细胞缺血、损伤,提示急性前间壁心肌梗死。

（徐晓东）

第十四章 预激综合征

第一节 概 述

一、概念

预激综合征为一种先天性疾病,其中心室肌的过早激活是通过异常通路进行的脉冲发生并绕过房室结的生理延迟。不同类型的预激综合征,它们之间的差异在于异常附加传导路径的解剖结构。在预激综合征中,存在从心房到心室的异常连接传导脉冲,这可能发生在心房和心室之间,房室结和希氏束－浦肯野纤维之间等。另一条通路比房室结更快地将脉冲从心房传导到心室。通过传导原发性冲动,它可能为心室的过早刺激创造条件,从而导致复发性心律失常和阵发性房室性心动过速。

预激旁路的形成:胚胎早期房室心肌相连。胚胎发育期心内膜垫和房室结组织形成中央纤维体和房室环,在房、室间心肌相连发育过程中会遗留一些散在心肌相连,这些遗留可使心肌细胞凋亡。如果没有凋亡,则形成异常房室旁路。已知的旁路有下列几种,同一患者可有多种旁路房室旁道(Kent束),大多位于左、右两侧房室沟或间隔旁,连接心房肌和心室肌;房结旁道(James通路),为心房与房室结下部或房室束的通道,可能为后结间束部分纤维所形成;结室、束室连接(Mahaim纤维),为连接房室结远端、房室束或束支近端与室间隔的通路。三者中以房室旁道最常见。

心动过速发作时大多经旁路逆传而沿正常通道下传,因而心动过速的QRS波群形态正常;偶见冲动经旁路下传而沿正常通道逆传,造成心动过速时QRS波群呈预激状。预激患者也可有房颤或房扑发作,这种发作大多由冲动逆传、在心房易损期抵达心房所致。房扑和房颤时,冲动在交接处组织内的隐匿传导,促使冲动大部或全部经旁路传至心室。心室率极快、QRS波群畸形的房扑或房颤,有时可发展为室颤。旁路的单向阻滞(大多为下传阻滞)可使心电图无预激表现,但有室上性心动过速反复发作;电生理研究可证实旁路参与心动过速的折返。旁路的Ⅱ度传导阻滞可导致心电图上预激表现间歇出现。

二、预激综合征的分型

预激综合征在普通人群中的患病率为0.1%~0.3%,儿童预激综合征的发生率为1:250~1:1000。其中40%的患者被认为不会发生症状。有3种基本的预激综合征:WPW综合征、LGL综合征和Mahaim型。3种主要的预激综合征在心电图记录的特征和额外刺激的传导方面彼此不同。

(一)WPW型预激的特征

P-R间期短,存在δ波和延长的QRS综合征,并且由绕过房室结的Kent束进行额外的激发。

最常见的预激综合征表现是WPW型。WPW预激综合征是指房室之间存在着附加的传导组织(旁路),使部分心室肌在室上性激动通过正常房室传导组织时已提前激动,造成心室激动顺序异常,这就是心电图上心室预激现象。这种类型的预激称为先天性异常,与心房和心室之间存在异常传导组织有关,是复发性心动过速的途径。

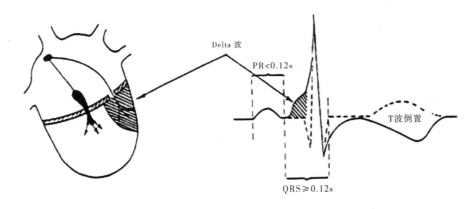

图14-1-1 窦性心律时的房室传导示意图

1.WPW分型

根据静息心电图是否具有预激特征和旁路前传功能分为4种类型:显性、潜在性、间歇性和隐匿性。

(1)显性WPW综合征

是一种在静息心电图记录中不断发生预激典型特征的综合征。显性WPW综合征旁路下传心室快于正路,心电图有典型心室预激表现。按胸导QRS特点可进一步分为:A型:V_{1-3}导联δ波和QRS波基本向上;B型:V_1、V_2导联δ波和QRS波基本向下,V_{4-6}导联δ波和QRS波基本向上;C型:V_5、V_6导联δ波和QRS波基本向下。

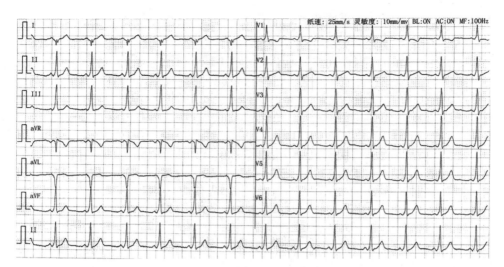

图 14-1-2 预激综合征(WPW A 型)

【心电图诊断】

a.窦性心律:77次/min。

b.WPW A 型预激综合征(图 14-1-2)。

c.异常心电图。

【诊断依据】

P-R 间期 0.10s<0.12s,QRS 波群时限 0.12s>0.10s,有心室预激波δ波,P-J 间期 0.24s<0.27s,无继发性 ST-T 改变,患者偶尔有阵发性心悸发作,但无阵发性室上性心动过速心电图依据,全部胸前导联 QRS 波群均向上,Ⅱ、Ⅲ、aVF 导联呈 Rs 型,振幅 1.5mV,符合预激综合征(WPW A 型)心电图表现。

【心电图表现解析】

本例符合 WPW 综合征 A 型典型心电图表现:P-R 间期<0.12s,QRS 起始部粗钝有预激波,使 QRS 波时限增宽到 0.10s,P-R 间期<0.12s,胸前导联 QRS 主波均向上。推断房室旁道源于左侧。患者有突发突止的心悸病史,但由于持续时间短而未捕捉到发作时的心电图,可食道调搏或心内电生理检查进一步确定。

【鉴别诊断】

a.与右室肥厚相鉴别。除了观察 P-R 间期、预激波、QRS 时限心电图特点外,还应注意是否存在明显电轴右偏,V_5、V_6导联深的 S 波。

b.与右束支阻滞相鉴别。一般情况下,典型的预激综合征因其 P-R 间期缩短,QRS 波时间延长,QRS 波群终末部无模糊钝挫,P-J 间期正常,与 BBB 相鉴别并不困难。只有当同时存在房内、AVB 或伴有心房颤动时,因 P-R 间期的改变或心房颤动的干扰,需仔细鉴别。

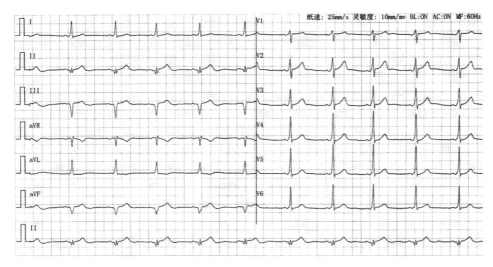

图 14-1-3　心室预激（WPW B 型）

【心电图诊断】

a.窦性心律:62次/min。

b.WPW B型心室预激(图14-1-3)。

c.异常心电图。

【诊断依据】

P-R间期0.09s<0.12s,QRS波群时限0.12s>0.10s,有心室预激波δ波,P-J间期0.24s<0.27s,无继发性ST-T改变,无明确的心动过速发作史,V₁导联呈rS型,r波宽,V₂呈RS型,其余胸前导联QRS波群均向上,符合心室预激(WPW B型)心电图表现。

【心电图表现解析】

本例符合WPW综合征B型典型心电图表现:P-R间期<0.12s,QRS起始部粗钝有预激波,使QRS波时限增宽到0.10s,P-R间期<0.12s.,V₁导联呈rS型,r波宽,V₂呈RS型,其余胸前导联QRS波群均向上。δ+(I 、aVL+)推断房室旁道源于右侧游离壁。患者无突发突止的心动过速病史,因此诊断为心室预激心电图现象。

【鉴别诊断】

与完全性左束支传导阻滞(LBBB)相鉴别时,V₁₋₃导联常同时出现rS或QS型;而预激综合征时,如V₁、V₂导联为rS或QS型,V₂、V₃导联多立即转变为高R波型。当LBBB合并同侧旁道预激时,其LBBB可被掩盖,此时P-J间期>0.27s,伴房室折返性心动过速时呈典型LBBB,或在预激综合征间歇时才能显示出来。

(2)潜在性WPW综合征

指仅在室上性心动过速发作期间才在心电图中见预激特征。心室明显慢于正路,心电图无心室预激表现。但旁路有前传功能(经心房调搏可诱现),当伴心房颤动时,亦有发生快速心室反应的潜在危险。

（3）间歇性WPW综合征

指预激特征在心电图记录中不永久可见，并且在某些情况下（例如在体力消耗期间）出现。易被漏诊，但间歇出现亦有助于揭示被预激掩盖和合并的异常心电图。

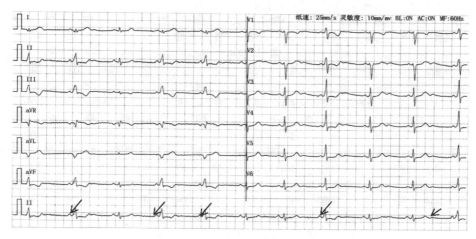

图14-1-4　间歇性心室预激

【心电图诊断】

a.窦性心律：59次/min。

b.间歇性心室预激（WPW B型）。

c.异常心电图。

【诊断依据】

图14-1-4中箭头处QRS波群可见δ波，P-R间期明显缩短，符合心室预激表现。V₁导联呈rS型，I、avL导联δ波为正向，V₂导联R/S>1，故考虑右后间隔旁路。基础心律为窦性心律，在同一导联中可见正常QRS波群与预激型QRS波交替出现，其R-R间期基本匀齐。预激QRS波的P-R间期固定且<0.12s。心电向量表现为QRS环初始段，光点运行缓慢而密集。

【心电图表现解析】

a.交替出现两种不同形态的QRS波群，前面均有P波，P波形态和方向符合窦性P波，P-P间期相等，因此是为窦性心律。

b.正常QRS波群与宽大畸形QRS波群交替出现，宽大畸形的QRS波群前P-R间期固定<0.12s，I、III导联QRS波群起始部分似有δ波。

c.具有长短两种P-R间期，稍长P-R间期（>0.12s）后的QRS波，形态正常；而短P-R间期（<0.12s）后的QRS波宽大畸形，T波与主波方向相反。

d.两种形态QRS波P-J间期基本相等。

交替性预激综合征的形成机理

当旁道与正路传导速度相差不大时,心室预激图形可间歇出现。多数作者认为其形成原因可能有房室交界区的2:1传导阻滞,即窦性冲动沿正常房室传导通路下传则QRS波群形态正常,当发生2:1房室阻滞时,正常房室传导通路下传受阻,窦性冲动只能沿旁路下传,进而导致交替性预激综合征的出现。

【鉴别诊断】

a.间歇性预激需与舒张晚期的室性早搏鉴别,尤其是间歇性预激类似室性早搏二联律出现时。长程心电图记录舒张晚期室性期前收缩P-R间期不固定,P波与QRS波群不相关,P-J间期与窦性心律的P-J间期不等,QRS波群宽大畸形无预激波。间歇性心室预激:P-R间期较短<0.12s,P-J间期与窦性心律正常下传的P-J间期相等,QRS波群起始部有预激波。多导联同步记录时,QRS波群之前可见心房波,QRS波群初始部有预激波,无代偿间歇或不完全。

b.与间歇性束支传导阻滞相鉴别时,由于间歇性束支阻滞的P-R间期应当一致,而本例不一致,故不考虑间歇性束支传导阻滞。

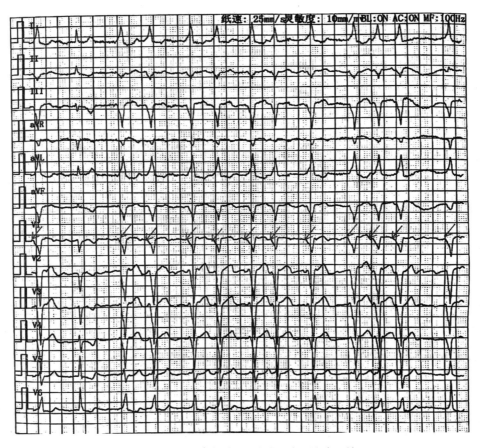

图14-1-5　心房颤动、间歇性心室预激(B型)

【心电图诊断】

a.异位心律:平均心室率112次/min。

b.心房颤动。

c.间歇性心室预激(B型)。

d.异常心电图。

【诊断依据】

a.窦性P波消失,代之以大小不等、方向不一致的f波,心室律绝对不齐,符合心房颤动心电图表现。

b.图14-1-5中第1、3~13个QRS波群(箭头处)可见δ波,V$_{1-5}$导联主波向下,V$_6$导联主波向上,ST-T继发性改变,有δ波的QRS波群间歇性出现,符合间歇性心室预激(B型)心电图表现。

(4)隐匿性WPW综合征

旁路无前传功能,只能逆传,心电图无心室预激表现。临床上常因心动过速反复发作而就诊。

2.WPW病因

WPW综合征患者最常见的出生缺陷是Ebsteine异常,其中额外的传导通路几乎总是右侧的。其他更常见的先天性异常包括:二尖瓣脱垂、房间隔缺损、大动脉转位、主动脉缩窄、室间隔缺损、心脏肿瘤(横纹肌瘤)、马凡氏综合征和肥厚型心肌病。受WPW综合征影响的患者其一级亲属的检出风险增加,预测为5.5例/1000人。最近的遗传学研究已经发现以常染色体显性遗传方式遗传的WPW型的家族性预激综合征,与位于7号染色体长臂上的基因相关。

3.预激波大小的影响因素

(1)预激成分的大小取决于从旁路/房室结两条径路下传到心室的速度(时间差)

①旁路传导快、房室结传导慢,两者达到最大时间差时形成完全性预激波。

②房室结传导快于旁路传导,可无预激波。

③处于中间状态时形成不完全性预激波,即融合波。

(2)预激成分的大小还取决于起搏点距房室旁路的距离

①起搏点距房室旁路越近,心室预激波越大。

②起搏点距房室旁路越远,心室预激波则越小。

③食管心房调搏有利于显示左侧旁路,减少右侧旁路成分。

4.预激综合征时P-δ(R)间期>0.12s的机制

(1)预激综合征时,P-δ(R)间期>0.12s有3种可能。

（2）心房内时间传导延长,表现为P波时间增宽或双峰切迹。

（3）房室旁道传导时间延长,即旁道存在一度阻滞,为慢旁道下传。

（4）Mahaim纤维预激,目前认为Mahaim纤维实际上绝大多数起源于右心房,止于右束支远端或附近心肌的房室慢旁道。

5.消除预激"δ"波的方法

由于预激的存在,为心肌梗死、束支阻滞的诊断带来困难,有必要采取一些措施来消除预激"δ"波,使原来并存的心电异常改变得以显露。主要采用兴奋交感神经加速正道传导或用药物抑制旁道传导或食道调搏使预激减轻或消除,具体有:

（1）运动试验（疑有合并急性心肌梗死时禁用）。

（2）阿托品试验,1mg静脉推注。

（3）吸入亚硝酸异戊酯。

（4）胺碘酮、普鲁帕酮也能延长旁道不应期。

（5）食道调搏消除"δ"波成功率可达80%。

（6）诱发顺向型房室折返性心动过速来显示并存的心电异常。

（二）LGL型预激综合征

在Lown-Ganong-Levine综合征中,因P-R间期缩短,从而没有δ波和异常QRS综合征。目前对LGL综合征的认识仍有分歧,对于James纤维是否真的存在,目前尚有争论。

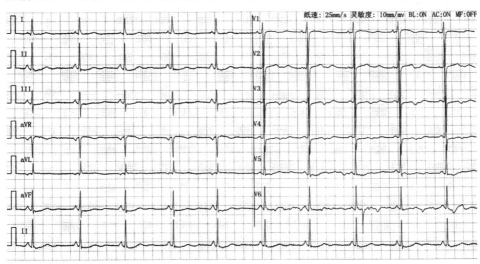

图14-1-6　短P-R间期

【心电图诊断】

a.窦性心律:59次/min。

b.短P-R间期。

c.ST-T改变。

d.异常心电图。

【诊断依据】

P-R间期0.19s<0.12s,QRS波群时限0.08s<0.10s,之前没有δ波,无继发性ST-T改变,符合短P-R间期心电图表现。

【心电图表现解析】

P-R间期缩短,无δ波和异常QRS综合征。无阵发性心动过速发作的依据,仅靠体表心电图难以确定是否有预激存在,但一般多见于LGL综合征。

(三)Mahaim型预激综合征

Mahaim型即变异型预激综合征,其特征在于Mahaim纤维的脉冲传导,其特征在于正常的P-R间隔,三角波的存在和QRS波群的改变。临床上不多见的,经射频消融治疗成功的病例是位于右心前侧方的慢传导性房-束旁路或慢传导性房-室旁路,有旁路电位。

三、预激综合征临床分类

预激综合征依据有无临床症状分为无症状性预激综合征和症状性预激综合征,无症状性预激综合征指患者心电图表现为心室预激波,但未发作过心动过速症状,而症状性预激综合征患者临床表现呈多样性,如阵发性心悸、胸闷胸痛等类心绞痛症状。长时间的心动过速或者较频繁的心动过速,以及有其他心脏基础疾病的患者,可能出现心脏功能失代偿的表现,比如呼吸困难、下肢水肿、肝颈静脉回流征阳性等。另有部分患者可表现为晕厥、意识丧失,其发生机制是心室率突然加快,导致心排血量急骤下降,引起脑供血严重不足;也可能是心动过速突然停止后出现心脏停搏,从而导致晕厥,可能原因是心房颤动沿旁路迅速下传心室诱发室颤所致。

四、诱发因素

1.不良生活习惯

如吸烟、饮酒、体力劳动量过多等因素诱发,不良的生活习惯可以使得心脏做功量增多,使得心率、心肌收缩力发生变化,从而易诱发预激综合征。

2.感染

细菌病毒等感染也可引起心律失常,其中呼吸道感染是较常见的诱因。

3.情绪激动

如暴怒、焦虑、过度兴奋等情绪过激行为,可引起交感神经兴奋,引起心脏的做功量突然增加而不能代偿,从而引起心律失常。疾病发作心动过速时可进行药物治疗,当患者药物治疗不理想时,可以进行导管消融术。经过积极治疗通常患者预后较好,但若未能及时治疗,患者很有可能发生猝死。

第二节 预激合并快速性心律失常

一、阵发性室上性心动过速（PSVT）

WPW综合征患者大多数是因快速心律失常而前往医院就诊，如不伴有快速心律失常多无需治疗。其中以阵发性室上性心动过速（PSVT）最为常见，其次为心房颤动（Af），严重者可因心室颤动（Vf）或快慢综合征引起猝死，近年又有学者提出预激性心动过速的新概念，本节将进行简要介绍。

1.房室折返性心动过速（AVRT）

预激综合征极易并发快速性心律失常，WPW者75%患有AVRT，视折返环路中的传导方向不同分为2种类型，即顺向型（O-AVRT）和逆向型（A-AVRT）。

（1）顺向型房室折返性心动过速（O-AVRT）

最常见的就是O-AVRT约占整个AVRT的90%，大多数由左侧隐匿性预激综合征旁道（CAP）参与折返引起。

心电图特点

①心房分级递增或程控期前刺激时，S-R间期轻微延长即可诱发。

②心动过速突发突止，频率大多在160~250次/min，合并房室结慢径路顺传时，频率明显减慢，甚至可低于100次/min。

③QRS波形态正常（伴束支阻滞除外），无δ波。

④伴有旁路同侧功能性束支阻滞时，R-R间期比未发生功能性束支阻滞时延长35ms以上。

⑤旁路对侧束支功能性阻滞时R-R间期无变化。

⑥间隔部旁路发生功能性阻滞时R-R间期不变或<25ms。

⑦可伴有QRS波群电交替。

⑧当合并房室结双径路，经快、慢径路分别顺传时，P-R间期和R-R间期出现长短交替，其间隙>60ms，而R-P'间期不变。

⑨逆行P'波位于QRS波群之后，R-P'<P-R食管导联中R-P'间期>70ms。

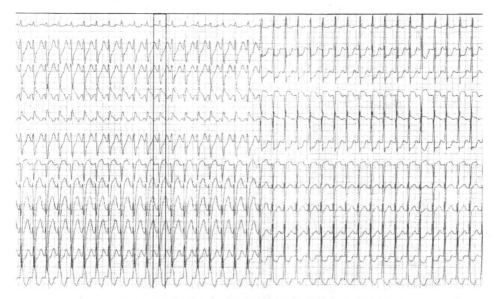

图 14-2-1　预激合并阵发性房室折返性心动过速

【心电图诊断】

a.图 14-2-1 中预激合并阵发性房室折返性心动过速（逆向 142 次/min，顺向 145次/min）。

b.ST-T 改变。

c.异常心电图。

【诊断依据】

a.图 14-2-1 中前半部分 QRS 宽大畸形，起始部粗钝，可见 δ 波。节律匀齐，R-R 间期422ms 左右，频率为 142 次/min，符合逆向型房室折返性心动过速心电图表现。

b.该图后半部分 QRS 波形态正常，无 δ 波。R-R 间期 406ms 左右，节律齐，频率为 145次/min，R-P′间期>70ms，普遍导联 ST-T 改变，符合顺向型房室折返性心动过速心电图表现。

（2）逆向型房室折返性心动过速（A-AVRT）

在进行电生理检查中，A-AVRT 的发生率为 5%~10%，多为电生理检查时诱发，可由房性期前收缩或室性期前收缩诱发。

心电图特点

①心动过速 QRS 波群与窦性心律时 QRS 波群相似或相同。

②心房分级刺激频率或期前刺激偶联间期达房室结-希浦系统有效不应期时诱发。

③QRS 波群宽大畸形，可见 δ 波，频率常>200 次/min。

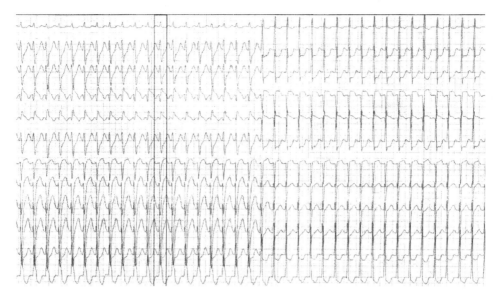

图 14-2-2　预激合并阵发性房室折返性心动过速(逆向 142 次/min,顺向 145 次/min)

【心电图诊断】

a. 图 14-2-2 中预激合并阵发性房室折返性心动过速(逆向 142 次/min,顺向 145 次/min)。

b.ST-T 改变。

c.异常心电图。

【诊断依据】

a. 图 14-2-2 中前半部分 QRS 宽大畸形,起始部粗钝,可见 δ 波。节律匀齐,R-R 间期 422ms 左右,频率为 142 次/min,符合逆向型房室折返性心动过速心电图表现。

b. 该图后半部分 QRS 波形态正常,无 δ 波。R-R 间期 406ms 左右,节律齐,频率为 145 次/min,R-P'间期>70m,普遍导联 ST-T 改变,,符合顺向型房室折返性心动过速心电图表现。

2.房室结折返性心动过速(旁路以旁观者出现),WPW 综合征与房室结双径路并存临床并非罕见,此时 PSVT 多为 AVRT,但少数情况下旁路可以以旁观者存在,实为 AVNRT。

(1)以下心电图特点有助于 AVNRT 诊断:P 波重在 QRS 波中不易辨认,或引起 QRS 终末部变形(如 V_1 终末出现假 r 或 Ⅱ、Ⅲ、aVF 出现假 S);如能明确 P'波,R-P'间期≤70ms;心房、心室不是折返环路的必须组成部分,有时可出现房室或室房阻滞。偶见 WPW 综合征伴 AVNRT 有前向阻滞,逆传心房激动可经旁路前传心室,酷似 A-AVRT,此时凭常规心电图难以识别。

（2）示例

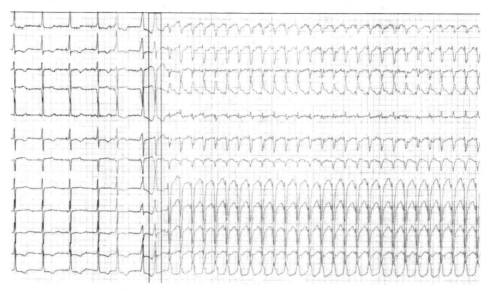

图 14-2-3　预激综合征（WPW B 型）合并阵发性室上性心动过速

【心电图诊断】

a.窦性心律：68次/min。

b.WPW B 型预激综合征（图 14-2-3）。

c.房性早搏。

d.阵发性室上性心动过速（房室结折返）。

e.异常心电图。

【诊断依据】

a.图 14-2-3 中前 3 个符合 P-R 间期 0.10s<0.12s，QRS 波群时限 0.11s>0.10s，有心室预激波 δ 波，P-J 间期 0.24s<0.27s，继发性 ST-T 改变，V_1 导联呈 rS 型，r 波宽，V_2 呈 RS 型，其余胸前导联 QRS 波群均向上，符合 WPW 综合征 B 型典型心电图表现。

b.第 4 个波为房性早搏，第 6 个为房早诱发阵发性室上性心动过速，节律匀齐，RR 间期为 398ms，即频率为 150 次/min 左右，QRS 波较窦性时增宽，起始部无 δ 波，逆行心房波（P'波）包埋于 QRS 波之中，形成伪 S 波，无明确可辨认的 P' 波，符合房室结折返性心动过速心电图表现。

【心电图表现解析】

a.阵发性室上性心动过速常由早搏诱发，房室结折返频率一般在 130~230 次/min，慢于房室折返的频率，房室结双径路由于折返环小，常 R-P'<70ms。

b.折返性的心动过速具有突发突止的性质，本病例有房早诱发，持续后自行停止。

c.利用早搏诱发的方法常成为食道调搏房早程序刺激诱发和终止阵发性室上性心

动过速的基础。

d.本图预激旁路作为"旁观者",实质上是房室结折返性心动过速。

（2）鉴别诊断

①需与顺向型房室折返性心动过速合并束支传导阻滞相鉴别

a.QRS波群起始部无δ波。

b.伴有旁路同侧功能性束支阻滞时,R-R间期比未发生功能性束支阻滞时延长35ms以上。

c.旁路对侧束支功能性阻滞时R-R间期无变化。

②需与逆向型房室折返性心动过速相鉴别

a.逆向心动过速QRS波群与窦性心律时QRS波群相似或相同。

b.QRS波群宽大畸形,可见δ波,房室结折返时QRS波改变发生在其终末部,包埋的P′波使QRS波群看似增宽,频率常>200次/min。

二、WPW伴房颤（Af）、房扑（AF）

WPW伴房颤、房扑的发生率约为1%~39%。

（一）预激综合征伴房颤

预激综合征并发房颤是该综合征的主要临床表现之一。约1/3的预激综合征患者可能发生心房颤动,明显高于普通群体。

1.发生机制

发生机制目前尚不清楚,但有不少数据提示房室旁路与心房颤动的发生有明显关系。

（1）并发心房颤动的WPW者常没有引起心房颤动的病理基础,如心脏瓣膜病、高血压心脏病等。

（2）显性旁路并发心房颤动的发生率明显高于隐匿性旁路。

（3）有资料表明心房颤动的发生与折返性心动过速明显相关。

（4）可能是因为心率过快引起心房压力升高,心肌相对缺血及心房激动顺序异常致心房易损性增加而引起心房颤动。

（5）电生理检查中曾观察到阵发性心动过速演变为心房颤动,多由房性期前收缩诱发。

2.心电图表现

（1）具有心房颤动的特点:即P波消失,代之以f波,R-R间期绝对不齐。当心室率过快时也可似匀齐,此时连续记录长导联有助于鉴别。

（2）某些导联可见δ波：有时心室率太快时δ波可能难以辨认，仔细观察则可以发现QRS波起始部有顿挫表现。

（3）心室率快：其速率多180次/min以上。因此在房颤时如果心室频率>180次/min应疑乃是预激伴房颤。

（4）QRS波群时限与形态呈多样性：即宽大畸形的QRS波与正常形态的QRS波相互交错，这是预激伴房颤的重要特点之一。

3.预激伴发心房颤动的重点

（1）如果旁路的前向传导不应期过短，允许下传的冲动可以达到300次/min，甚至350次/min，影响血流动力学或转变为心室颤动，有可能发生生命危险。

（2）发现WPW综合征患者发生猝死的危险性与心房颤动时最短R-R间期（sRR）有关。有一组资料表明在没有心脏疾病的25例发生心房颤动的WPW综合征患者中，sRR均<350ms。

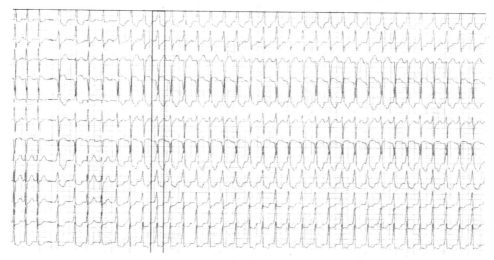

图 14-2-4　预激合并心房颤动

【心电图诊断】

a.预激合并心房颤动（平均心室率142次/min）。

b.ST-T改变。

c.异常心电图。

【诊断依据】

a.图14-2-4中全程P波消失，被振幅、间距不等的小"f"波取代，R-R间期不等，频率约142次/min。

b.QRS波群时限增宽，起始部略粗钝，与之前窦性周期对照可见δ波。

【心电图表现解析】

连续观察该患者序列心电图变化，其具备B型预激合并心房颤动房室旁路前传的心电图特点。

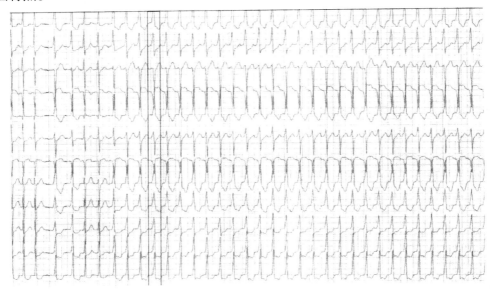

图 14-2-5　预激合并心房颤动

【心电图诊断】

a.图14-2-5中预激合并心房颤动（平均心室率190次/min）。

b.ST-T改变。

c.异常心电图。

【诊断依据】

a.各导联P波消失,代之以"f"波,R-R间期绝对不齐。

b.未见明显δ波,QRS波起始部粗钝。

c.平均心室率190次/min,最短R-R间期234ms。

d.宽大畸形的QRS波与正常形态的QRS波相互交错出现。

e.继发性ST-T改变。

【心电图表现解析】

a.该心电图具有心房颤动的特点,即P波消失,代之以f波,R-R间期绝对不齐。

b.因心室率太快δ波可能难以辨认,仔细观察可以发现QRS波起始部有顿挫表现。

c.在房颤时心室频率>180次/min应怀疑是预激伴房颤。

d.QRS波群时限与形态呈多样性,这是预激伴房颤的一个重要特点。

临床意义

预激合并房颤旁路前传时可因过快的心室率引起患者血流动力学紊乱,甚至猝死,临床需紧急电复律、射频消融根治。

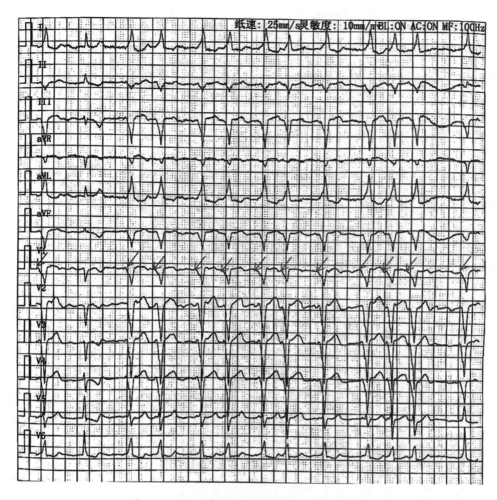

图 14-2-6 心房颤动伴间歇性心室预激(B型)

【心电图诊断】

a.异位心律:平均心室率112次/min。

b.心房颤动。

c.间歇性心室预激(B型)。

d.异常心电图。

【诊断依据】

a.窦性P波消失,代之以大小不等、方向不一致的f波,心室律绝对不齐,符合心房颤动心电图表现。

b.图14-2-6中第1、3~13个QRS波群(箭头处)可见δ波,V_{1-5}导联主波向下,V_6导联主波向上,ST-T继发性改变,有δ波的QRS波群间歇性出现,符合间歇性心室预激(B型)心电图表现。

（二）WPW综合征伴房扑

WPW综合征患者发生房扑的情况较少见，TEAP时S_1S_1及S_1S_2刺激可诱发心房扑动，而且多数为发生心房颤动同一患者，常在诱发期间与心房颤动互相转换，合并存在。AF诱发心房扑动时可呈现2:1或1:1经房室旁路前向传导。当发生1:1旁路前向传导时，如导致300次/min左右的快速的心室率应紧急处理。

（三）WPW综合征伴其他

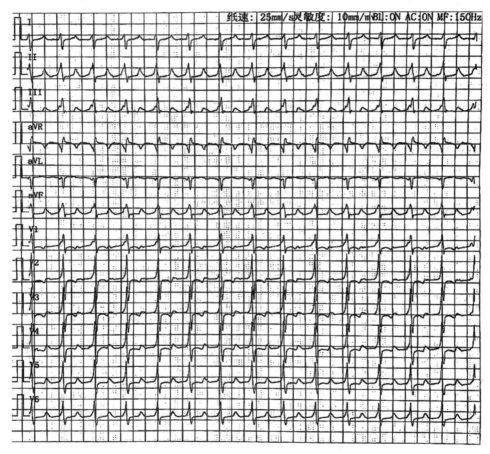

图14-2-7　心室预激（A型）伴非阵发性交界性心动过速

【心电图诊断】

a.非阵发性交界性心动过速：平均心室率117次/min。

b.心室预激（A型）。

c.异常心电图。

【诊断依据】

a.图14-2-7中窦性P波消失，QRS波群前无P′波，QRS波群时限<0.12s，频率117次/min，符合非阵发交界性心动过速心电图表现。

b.该图中所有QRS波群前均有心室预激波δ波,全部胸前导联QRS波群均向上,Ⅱ、Ⅲ、aVF、V_{1-6}导联ST段压低0.05~0.1mV,符合心室预激(A型)心电图表现。

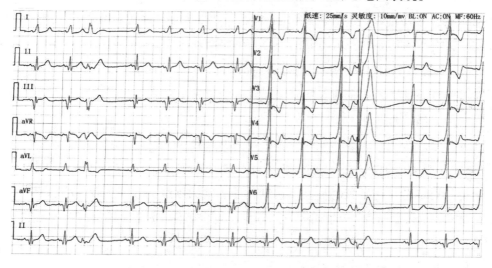

图14-2-8 心室预激(A型)伴频发室性期前收缩

【心电图诊断】

a.窦性心律:67次/min。

b.心室预激(A型)。

c.频发室性期前收缩。

d.异常心电图。

【诊断依据】

a.图14-2-8中P-R间期0.08s<0.12s,QRS波群时限0.12s>0.10s,起始部可见δ波,P-J间期0.20s<0.27s,继发性ST段改变,胸前导联QRS波群均向上,符合心室预激(A型)心电图表现。

b.该图中第3、11个QRS波提前出现,宽大畸形,其前无与之有传导关系的P′波,代偿间歇完全,在10s内发生2个,符合频发室性期前收缩心电图表现。

三、伴心室颤动和快慢综合征

(一)伴心室颤动

WPW综合征引起猝死较为少见(发生率为0.15%/年),主要为Vf。WPW综合征发生Vf者81%有房颤史,当发生房颤(或房扑)及快速(>200次/min)SVT时,快速的心房激动可通过不应期短的旁路迅速下传心室,引起极快的心室率,甚至恶化为Vf发生猝死。发生Vf的主要危险因素与旁路有效不应期过短有关。一般认为房室结不应期随前一个心动周期的缩短而延长,即心率越快,房室结不应期延长可以防止过快的室上性激动传到心室,称为房室结的生理性心室保护作用。而预激旁束的不应期与之相反,其随前一心动周期的变短而缩短,即心率越快,旁束不应期越短,缺乏心室的保护作用。旁路有效不应期<300ms为短不应期,易引起极快速心室率。所以标测预激患者有无超短性不应期的旁束是心脏电生理检查的一项重要的内容。旁路有效不应期<250ms或Af中最短R-R间期<250ms,应视为Vf和猝死的高危患者。亦有人认为,多旁路、Af与AVRT同时发生及伴有明显器质性心脏病者均应列入危险因素。

(二)伴快慢综合征

部分预激综合征患者合并的快速性心律失常发作停止时,可能出现极缓慢的心律失常,是其发生晕厥、阿斯综合征,甚至猝死的另一个原因,这一临床情况称之为快慢综合征。快慢综合征常见于平素心律及窦房结功能正常的预激综合征患者,在其发生快速性心动过速终止时,常出现严重的窦性心动过缓、窦房阻滞、窦性停搏等缓慢性心律失常,引起急性脑缺血发作,临床出现晕厥、阿斯综合征、甚至猝死。

1.临床及心电图特点

(1)任何年龄组的预激综合征患者都可能发生,但以20~40岁的中青年病人多见,多数不伴有器质性心脏病。

(2)有反复发生的折返性室上性心动过速的病史,发作时心率常在200次/min以上,伴有明显的ST-T改变。

(3)晕厥反复发作,与心动过速终止同时发生,临床上心动过速终止时,可有严重的窦缓、窦房阻滞、窦性停搏,心电图出现较长的R-R间期,同时临床上可发生程度不同的急性脑缺血,严重者可发生阿斯综合征,甚至猝死。

(4)平素心律及窦房结功能正常的患者常规体表心电图除显性预激综合征外,心率常在正常范围内,从无窦缓或病态窦房结综合征的心律发生。窦房结功能的辅助检查,包括电生理SNRT的测定、阿托品试验,压迫眼球及压迫颈动脉窦试验等均为阴性。

(5)冠状动脉造影常正常。

2.快慢综合征发生的可能机制

快慢综合征发生的确切机制不清楚,两方面的原因可能与之有关。

(1)急性冠状动脉供血不足

心动过速发作时可出现明显的ST段下移,心动过速以及后来严重的心动过缓可能造成心肌相对性急性冠脉供血不足,使心肌出现缺血并产生损伤电流,引起ST段的明显下移。窦房结动脉的供血也相应不足而造成了窦性自主心率的明显下降。

(2)急性窦房结功能不全

如患者平素窦房结功能正常,PSVT发作时,HR高达200次/min,快速的心率引起心肌局部释放乙酰胆碱增多并在心肌局部堆积,增加窦房结起搏细胞的 K^+ 外流,细胞外 K^+ 浓度增加,舒张期电位负值增大,4相坡度降低,对窦房结的自律性产生明显的抑制,同时较快的心房率对窦房结自律功能也有直接的抑制,造成了急性窦房结功能不全(衰竭)。心动过速终止后,窦性心率慢而伴有传出阻滞,引起了极缓慢的心律,最终导致急性脑缺血发作。上述两方面原因也可能同时作用,引起了最终结果。即窦房结的血液供应及自律性都受到了明显影响,出现了急性功能不全。

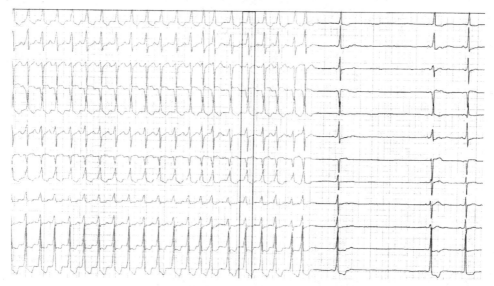

图 14-2-9 预激综合征(WPW B 型)合并阵发性心房颤动(平均心室率140次/min)及快慢综合征

【心电图诊断】

a.窦性心动过缓(HR53次/min)。

b.WPW B 型预激综合征(图 14-2-9)。

c.窦性停搏(最长 R-R 间期3063ms)。

d.阵发性心房颤动(平均心室率140次/min)。

e.快慢综合征。

【诊断依据】

a.心电图前半部分 P 波消失,代之以大小不等形态不规则的"f"波,R-R 间期不等,最短314ms,最长547ms,QRS 波群时限较窦性时明显增宽,约0.12s,起始部可见 δ 波。

b.持续房颤之后自行终止恢复窦性心律 B 型预激图形,第1个窦性周期后出现3063ms停搏,此后恢复为约53次/min的窦性节律。

【心电图表现解析】

a.该心电图前半部分为心房颤动,平均心室率140次/min,增宽的 QRS 波群与起始部粗钝的 δ 波是心房颤动旁道前传的依据。

b.快速心房颤动停止后出现长达3063ms的窦性停搏和缓慢的窦性节律,是预激合并快慢综合征的心电图特点。

四、临床意义及治疗原则

大多数患者无器质性心脏病。临床上仅有心电图表现而无心动过速发作的患者不需要治疗。但心动过速发作频繁或发作时症状严重的患者,尤其是逆向性房室折返性心动过速的心率较快,有发生心房颤动及心室颤动的危险,应积极采用射频导管消融术阻断旁路,以达到根治的目的。

以下6幅心电图为同一患者24h动态心电图所见的序列演变,房室旁路、房室结双径路同时存在,发生多种阵发性室上性心动过速。患者为80岁男性,反复头晕、胸闷、气短、晕厥,后心内电生理检查证实,射频消融治愈(图14-2-10至图14-2-14)。

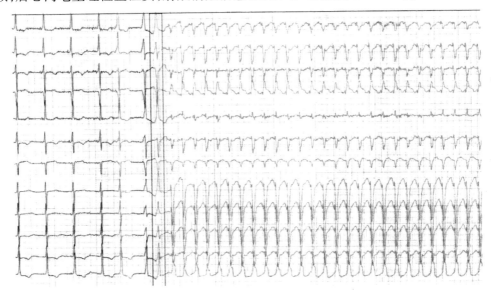

图14-2-10 预激综合征(WPW B型)合并阵发性室上性心动过速(房室结折返)

【心电图诊断】

a.窦性心律:68次/min。

b.WPW B型预激综合征(图14-2-10)。

c.房性早搏。

d.阵发性室上性心动过速(房室结折返)。

e.异常心电图。

【诊断依据】

a.图中前3个波符合P-R间期0.10s<0.12s,QRS波群时限0.11s>0.10s,有心室预激波δ波,P-J间期0.24s<0.27s,继发性ST-T改变,V₁导联呈rS型,s波宽,V₂呈RS型,其余胸前

导联QRS波群均向上,符合WPW综合征B型典型心电图表现。

b.第4个波为房性早搏,第2个房早诱发阵发性室上性心动过速,节律匀齐,R-R间期为398ms,即频率为150次/min左右,QRS波较窦性时增宽,起始部无δ波,逆行心房波(P′波)包埋于QRS波之中,形成伪S波,无明确可辨认的P′波。

c.心动过速突发突止,无心率演变过程。

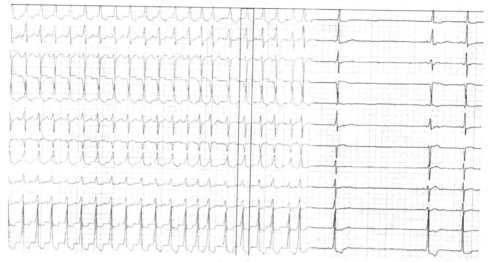

图14-2-11　预激综合征(WPW B型)合并阵发性心房颤动及快慢综合征

【心电图诊断】

a.窦性心动过缓(HR53次/min)。

b.WPW B型预激综合征(图14-2-11)。

c.窦性停搏(最长R-R间期3063ms)。

d.阵发性心房颤动(平均心室率140次/min)。

e.快慢综合征。

【诊断依据】

a.心电图前半部分P波消失,代之以大小不等形态不规则的"f"波,R-R间期不等,最短314ms,最长547ms,QRS波群时限较窦性时明显增宽,约0.12s,起始部可见δ波。

b.房颤持续之后自行终止恢复窦性心律B型预激图形,第1个窦性周期后出现3063ms停搏,此后恢复为约53次/min的窦性节律。

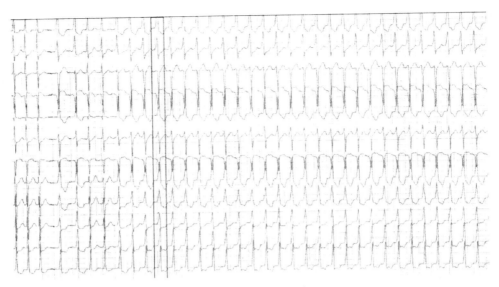

图 14-2-12　预激合并心房颤动

【心电图诊断】

a.预激合并心房颤动(平均心室率142次/min)。

b.ST-T改变。

c.异常心电图。

【诊断依据】

a.图14-2-12中全程P波消失,被振幅、间距不等的小"f"波取代,R-R间期不等,频率约142次/min。

b.QRS波群时限增宽,起始部略粗钝,与之前窦性周期对照可见δ波。

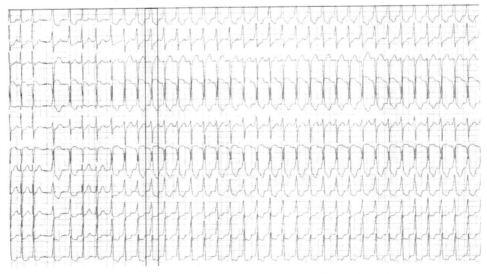

图 14-2-13　预激合并心房颤动(平均心室率190次/min)

【心电图诊断】

a.预激合并心房颤动(平均心室率190次/min)。

b.ST-T改变。

c.异常心电图。

【诊断依据】

a.各导联P波消失,代之以"f"波,R-R间期绝对不齐。

b.未见明显δ波,QRS波起始部粗钝。

c.平均心室率190次/min,最短R-R间期234ms。

d.宽大畸形的QRS波与正常形态的QRS波相互交错出现。

e.继发性ST-T改变。

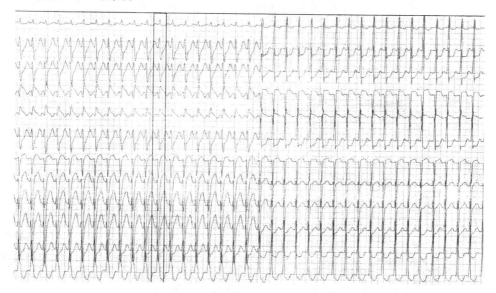

图14-2-14 预激合并阵发性房室折返性心动过速

【心电图诊断】

a.预激合并阵发性房室折返性心动过速(逆向142次/min,顺向145次/min)。

b.ST-T改变。

c.异常心电图。

【诊断依据】

a.图14-2-14中前半部分QRS宽大畸形,起始部粗钝,可见δ波,节律匀齐,R-R间期422ms左右,频率为142次/min。

b.该图后半部分QRS波形态正常,无δ波,R-R间期406ms左右,节律齐,频率为145次/min。

c.R-P′间期>70ms。

d.普遍导联ST-T改变。

e.心动过速突发突止。

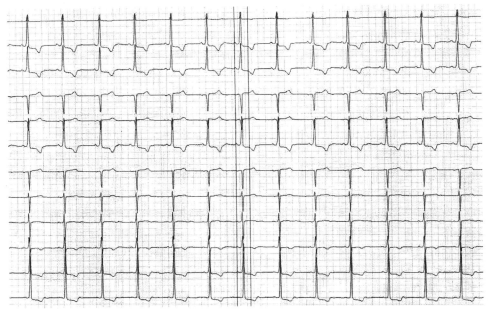

图 14-2-15　预激综合征(WPW B 型)

【心电图诊断】

a.窦性心律:53次/min。

b.WPW B 型预激综合征(图 14-2-15)。

c.继发性ST-T改变。

d.异常心电图。

【诊断依据】

a.P-R间期0.09s<0.12s。

b.QRS波群时限0.11s>0.10s,起始部可见δ波。

c.P-J间期0.24s<0.27s。

d.继发性ST-T改变。

e.明确的心动过速反复发作史。

f.V₁导联呈rS型,r波宽,V₂呈RS型,其余胸前导联QRS波群均向上。

【心电图表现解析】

该图具备WPW B 型预激综合征的心电图诊断条件,符合预激综合征(WPW B 型)的诊断。

(陆玉琴)

第三节 预激合并心肌梗死、束支传导阻滞、房室传导阻滞

一、预激综合征合并心肌梗死的诊断

根据心电图诊断单纯急性心肌梗死或单纯预激综合征比较容易,但如果急性心肌梗死合并预激综合征,可能从心电图上难以判别。预激综合征患者除了有正常的房室传导通路外,还存在房室旁路,电活动传导时可能会通过旁路预先激动心室的一部分,心电图QRS波则为通过房室结及旁路传导的融合波,QRS波起始端可见δ波,QRS波群增宽,P-R间期缩短,P-J间期正常,同时可伴发ST-T改变,与δ波方向相反。由于预激综合征改变了心室除极的初始向量,易出现假性异常Q波或掩盖异常Q波。若"δ"波呈负向,则酷似异常Q波;若"δ"波正向,则掩盖原本存在的异常Q波,给心肌梗死的诊断带来难度。

以下4点可提示或疑有预激综合征合并急性心肌梗死:

(1)以R波为主导联出现ST段抬高。

(2)以S波为主导联出现倒置或深尖的T波。

(3)δ波方向与ST-T改变方向一致。

(4)ST-T有动态演变,急性损伤性ST-T动态演变(具有定位意义)、结合临床症状、心肌酶谱是确诊预激综合征合并急性心肌梗死的主要依据。

对合并陈旧性心肌梗死的定位诊断只有消除"δ"波或诱发顺向型折返性心动过速时,方能明确诊断。

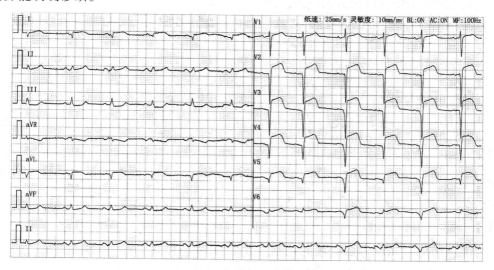

图14-3-1 急性广泛前壁心肌梗死合并心室预激

【心电图诊断】

a.窦性心律:68次/min。

b.间歇性心室预激(WPW A型)。

c.异常Q波(V_{2-6})。

d.ST-T改变(V_{2-6}抬高0.1~0.5mV),考虑急性广泛前壁心肌梗死。

e.异常心电图。

【诊断依据】

图14-3-1中部分的QRS波群可见δ波,P-R间期明显缩短,<0.12s且固定,符合心室预激表现。基础心律为窦性心律,在同一导联中可见正常QRS波群与预激型QRS波交替出现,其R-R间期基本匀齐。V_1导联中QRS波群呈R型、Rs型、rS型,V_2导联相应呈QS型或QR型,V_{3-5}均呈QS型,V_6相应呈qr型和QS型。V_{2-6}ST段弓背向上抬高0.1~0.5mV,与T波连接成单向曲线,预激时V_1、V_2导联T波与主波方向相反,ST段抬高程度较无预激波时略降低。

【心电图表现解析】

a.交替出现两种不同形态的QRS波群,前面均有窦性P波,P-P间期相等。

b.正常QRS波群与宽畸QRS波群交替出现,宽大畸形的QRS波群前P-R间期固定<0.12s,稍长P-R间期(>0.12s)后的QRS波,形态正常。

c.具有长、短两种P-R间期,稍长P-R间期(>0.12s)后的QRS波,形态正常;而短P-R间期(<0.12s)后的QRS波宽大畸形,T波与主波方向相反。

d.胸前导联坏死型Q波存在,同时伴有ST-T典型急性心梗的改变,经冠脉造影证实为急性心肌梗死、前降支闭塞。

e.δ波方向与ST-T改变方向一致。

f.δ波的出现使V_{1-3}Q波明显变浅,ST段抬高程度减小,T波方向发生改变。

二、预激综合征合并束支阻滞的诊断

预激综合征是否掩盖束支阻滞图形,主要取决于预激的部位是否在束支阻滞的区域内。若预激的部位与束支阻滞的区域相同,则束支阻滞图形被掩盖而仅显示预激图形,如B型预激综合征掩盖右束支阻滞图形、A型预激综合征掩盖左束支阻滞图形;反之,若预激的部位在束支阻滞的对侧,则两者图形能同时显示,如A型预激综合征伴右束支阻滞、B预激综合征伴左束支阻滞。而B型预激综合征与右束支阻滞两者图形并存,则十分罕见,仅见于Ebstein畸形。

预激患者P-J间期一般<0.27s,P-J间期延长,考虑合并房室传导阻滞、束支传导阻滞。随着心脏电生理及导管射频消融术的发展,认为显性预激综合征的P-J间期>0.27s

时,大多数合并束支阻滞。因束支阻滞的P-J间期等于房室结传导时间+希浦系传导时间+束支阻滞部位的心室终末除极时间,一般>0.27s;而预激综合征合并束支阻滞的P-J间期等于旁道传导时间+希-浦系传导时间+束支阻滞部位的心室终末除极时间。两者相比,后者的P-J间期较前者略短,当旁道下传的时间和心室间及心室内传导时间的总和≥房室结传导时间与心室间及心室内传导时间的总和时,束支阻滞图形不会被掩盖,此时P-J间期延长>0.27s。此外,由于P-J间期包括P-δ(R)间期和QRS波群时间之和,故预激综合征P-J间期>0.27s时,除了合并束支阻滞外,还可以是房室旁道存在一度阻滞或同时伴有二度、三度阻滞。当然,当P-J间期<0.27s时,也不能排除是预激综合征合并束支阻滞的可能。

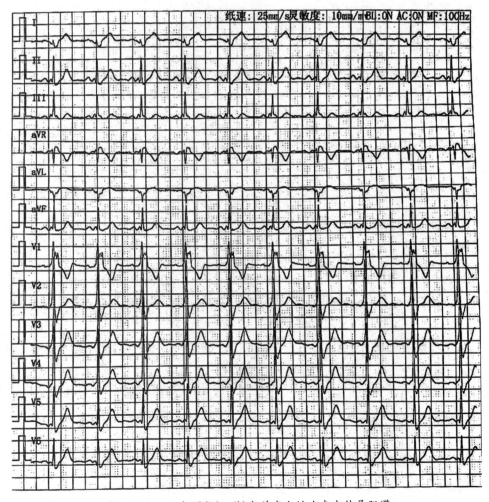

图14-3-2　心室预激(A型)合并完全性右束支传导阻滞

【心电图诊断】

a.窦性心律:85次/min。

b.心室预激（WPW A 型）合并完全性右束支传导阻滞。

c.异常心电图。

【诊断依据】

图 14-3-2 中 P-R 间期 0.10s<0.12s，QRS 波群时限 0.15s>0.10s，有心室预激波 δ 波，P-J 间期 0.28s>0.27s，继发性 ST-T 改变，胸导联主波均向上，V₁ 导联 QRS 波群呈 rsR′型，V₅、V₆ 导联终末 S 波宽钝，QRS 波群时限 0.15s>0.12s，符合 WPW 综合征 A 型合并完全性右束支传导阻滞心电图表现。

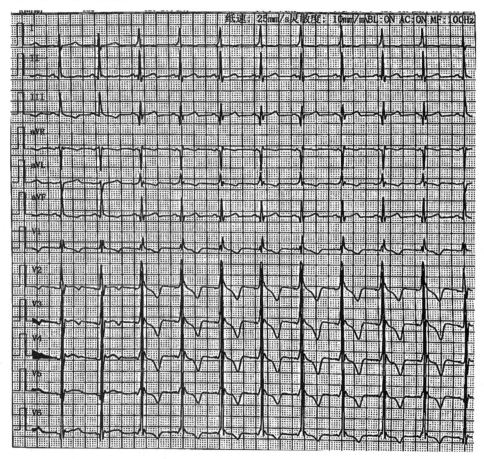

图 14-3-3　间歇性心室预激（WPW A 型）合并不完全性右束支传导阻滞

【心电图诊断】

a.窦性心律：85 次/min。

b.间歇性心室预激（WPW A 型）合并不完全性右束支传导阻滞。

c.异常心电图。

【诊断依据】

图 14-3-3 中自第 3 个 P-QRS-T 波群开始，符合以下条件：P-R 间期 0.10s<0.12s，QRS

波群时限0.11s>0.10s,有心室预激波δ波,P-J间期<0.27s,继发性ST-T改变,胸导联主波均向上,V₁导联QRS波群呈rsR′型,V₅、V₆导联终末S波宽钝,QRS波群时限<0.11s,符合间歇性心室预激A型合并不完全性右束支传导阻滞心电图表现。

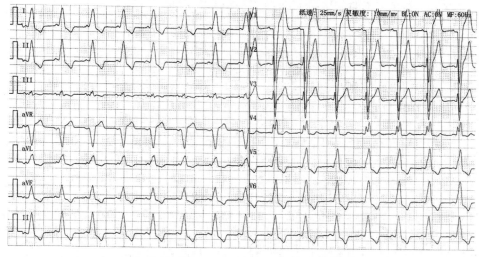

图14-3-4 心室预激合并完全性左束支传导阻滞

【心电图诊断】

a.窦性心律:87次/min。

b.心室预激(WPW B型)合并完全性左束支传导阻滞。

c.异常心电图。

【诊断依据】

图14-3-4中P-R间期0.10s<0.12s,QRS波群时限0.15s>0.10s,有心室预激波δ波,P-J间期0.28s>0.27s,继发性ST-T改变,V₁导联呈QS型,V₂、V₃呈rS型,V₄₋₆呈R型,QRS波群时限0.15s>0.12s,符合WPW综合征B型合并完全性左束支传导阻滞心电图表现。

【心电图表现解析】

典型的预激综合征因其P-R间期缩短,QRS波时间延长,QRS波群终末部无模糊钝挫,P-J间期正常,合并对侧旁道预激时,则QRS波增宽伴δ波,同时表现为两者图形的特征。B型预激综合征可以掩盖RBBB,这种现象可以称之为RBBB图形正常化,然而也有两者并存的现象。当预激属不完全性,且旁道束支阻滞位于异侧或远离部位时,此时QRS波初始示δ波,而中或末部再现粗钝示BBB特征。如果预激综合征时疑有束支阻滞并存,可通过下列方法得以诊断:δ波间歇性消失时出现BBB图形;用心房调搏或药物作用的方法,暂时抑制预激旁道的顺传功能,观察心电图是否有BBB;自发或诱发顺向型房室折返性心动过速时出现BBB图形;显示预激综合征P-J间期>0.27s。

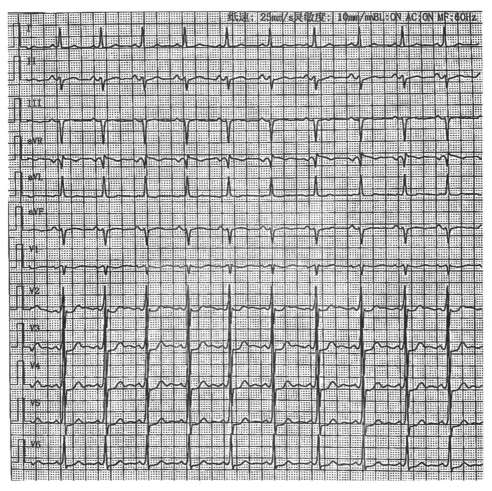

图 14-3-5　心室预激(B型)合并左前分支传导阻滞

【心电图诊断】

a.窦性心律:89次/min。

b.心室预激(WPW B型)合并左前分支传导阻滞。

c.异常心电图。

【诊断依据】

图14-3-5中P-R间期0.10s<0.12s,QRS波群时限0.12s>0.10s,有心室预激波δ波,P-J间期0.28s>0.27s,继发性ST段改变,V_1导联呈rS型,其余胸导联主波向上,Ⅱ、Ⅲ、aVF导联呈rS型,且$S_{Ⅲ}$>$S_{Ⅱ}$,Ⅰ、aVL导联呈R型,且RaVL>RI,QRS波电轴显著左偏-65°,符合WPW综合征B型合并左前分支传导阻滞心电图表现。

三、预激综合征合并房室传导阻滞

激动经房室旁道下传可掩盖房室正道存在的传导阻滞,心电图出现下列改变,可提示合并房室传导阻滞。

（一）合并一度房室传导阻滞

窦性心律时,QRS波群呈完全性预激波形,P-J间期>0.27s。

（二）合并二度房室传导阻滞

窦性心律时,QRS波群呈完全性预激波形与部分性预激波形交替性或间歇性出现。

（三）合并三度房室传导阻滞

1.窦性心律时,QRS波群呈完全性预激波形,P-J间期>0.27s;

2.心房颤动、心房扑动时,QRS波群呈完全性预激波形;

3.心房颤动时,不规则R-R间期的QRS波群呈完全性预激波形,而延迟出现、规则R-R间期的QRS波形正常。

（四）旁道阻滞合并房室传导阻滞

1.旁道一度阻滞合并一度房室传导阻滞

窦性心律时,P-δ(R)间期>0.12s,QRS波群呈完全性预激波形,P-J间期>0.27s,但需排除Mahaim纤维预激。常规心电图显示完全性B型预激综合征、房室旁道一度阻滞(P-δ间期0.18s),长Ⅱ导联连续记录,显示窦性心律不齐、房性早搏、一度房室传导阻滞、间歇性完全性B型预激综合征、房室旁道一度阻滞、房室正道蝉联现象、T波改变。

2.旁道一度阻滞合并二度房室传导阻滞

窦性心律时,P-δ(R)间期>0.12s,QRS波群呈完全性预激波形与部分性预激波形交替性或间歇性出现。

3.旁道一度阻滞合并三度房室传导阻滞

窦性心律时,P-δ(R)间期>0.12s,QRS波群呈完全性预激波形,P-J间期>0.27s,与旁道一度阻滞合并一度房室传导阻滞的心电图表现一致,两者较难鉴别。

4.旁道文氏型阻滞合并三度房室传导阻滞

窦性心律时,P-δ(R)间期逐渐延长,直至P波受阻QRS波群脱漏,下传的QRS波群呈完全性预激波形。

5.旁道二度Ⅱ型阻滞合并二度至几乎完全性房室传导阻滞

窦性心律时,P-δ(R)间期固定,间歇出现P波受阻QRS波群脱漏,下传的QRS波群呈完全性预激波形,部分P-R间期正常或延长,QRS波群由正道下传,无δ波。

6.旁道二度Ⅱ型阻滞合并三度房室传导阻滞

窦性心律时,P-δ(R)间期固定,间歇出现P波受阻QRS波群脱漏,下传的QRS波群呈完全性预激波形。

（陆玉琴）

第十五章 特殊类型心电图

第一节 Lambda 波(λ波)

一、概念

Lambda 波(λ波)是一个心室除极与复极均有异常,且与心源性猝死相关的一种心电图波。

发生机制尚不清楚,属原发性心电离子通道缺陷疾病,可能与 SCN5A 基因突变有关。其猝死系原发性心脏停搏所致。

二、心电图表现

下壁(Ⅱ、Ⅲ、aVF)导联出现 ST 段下斜型抬高,近似于非缺血性"动作电位样"或不典型的"墓碑样"的 QRS-ST 的复合波,这种特殊形态的复合波是因 ST 段的缓慢下降,以及其后伴随的 T 波倒置组成。

形态特别的 QRS-ST 复合波的另一个显著的特点是其上升支的终末部及降支均有切迹,并与下斜型的 ST 段下移及移行成倒置的 T 波组合在一起,十分类似于希腊字母 λ (Lambda)形态,并因此而得名。

左胸前导联存在镜像性改变,表现为 ST 段呈水平型压低,服用硝酸甘油药物后,对上述心电图改变无影响。

可合并恶性室性心律失常、短阵室颤、心脏骤停等,被作为一个可独立识别猝死高危的心电图标志。

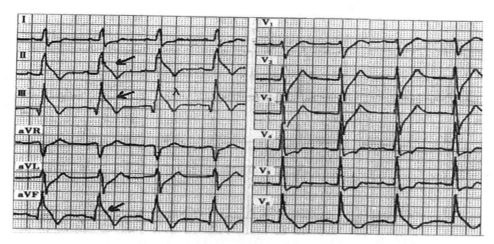

图 15-1-1 Lambda 波(λ 波) （此图引自《临床心电》杂志）

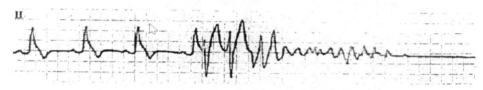

图 15-1-2 Lambda 波(λ 波)发生心脏骤停 （此图引自《临床心电》杂志）

第二节 Brugada 综合征

一、概念

Brugada 综合征是由于编码心肌离子通道基因突变引起离子通道功能异常而导致的综合征。临床上,这个综合征以 V_{1-3} 导联 ST 段抬高、V_{1-3} 导联 ST 段多变、心脏结构无明显异常、多形室性心动过速(室速)或心室颤动(室颤)和晕厥的反复发作,以及心脏性猝死为特征。

二、分型

Brugada 综合征典型分成 3 型

1. I 型

穹隆型 ST 段抬高(Coved ST segement elevation),表现为 J 波和 ST 段的抬高≥2mm,或峰值>0.2mV,其逐渐下降到 T 波呈负向,其间极少或无等电位线。

2. II 型

马鞍型 ST 段抬高(Saddle back ST segment elevation),表现为 J 波≥2mm(基线上方的

幅度≥lmm),其后的T波呈正向或双向,形成马鞍型。

3.Ⅲ型

混合型(低马鞍型),右胸前导联的ST段抬高≥lmm,表现为低马鞍型的ST段抬高,此外还可以表现为低幅度的穹隆形或两者兼有。

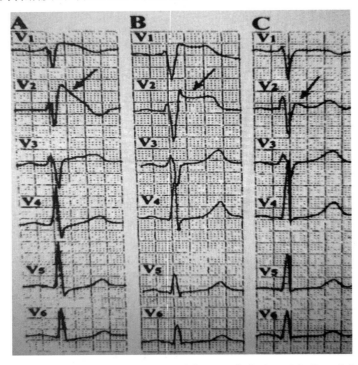

图15-2-1 该图为Brugada综合征的3型心电图表现:A.穹隆型ST段抬高 B.马鞍型ST段抬高 C.混合型(低马鞍型)ST段抬高   (此图引自《临床心电》杂志)

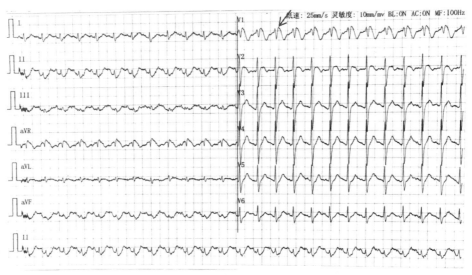

图15-2-2 穹隆型ST段抬高(箭头处)

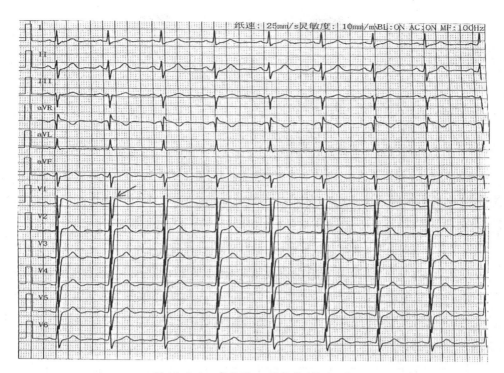

图 15-2-3　穹隆型 ST 段抬高（箭头处）

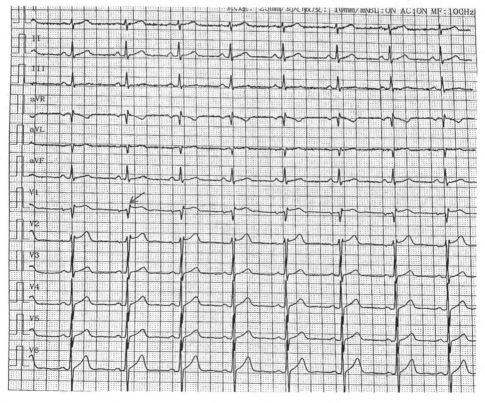

图 15-2-4　马鞍型 ST 段抬高（箭头处）

第三节 Epsilon 波

概念

Epsilon 波（Epsilon wave）是 1977 年 Fontaine 在致心律失常性右心室心肌病（ARVC/D）患者的心电图发现并命名的一个波。该波位于 QRS 波群之后，振幅低，但能持续几十毫秒，是由于部分右心室心肌细胞除极较晚而形成。ARVD/C 是一种心肌逐渐被纤维或纤维脂肪组织所取代的心肌疾病，主要表现为室性心律失常、猝死和心力衰竭。Epsilon 波产生机制是由于右心室部分心肌组织被脂肪浸润，形成脂肪组织包绕的岛样有活性的心肌细胞，导致其延迟除极所致，多数表现为向上的小棘波或振荡波。心电图表现：Epsilon 波为 QRS 波群之后 ST 段前的一向上持续的小棘样波，在 V_1、V_2 最为明显且持续时间长，有时 $V_{1\sim4}$ 均可记录到，少数患者几乎在所有的 12 导联上均可出现。

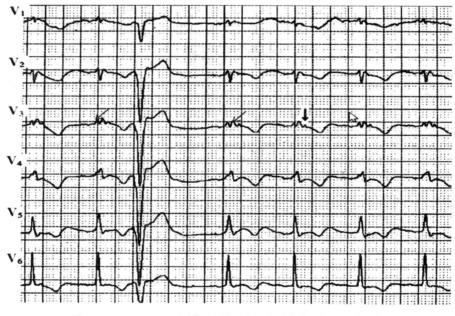

图 15-3-1 Epsilon 波（箭头处） （此图引自《临床心电杂志》）

【心电图表现】

窦性心律，心电轴右偏，室性期前收缩，V_3 r 波后 ST 段前可见一向上持续的小棘样波（箭头示），结合临床考虑为 Epsilon 波，ST-T 改变。

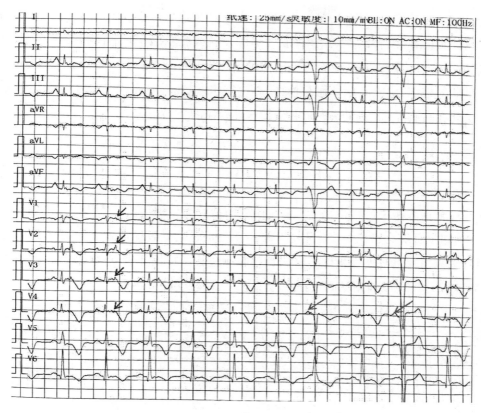

图 15-3-2　Epsilon 波（箭头处）

【心电图表现】

窦性心律,频发房性期前收缩伴室内差异性传导,V$_{1-4}$导联 ST 段前可见 Epsilon 波,T波改变。

【诊断依据】

图 15-3-2 中第 7、9 个 P′波（箭头处）提前出现,形态与窦性 P 波不同,其后 QRS 波宽大畸形,在 10s 内发生 2 个,符合频发房性期前收缩伴室内差异性传导心电图表现;V$_{1-4}$导联 ST 段前一向上持续的小棘样波（箭头处）,符合 Epsilon 波;该图中 Ⅱ、Ⅲ、aVF、V$_{4-6}$导联 T 波倒置,符合 T 波改变心电图表现。

第四节　J 波

一、概念

J 点是指心电图 QRS 波与 ST 段开始的连接点,是心室除极的 QRS 终末突然转化为 ST

段的转折点,它标志着心室除极的结束和心室复极开始。当心电图J点从基线明显偏移后,形成一定的幅度,持续一定的时间,并呈圆顶状或驼峰形态时,称为J波或Osborn波。在正常情况下,J波代表心室最晚除极区的时限约为10ms。J点移位常见于运动引起心率加快、早期复极综合征、心肌缺血与损伤、心包疾病、急性心肌炎和束支传导阻滞等,有时J波仅出现在右胸导联,易误认为是右束支传导阻滞的R′波。

二、分类

(一)生理性J波

J波在普通人群中的检出率为2.5%~18.2%,被称为生理性J波,主要见于早期复极综合征。早期复极综合征又称"提早复极综合征",是心电复极异常的一种,为生理性心电图变异,多数情况下早期复极综合征为良性临床过程。早期复极综合征的典型心电图表现就是J点抬高、ST段斜型抬高,可在R波降支与ST段连接部出现J波。

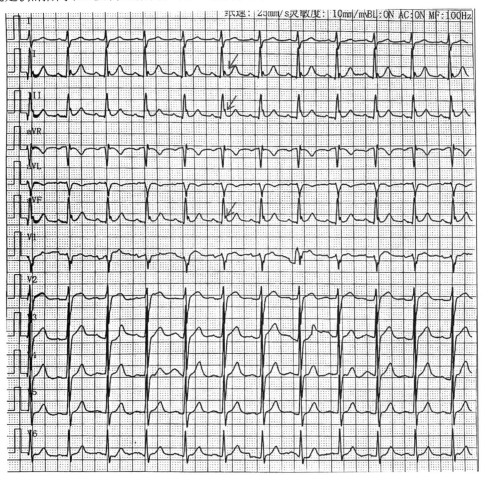

图15-4-1　早期复极综合征(箭头处)

（二）病理性J波

1.低温型J波,常伴窦性心动过缓、房室或室内阻滞、Q-T间期延长,易发生恶性室性心律失常。

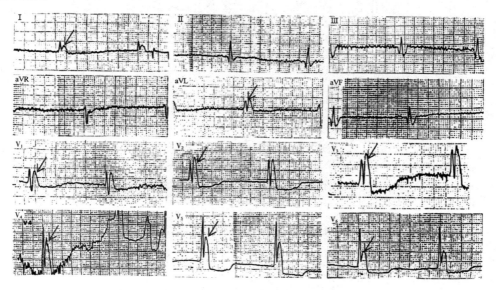

图15-4-2　低温型J波　（此图引自《心电与循环》杂志）

【心电图诊断】

a.窦性心律:39次/min。

b.窦性心动过缓。

c.巨大J波。

c.ST-T改变。

e.Q-T间期延长。

【诊断依据】

患者男性,69岁,因"室外晕倒受冻5h急诊"入院。体检:体温34℃(腋温),脉搏40次/min,呼吸15次/min,血压78/36mmHg。患者神志不清,呼吸浅慢,肢体冰冷,口唇发绀,双侧瞳孔等大等圆,对光反应迟钝,HR40次/min。心电图检查提示:P波在Ⅱ、aVF直立,时间100ms,P-R间期固定200ms,HR39次/min,提示显著窦性心动过缓;QRS时限80ms,Ⅱ、Ⅲ、aVF呈QR型,余导联为R型或RS型,QRS波群的R波降支尚未回到基线水平便紧跟一个顶部圆钝的波,Ⅱ、Ⅲ、aVF、aVR倒置,其余导联直立,时间90ms,振幅最高达1.4mV,为巨大J波(箭头处);V_{1-6}导联段明显压低,V_5导联ST段压低最多,达0.1mV,全导联T波低平,符合ST-T改变心电图表现;Q-T间期660ms,符合Q-T间期延长心电图表现。

2.高钙性J波,同时伴Q-T间期缩短,一般不伴快速心律失常。

3.神经源性J波,常出现在颅脑损伤、蛛网膜下腔出血、脑死亡等患者中,多数不伴快速心律失常。

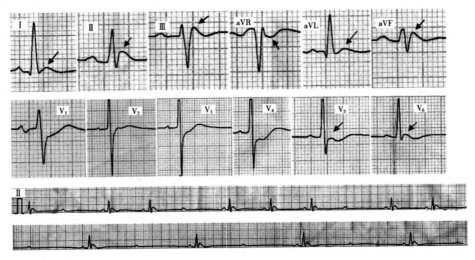

图 15-4-3　神经源性 J 波　（此图引自《心电与循环》杂志）

【心电图诊断】

a.窦性节律。

b.二度Ⅱ型房室传导阻滞。

c.神经源性 J 波。

d.ST-T 改变。

e.QT 时间延长。

【诊断依据】

患者女性，43 岁，因"头晕不适半年余，加重 30min"就诊，临床诊断为星形细胞瘤破裂出血，心电图提示：窦性心律，长Ⅱ导见 P 波规律出现，QRS 波群有脱落；Ptf V_1<-0.04mm·s；J 波明显（Ⅰ、Ⅱ、Ⅲ、aVL、aVF、V_5、V_6 正向，aVR 负向，振幅达 0.15~1.2mV，时间达 0.12s）；V_{1-5} 导联 ST 段上斜型压低，多导联 T 波低平；QT 时间在 V_1≈500ms。

4.特发性 J 波

即原因不明的 J 波，在长间歇后更明显，常可引发致死性恶性室性心律失常。

5.其他

如心肌缺血、心包疾病、束支阻滞等易引起 J 波的出现。

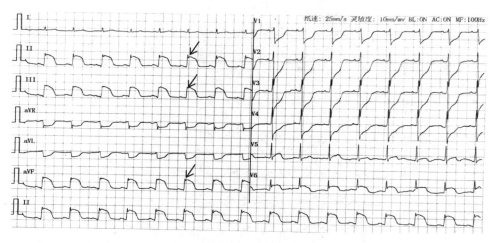

图 15-4-4 缺血性 J 波（箭头处）

【心电图诊断】

a.窦性心律。

b.异常 Q 波。

c.ST 段改变。

d.缺血性 J 波。

图 15-4-5 为同一患者心电图动态演变过程，与心肌桥合并冠状动脉粥样硬化导致的心肌缺血密切相关，由于心肌受损细胞膜通透性增加，外向钾电流增加，特别是右室心肌外膜下 Ito 电流增加，所以产生的 J 波出现在右胸导联（图 15-4-5 至图 15-4-7）。

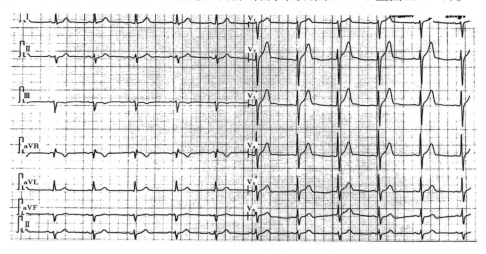

图 15-4-5 缺血性 J 波

【心电图诊断】

a.窦性心律。

b.左前分支阻滞。

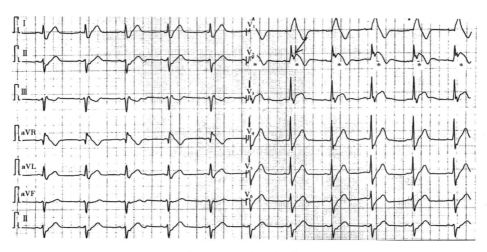

图 15-4-6　缺血性 J 波

【心电图诊断】

a.窦性心律。

b.完全性右束支传导阻滞。

c.左前分支阻滞。

d.V_2、V_3 导联可见 ST 段抬高,且 V_2、V_3 导联可见缺血性 J 波(箭头处)。

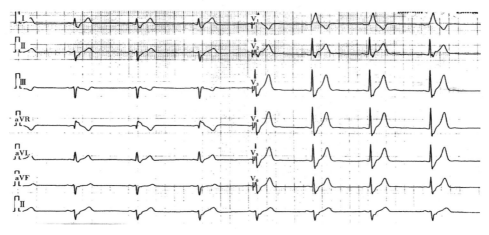

图 15-4-7　缺血性 J 波

【心电图诊断】

a.窦性心律。

b.完全性右束支传导阻滞。

c.左前分支阻滞。

d.V_2、V_3 可见 ST 段抬高,V_2 缺血性 J 波消失。

第五节 Niagara瀑布样T波

一、概念

Niagara瀑布样T波为巨大倒置的T波,T波双支不对称,前支短而后支略长,这可能是前支与ST段融合,后支与隐匿、倒置的U波有关。T波的基底部较宽,倒置深度可超过1.0mV,波谷圆钝不规则。与其他T波不同,Niagara瀑布样T波变化迅速,可持续数日后自行消失。由于其常出现于脑血管意外患者的心电图中,所以又称脑型T波。

二、心电图诊断标准

1.T波巨大倒置>1.0mV,可达2.0mV以上,以V_{2-5}导联多见,也可出现于肢体导联上,巨大的倒置T波持续数日后消失。

2.T波宽大畸形,T波前支与ST融合,后支与U波融合,T波波谷呈圆钝。

3.Q-Tc间期显著延长可为0.7~0.95s,此为诊断的重要特征。无ST改变及异常Q波,常伴有快速心律失常。

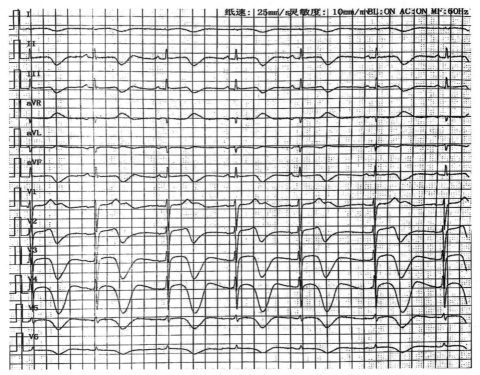

图15-5-1 Niagara瀑布样T波

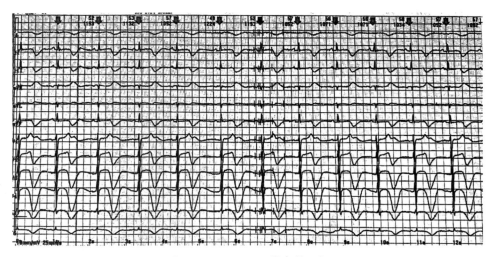

图 15-5-2　Niagara 瀑布样 T 波

图 5-5-3 至图 15-5-5 为同一患者,患者女性,64 岁。因反复头昏、阵发全身抽搐 1 月余,加重 3d 入院。临床诊断为急性脑梗死。

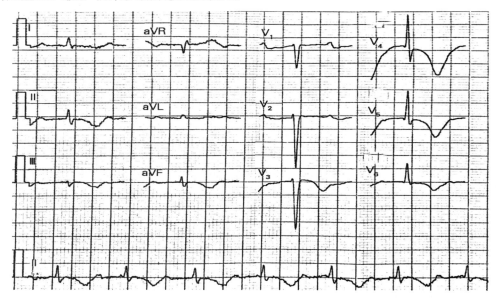

图 15-5-3　Niagara 瀑布样 T 波

心电图诊断为

a.一度房室传导阻滞(AVB)。

b.Q-Tc 间期延长(590ms)。

c.Ⅱ、Ⅲ、aVF、V_{3-6} 导联 T 波非对称性倒置,以 V_4、V_5 导联为著。

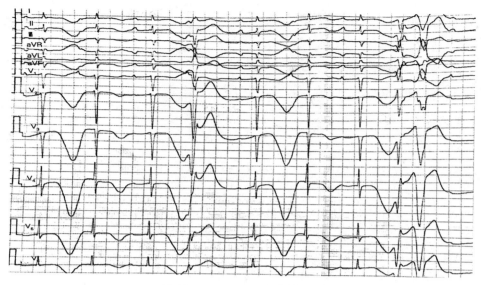

图 15-5-4　Niagara瀑布样T波

【心电图诊断】

a.一度房室传导阻滞。

b.Q-Tc间期延长。

【诊断依据】

较上述倒置T波加深、加宽,部分有切迹,且Ⅰ、V₂导联T波也变宽、倒置,而aVR、V₁导联直立T波变高、加宽,并出现单发或成对、多源室性早搏,伴RonT,全导联T波振幅高低电交替。

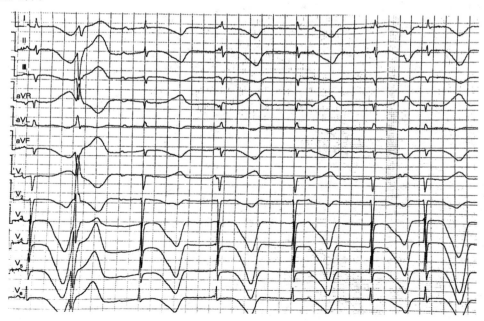

图 15-5-5　Niagara瀑布样T波

【心电图诊断】

a.巨大T波。

b.偶发室性早搏伴RonT。

c.并出现高度AVB。

d.偶发房性早搏。

（陈凤琴）

第十六章　常见临床疾病相关心电图

第一节　心房、心室肥大

一、左心房肥大

左心房肥大(Left atrial enlargement)指左心房腔增大引起的容量增大,心房壁可无明肥厚,能引起左心房负荷增加的疾病,最终都将导致左心房肥大。

（一）发生机制

正常心房激动起自窦房结,右心房最先除极,产生P波的前半部,左心房除极晚于右心房,产生P的后半部,P波的中部代表右心房与左心房共同除极向量。P波运行时间不超过100ms。在额面,P环位于第一象限,综合向量P环指向58°左右,Ⅰ、Ⅱ、Ⅲ、aVF导联P直立,aVR倒置,左心房位于心脏的后方偏左,左心房压力升高时,为适应病理生理变化,左心房随之增大。左心房增大后,房间传导束传导的功能降低,左心房的除极时间延长,使整个心房的除极时间也相应延长,除极向量向后方增大,表现为P波时限延长,双峰间距增大。

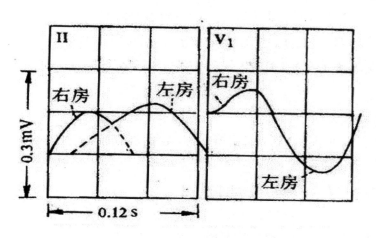

图 16-1-1　左心房肥大示意图

(二)心电图基本特征

1.P波时限延长≥0.11s,一般在0.12s,随着左心房的增大,P波时限延长也越显著,但很少超过0.16s,额面P波电轴轻度或中度左偏。

2.P波双峰。

P波呈现双峰型,峰间距≥0.04s,第2峰大于第1峰。

3.P-R间期延长。

一般左心房肥大P-R间期无明显延长,但有部分患者延长>0.21s,可能与心房内传导延迟或合并窦房结、希氏束或双束支阻滞等有关。

4.右心室肥大。

左心房肥大者常合并有不同程度的右心室肥大的心电图表现,但不像先天性心脏病所致的那样显著,表现为心电轴轻度或中度的右偏。

5.房性心律失常。

左心房扩大是产生快速房性心律失常的病理生理基础。因此,左心房扩大者房性心律失常发生率高,如房性期前收缩、房性心动过速、心房颤动等。

(三)心电图诊断标准

1.P波增宽。

时限延长≥0.12s。

2.P波双峰。

P波呈现双峰型,峰间距≥40ms,第2峰>第1峰,以Ⅱ、Ⅲ、aVF导联明显,这种特征性的P波改变常见于风湿性心脏病,二尖瓣狭窄的患者,故又称"二尖瓣型P波"。

3.V_1导联上常出现P波先正后负,负向波时间乘以其振幅称作左心房终末电势(P-wave terminal force.Ptf),当左心房肥大时,$PtfV_1$≤-0.04mm·s。

"二尖瓣型P波"也应结合临床进行判断,"二尖瓣型P波"罕见于健康人,对心电图出现"二尖瓣型P波"者,应通过必要的检查,找出可能的原因。以下情况均可出现"二尖瓣型P波"样改变,应注意鉴别:房间传导阻滞,左心房负荷增加,心房梗死,慢性缩窄性心包炎等。

(四)常见病因

最常见病因为风湿性心脏病二尖瓣狭窄、先天性心脏病、高血压。其他有慢性缩窄性心包炎、扩张型心肌病等。左房扩大常并发房性心律失常,尤其二尖瓣引起的左房扩大,快速型房性心律失常的发生率为100%。

(五)病例

患者,男,65岁,既往风湿性心脏病10余年。

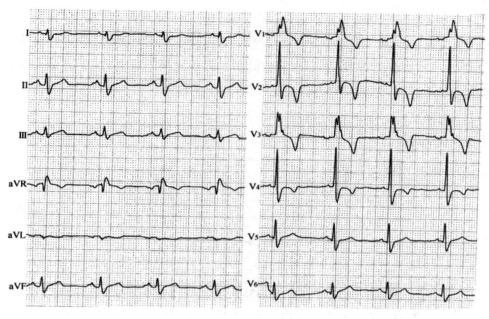

图 16-1-2　左心房肥大

【心电图诊断】

a.窦性心律:69次/min。

b.左心房肥大。

c.完全性右束支传导阻滞。

d.异常心电图。

【诊断依据】

a.图16-1-2中P波呈现双峰型,峰间距≥0.04s,第2峰>第1峰,以Ⅱ、Ⅲ、aVF导联明显,P波时限0.16s,符合左心房肥大心电图表现。

b.V_1、V_2导联QRS为宽大切迹的R波,Ⅰ、V_5、V_6导联S波宽钝,QRS波时限>0.12s,V_1、V_2导联ST段压低,T波倒置,为继发性ST-T改变,符合完全性右束支传导阻滞心电图表现。

二、右心房肥大

(一)机制

1.正常情况

右房先除极,左房后除极。

2.右房肥大

右房除极时间延长,往往与稍后除极左房时间重叠,故总的心房除极时间并未延长,而心房除极振幅增高。

（二）心电图特征

1.P波电压增高，Ⅱ、Ⅲ、aVF导联出现高而尖的P波，振幅>0.25mV，称为"肺型P波"。

2.心房复极波异常改变，右心房肥大时由于心房除极向量增大，心房复极向量（Ta波）也随之增大，其方向与P波相反，表现为PR段轻度下移。

3.P波时限在各个导联上，一般均不超过0.11s。

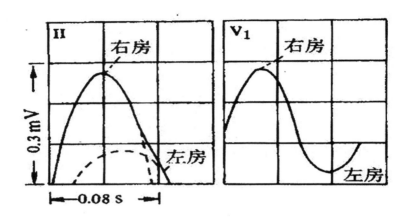

图16-1-3　右心房肥大示意图

（三）诊断标准

1.P波尖、高耸，振幅≥0.25mV（Ⅱ、Ⅲ、aVF导联）。

2.V₁导联P波直立，振幅≥0.15mV，P波双向，振幅的算数和≥0.20mV。

3.P波时限不延长。

需要注意的是右心房肥大的心电图改变必须结合临床考虑。如果患者无引起右心房肥大的病因，也无任何症状，则不能因为P波电压增高而轻易下右心房肥大的诊断，应根据具体情况，采用其他检查技术以排除或确定右心房肥大的存在。

（四）病因

（1）先心病（房间隔缺损，法洛四联症）可见右房肥大，因此又称"先天性P波"。

（2）慢性肺源性心脏病、肺动脉高压常伴右房肥大，因此又有"肺型P波"。

（五）鉴别诊断

以下情况均可引起酷似右心房肥大样心电图改变，在诊断中应注意鉴别：右心房负荷增加，房内阻滞，心房梗死，低钾血症，甲状腺功能亢进，交感神经兴奋。

（六）示例

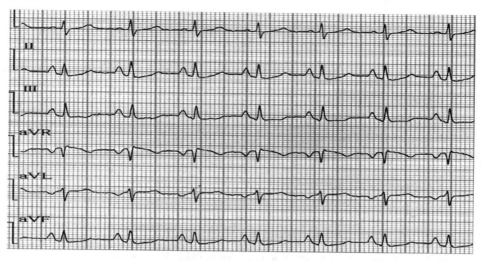

图 16-1-4　右心房肥大

【心电图诊断】

a.窦性心律：103次/min。

b.窦性心动过速。

c.右心房肥大。

d.异常心电图。

【诊断依据】

a.Ⅰ、Ⅱ、aVF导联P波直立，aVR导联P波倒置，符合窦性心律，HR103次/min，符合窦性心动过速心电图表现。

b.P波尖、高耸，振幅≥0.25mV（Ⅱ、Ⅲ、aVF导联），"肺型P波"，符合右心房肥大心电图表现。

三、双心房肥大

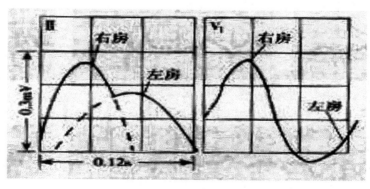

图 16-1-5　双心房肥大示意图

兼有左房及右房肥大的特点。

（一）心电图表现

1.P波振幅增大≥0.25mV，P波时限≥0.11s。

2.V_1导联P波呈双向，起始部分高而尖，≥0.15mV，终末部分宽而深，$PtfV_1$绝对值≥0.04mm·s。

（二）病因

双房肥大几乎均见于严重器质性心脏病，如风湿性心脏病（风心病）联合瓣膜病变、左向右分流的先天性心脏病（先心病）并发肺动脉高压等。

四、左心室肥大

（一）机制

心室肥大时，表面积及除极面积增大，电偶数目增加，同时心肌细胞增粗，使内部电阻减小与电流增大，投影在心室面导联上，引起QRS波群振幅增高（肢导、胸导）；心室壁增厚、心腔肥大及心肌细胞变性所致传导功能减低，使心肌除极与复极时间延长（增加R波达峰时间），延迟复极化（ST和T波异常）。正常时，心室肌除极方向是由心内膜下向心外膜下，除极完成后，由心外膜下开始复极，然后逐渐向心内膜下复极。心室肥厚时，除极时间延长，在心外膜下除极或尚未除极时，心内膜下已经开始复极，心室的复极顺序发生改变，表现为ST-T的异常。

（二）心电图表现

1.QRS波群电压增高

（1）肢体QRS波群电压增高：当QRS波群向量偏向左上时，$RavL>1.2mV$，$R_1+S_{\text{III}}>2.5mV$。当QRS波群向量向左下偏移时，$RavF>2.0mV$。

（2）胸前导联QRS波群电压增高：左胸前导联R波增高，$RV_5>2.5mV$。右胸前导联S波增深，$RV_5+SV_1>4.0mV$（男）或$RV_5+SV_1>3.5mV$（女）是诊断左室肥大比较敏感的指标。

2.QRS波群时限延长

左心室肥大时，QRS波群时限可轻度延长。

3.QRS波群电轴左偏

约65%的左心室肥大者电轴轻度左偏，一般不超过-30°。电轴左偏对诊断左室肥大仅有参考价值。

4.继发性ST-T改变

在QRS波群主波向上的导联如Ⅰ、Ⅱ、aVL左胸前导联ST段下移>0.05mV，T波低平、双向或倒置。右胸前导联可出现对应性ST-T改变：ST段斜直形抬高，T波高耸。如果兼有QRS波群电压增高和ST-T改变，则左室肥大的诊断很少为假阳性。

5.其他心电图改变

包括胸前导联R波递增不良(有时V_1、V_2甚至V_3导联均呈QS型)、左胸前导联Q波缩小或消失,U波倒置等。左心房扩大,电轴左偏,右侧胸前区导联(V_{1-3})的ST段抬高,与深S波不一致、U波显著,与QRS波的振幅增加成比例。

值得注意的是,心电图改变是检测左心室肥厚的不敏感手段。即使超声心电图显示严重左室肥厚的患者,心电图也可能相对正常。严重左室肥厚患者的心电图表现与左束支传导阻滞几乎相同,左室肥厚的主要线索为左心室电压过高。

(三)心电图诊断标准

1.左室高电压:RV_5或$RV_6 \geqslant 2.5mV$;$SV_1+RV_5 \geqslant 3.5mV$(女),$\geqslant 4.0mV$(男);$R_I > 1.5mV$,$R_I + S_{III} > 2.5mV$;$RaVL > 1.2mV$,或$RaVF > 2.0mV$。

2.QRS波时间延长>0.1s(一般≤0.11s)。

3.电轴左偏(一般≤-30°s)。

4.继发性ST-T改变:左室外膜面导联ST段下移>0.05mV,T波低平、双向或倒置。

(四)病因

高血压(最常见),主动脉瓣狭窄,主动脉瓣关闭不全,二尖瓣关闭不全,主动脉缩窄,肥厚型心肌病。

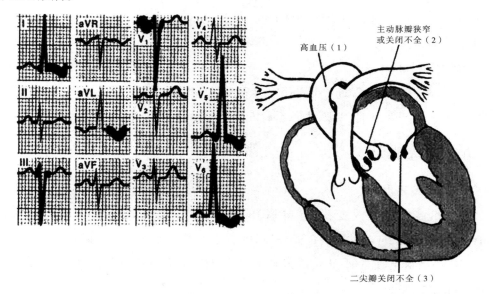

图16-1-6 左心室肥大心电图改变及心脏结构改变

（五）病例

张某,男,患高血压10余年,血压控制不理想。

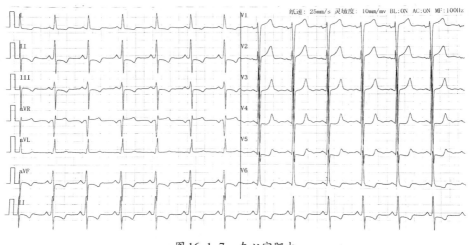

图16-1-7　左心室肥大

【心电图诊断】

a.窦性心律:64次/min。

b.左心室肥厚。

c.ST-T改变(Ⅱ、Ⅲ、aVF、V_{4-6}导联)。

d.异常心电图。

【诊断依据】

患者为男性,RV_5为2.0mV,$RV_5+SV_1=4.25mV$,>4.0mV,即V_{4-6}导联ST-T继发性改变,Ⅱ、Ⅲ、aVF导取ST段压低,T波倒置,符合左心室肥厚合并ST-T改变的心电图表现。

五、右心室肥大

（一）心电图表现

（1）QRS波群电压改变:肢体导联$RaVR>0.5mV$,$R_{Ⅲ}>RaVF>R_{Ⅱ}$。胸前导联$RV_1>1.0mV$,$RV_1+SV_5>1.2mV$,V_1导联R/S>1是诊断右心室肥大的一个重要条件。

（2）QRS波群电轴右偏:正常成人电轴右偏很少>$+90^0$,电轴右偏>$+110°$,这是诊断右心室肥大的重要条件之一。

（3）ST-T改变:V_1导联ST段轻度下移,T波双向或倒置。特别在V_1导联呈qR型或R型且V_1的R/S>1时,出现ST段下移、T波倒置,则诊断意义较大。R波增大越显著,ST-T改变越明显。

（4）rS型右心室肥大在慢性肺源性心脏病(肺心病)患者中,常出现rS型右心室肥大(偶尔也可见于其他原因引起的右心室肥大),V_{1-6}均出现rS型,偶呈QS型,额面电轴右偏,并可出现"肺型P波"与肢体导联QRS波群低电压。

（二）右心室肥大心电图诊断标准

1.右室电压增高

V_1导联R/S>1.0（或RV_1≥1.0mV）；RV_1+SV_5>1.05mV（重症>1.2mV）；aVR导联R/q或R/S≥1（或RavR>0.5mV）。

2.电轴右偏≥+90°（重症>+110°）。

3.继发性ST-T改变（V_1、V_2明显）：V_{1-3}或V_{3R}导联ST段下移,T波倒置或双向。

注:心电图诊断右心室肥大的敏感性比左心室肥大的低,仅为20%~40%,但特异性高。但诊断应用时也应结合临床。

（三）病因

有先天性心血管疾病（肺动脉瓣狭窄、法洛四联症、房间隔缺损等）、原发性肺动脉高压、慢性肺心病等。

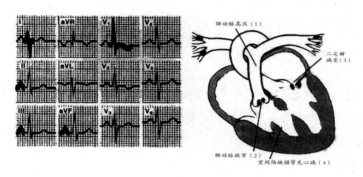

图16-1-8　右心室肥大心电图及心脏结构改变

（四）病例

张某,男,有长期吸烟史,慢性阻塞性肺病史10余年。

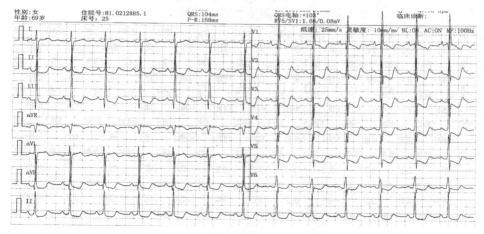

图16-1-9　右心室肥大

【心电图诊断】

a.窦性心律:76次/min。

b.右心室肥厚。

c.ST-T改变。

d.异常心电图。

【诊断依据】

Ⅰ、Ⅱ、aVF导联P波直立,aVR导联P波倒置,符合窦性心律,电轴右偏,$R_Ⅲ>R_Ⅱ$,胸前导联$RV_1>1.0mV$,$RV_1+SV_5>1.2mV$,V_1导联R/S>1,Ⅱ、Ⅲ、aVF、V_{4-6}导联ST段压低明显,符合右心室肥厚心电图表现。

六、双室肥大

双侧心室产生的向量相等,可相互抵消,心电图可正常;如果一侧心室产生的向量占优势,则表现为该侧心室肥大的图形,以左室肥大多见。少数情况下,显示双侧心室肥大的心电图特征。

心电图诊断标准

心电图同时出现右心室肥大和左心室肥大的一项和多项诊断标准为胸前导联出现左心室肥大图形,同时出现以下心电图改变之一者。

1.额面QKS波群电轴右偏超过+90°。

2.显著顺钟向转位。

3.V_1导联R/S>1。

4.V_5、V_6导联S/R>1。

5.右心房肥大,aVR导联R波>Q波,R波振幅>0.5mV。

换言之,双侧心室肥大是以优势侧图形特征表现的,当出现右室肥大的图形特征时,合并:心电轴左偏;RV_5电压异常增高;$RV_5+SV_1>4.0mV$。当出现左室肥大的图形特征时,合并:显著的心电轴右偏;V_1导联R/S>1;$RV_1>1.0mV$;RaVR>0.5mV;可诊断为双室肥大。

2009年AHA/ACCF/HRS联合发布的《心电图标准化与解析建议》中提出:在诊断左心室肥厚的同时,如心电图V_5或V_6导联出现显著的S波、电轴左偏、几个导联出现罕见高大的双向R/S复合体、右房异常等,均提示可能同时存在右心室肥厚。有先天性心脏病和右心室肥厚患者,V_{2-4}导联出现高R波以及深S波,同时两者振幅之和>60mm(6.0mV)时,则提示有左心室肥厚的存在。

第二节 电解质紊乱

一、高钾血症

（一）机制

高钾血症的心电图变化的原因是血钾升高影响了细胞及神经的电传导,高钾可以抑制电的兴奋性,导致细胞及神经的电活动不能下传,从而引起上级的信息不能下传或者减慢下传,从而表现为心率减慢、房室传导阻滞。另外由于上级不能下传导致下级的自律性细胞可以自行兴奋,故容易出现心室期前收缩和心室颤动等心律失常的表现。

（二）心电图表现

高钾血症心电图最典型的表现就是高耸的 T 波,有特征性改变,且与血钾升高的程度有关。

（1）一般早期当血清钾浓度>5.5mmol/L 时,会出现 T 波高尖对称,QT 时间缩短,基底狭窄而呈帐篷状。

（2）高钾血症的进一步加重,血清钾浓度在 7~8mmol/L 时,会出现 QRS 波群增宽,幅度下降,P 波降低或消失,P-R 间期延长,窦室传导。

（3）血钾进一步升高达 10mmol/L 以上时,即出现缓慢、规则、越来越宽大的 QRS 波群,最终 QRS-T 波融合,形成典型的高血钾正弦波形,致使在同一时期内心肌除极与复极参差并存,导致患者死于心脏停顿或室颤。

总之,高钾血症常见心电图表现:ST 段缩短,T 波高尖,QRS 波增宽,P 波消失,窦室传导。需要注意的是:不能单纯依靠心电图诊断高钾血症,而需要化验电解质,了解血钾的具体浓度。

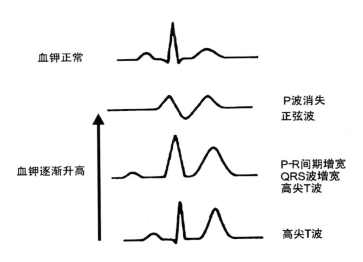

图 16-2-1 血钾水平变化与心电图改变

血钾正常

P波消失
正弦波

血钾逐渐升高

P-R间期增宽
QRS波增宽
高尖T波

高尖T波

（三）病因

引起高血钾的症状原因比较多的,常见的原因可能是由于肾脏功能不全、脱水、酸中毒、外伤等引起,心电图可能同时出现早搏、心率减慢、传导阻滞等。

（四）病例

病例1

65岁男性患者,糖尿病史多年,肾功能不清,血清钾7.52mmol/L:

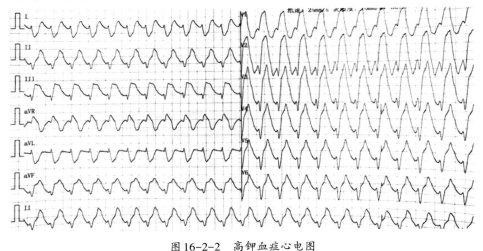

图 16-2-2 高钾血症心电图

【心电图诊断】

a.窦性心律。

b.QRS-T波融合,类似正弦波。

【诊断依据】

P波消失,出现规则宽大的QRS波,QRS-T波融合,形成典型的高血钾正弦波形。

病例2

李某,58岁,心悸伴出汗1h,既往糖尿病史20余年,血清钾9.5mmol/L。

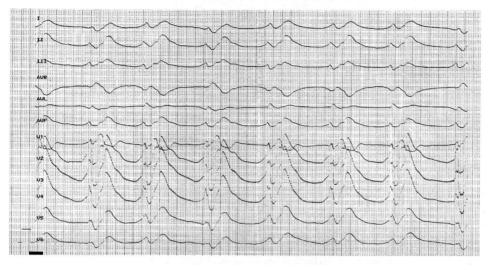

图16-2-3 高钾血症心电图

【心电图诊断】

a.异位心律:平均心室率42次/min。

b.QRS-T波融合,类似正弦波。

c.异常心电图。

【诊断依据】

P波消失,心房停搏,心室内传导阻滞,出现规则宽大的QRS波,QRS-T波融合,形成典型的高血钾正弦波形。

二、低钾血症

(一)机制

当细胞外钾离子浓度降低时,细胞膜对钾的通透性下降,细胞内外的钾离子浓度差更加明显,因此静息膜电位增加,即负值增大。一般膜电位不超过-90mV,不会使心脏传导减慢,由于3相阶段钾离子逸出减慢,致使复极坡度变慢,因而动作电位时程延长。由于这一作用在浦肯野纤维中比在心室肌中更为明显,故浦肯野纤维的动作电位延长超过心室肌。这反映在心电图上为Q-T间期延长、T波低平及U波增高。低血钾可引起心肌细胞自律性提高,出现各种心律失常,如期前收缩、阵发性心动过速等。室性心律失常比室上性心律失常更多见,严重时可出现多源性室性期前收缩、室性心动过速,甚至心室扑动、室颤等。

（二）常见心电图表现

1.U波增高,可达0.1mV,并可与T波融合成为"双峰T波"。

2.T波降低、平坦或倒置。

3.ST段下降,可达0.05mV。

4.Q-T间期延长。

5.出现各种心律失常,以窦性心动过速、室性早搏、阵发性心动过速最为常见。

（三）其他心电图表现

在临床工作中,并不是所有的低血钾都能很直观的在心电图上反映出来,现归纳其他心电图表现:

1.低血钾时最早期心律慢时,最常见的心电图改变是U波增高,并伴有Q-T或Q-U的延长,此种情况最常见,也容易辨认。

2.除U波增高外,P波增高是低血钾引起的另一个重要的心电图异常,此种增高的P波常见于Ⅱ、Ⅲ、aVF导联中。P波增高是低血钾后期的表现,它比U波增高晚出现,此种P波改变与"肺型P波"较相似,应注意辨认。

3.心率增快时,出现U波并与后面的P波相重叠,也可根据ST-T改变和Q-T间期延长来识别。

4.低血钾出现T-U融合时,常不能明确有无U波,故应密切结合临床,如T波倒置,应注意倒置T波双支是否完整,上升支有无顿挫,及T波时限与QRS时限前后是否相符,如T波直立,应注意T波顶端有无切迹及双峰。

5.异位心律（如快速房颤）时,出现低血钾则难以辨认。房颤时一般有ST段下移及T波倒置,此时T-U融合。

（四）病因

低血钾是心脏病中较常见的合并症,特别是心衰、慢性肾病、碱中毒时容易产生低钾血症。此外,长期腹泻、肠瘘、胃肠道引流、洗胃、长期应用葡萄糖或激素、周期性瘫痪、肾上腺皮质功能亢进、原发性醛固酮增多症等,也可能导致低血钾。应用洋地黄的患者在低血钾时更易出现心律失常。因此,应用洋地黄和利尿剂的患者,应重视血钾浓度的监测。

（五）示例

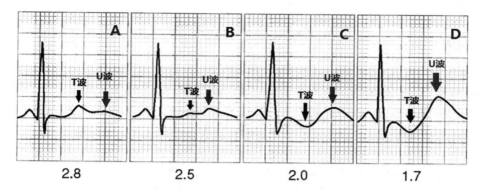

图 16-2-4　低钾水平变化与心电图改变（引自：方丕华、杨跃进主编《阜外心电图图谱》）

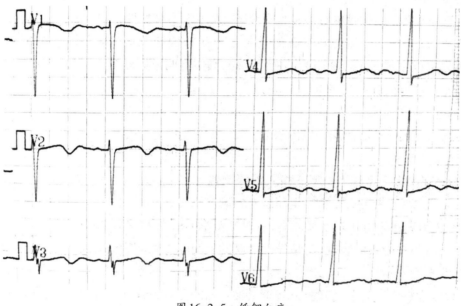

图 16-2-5　低钾血症

【心电图诊断】

a.窦性心律：73次/min。

b.异常U波。

c.异常心电图。

【诊断依据】

图16-2-5中T波后可见异常U波，U波波幅>1/2同导联T波波幅，结合临床，血钾3.13mmol/L，符合低钾血症心电图表现。

第三节　心肌病

心肌病是指心肌结构和功能异常的一组心肌疾病,由多种原因引起,常表现为心室扩张或肥厚、心律失常、心力衰竭等。心肌病的诊断主要依靠症状和影像学检查,心电图有时也可表现出特征性改变。本节主要介绍几种常见心肌病的心电图表现。

一、肥厚型心肌病(HCM)

(一)机制

以左室肥厚为主,偶尔右心室也可受累,大多为不对称性肥厚、室间隔及室壁肥厚,但不扩大,以室间隔厚度与左室后壁厚度之比>1.3,这作为肥厚型心肌病的诊断标志之一。临床上以左室流出道梗阻为主(占90%),其中室间隔肥厚型心肌病与心尖部肥厚型心肌病心电图改变各有其特点。

(二)心电图表现

1.室间隔肥厚型心肌病心电图表现

(1)ST-T改变

出现ST段水平型或下斜型下移,T波深倒置,以Ⅰ、aVL、V_{2-6}导联T波倒置多见。

(2)1/2~2/3患者可有左室高电压或左室肥厚

RV_5及RV_5+SV_1电压均明显增高,有时V_1导联QRS波群呈Rs型,R波电压>1.0mV,此时并非是右心室肥大的表现,而是异常增厚的室间隔左侧面除极时所产生的向右前向量增大所致。

(3)异常Q波深而窄,振幅≥同导联R波1/4,时限<0.04s,并伴有Ⅱ、Ⅲ、aVF导联T波直立,多见于Ⅰ、aVL、Ⅱ、Ⅲ、aVF、V_5、V_6导联。

(4)有些患者可有酷似右室肥厚的表现,V_1导联R波高大,T波倒置,伴有或不伴有左胸导联Q波。

(5)P波增宽,多数有左心房扩大的表现,有时有左心房扩大导致的"假性肺性P波",即Ⅱ、Ⅲ、aVF导联P波高尖。

(6)胸导联R波递增不良或骤变。

(7)各种心律失常

较常见的有室性早搏、室性心动过速、室上性心动过速、心房颤动等,半数以上为猝死。

(8)各种传导阻滞

房室传导阻滞、左束支传导阻滞等。

2.心尖肥厚型心肌病心电图表现

心尖肥厚型心肌病的特点是心肌肥厚局限在心尖部,一般不伴有流出道狭窄。

(1)ST-T改变

胸导联出现ST段显著下移(可达0.5mV),T波对称性深倒置,酷似"冠状T波"。倒置的程度 $TV_4>TV_5>TV_3$,V_{3-5}导联最明显。长时间固定不变。

(2)V_{3-6}导联出现高R波,呈现 $RV_4>RV_5>RV_6$,无异常Q波。V_3、V_4导联高振幅,R波伴深大非对称性倒置T波是左室心尖肥厚型心肌病心电图的特征性表现之一。

(3)Q-T间期延长。

(三)心电图诊断标准

邵虹等提出,当患者心电图符合以下3条及以上者,更具有诊断肥厚型心肌病的依据。

(1)Q波出现在 V_{4-6} 和(或)Ⅰ、aVL和(或)Ⅱ、Ⅲ、aVF导联时,Q波≤0.04s,且Q波的深度≥1/4R波。

(2)左心房肥大。

(3)ST段下移在 V_{4-6} 和(或)Ⅰ、aVL和(或)ST段下移Ⅱ、Ⅲ、aVF≥0.05mV,伴有T波倒置。

(4)RBBB合并ST-T改变。

(5)$TV_4>TV_5>TV_3$ 和(或)$RV_4>RV_5>RV_6$。

(6)单纯左心室肥厚不能作为诊断肥厚型心肌病的必要条件。

(7)心电图异常,短时间内无动态演变过程。

(8)家族遗传史。

(四)临床意义

肥厚型心肌病的诊断主要依靠超声心动图检查和心血管造影,心电图只有辅助诊断价值。但心电图改变出现远比超声表现早,是年轻人肥厚型心肌病的早期诊断线索。年轻人心电图出现深而窄的Q波并伴有同导联T波直立,高度提示为肥厚型心肌病。如果患者出现进行性左室肥厚,提示预后不良。需要与各部位的心肌梗死Q波进行鉴别。

(五)诊断线索

年轻男性患者,无高血压病史,出现左胸导联R波电压增高伴ST段压低、胸前导联T波倒置,应高度怀疑心尖部肥厚型心肌病;出现左胸导联窄而深的异常Q波伴R波电压增高,T波直立,应高度怀疑室间隔肥厚型心肌病。

(六)鉴别诊断

室间隔肥厚型心肌病常在前侧壁导联出现异常Q波,应与前侧壁心肌梗死相鉴别,相关要点如下:

(1)异常Q波达到后继R波深度的1/4,但宽度<30ms,前壁心肌梗死的Q波宽度一般>30ms;出现异常Q波的导联,T波往往直立,ST段无明显偏移,而前壁心肌梗死出现异常Q波的导联T波通常倒置,ST段可呈弓背向上型抬高。

（2）V$_5$、V$_6$导联出现高R波，而前壁心肌梗死时，V$_5$、V$_6$导联R波振幅减小。

（七）示例

病例1

患者乔某某，男，65岁，因突发晕厥1次入院。查心脏超声心电图示：室间隔厚度21mm。常规心电图示：心房颤动，左心室高肥厚，ST段改变。动态心电图示：全程心房颤动最长R-R间期为2.52ms，可见一阵次室性心动过速（见图16-3-1A、B、C）。

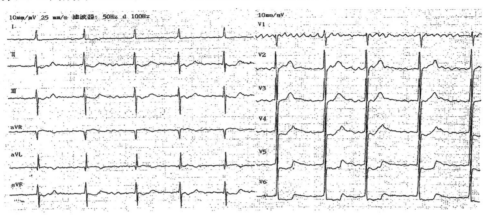

图16-3-1A　肥厚型心肌病患者心电图（室间隔肥厚）

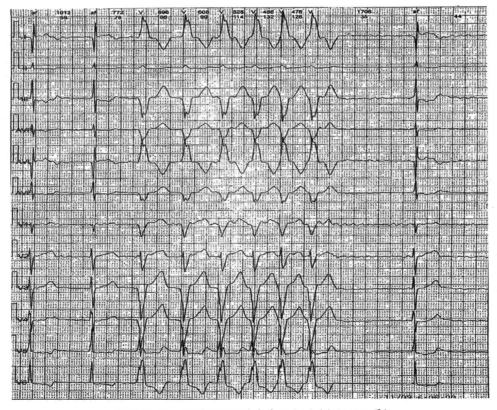

图16-3-1B　肥厚型心肌病患者心电图（室间隔肥厚）

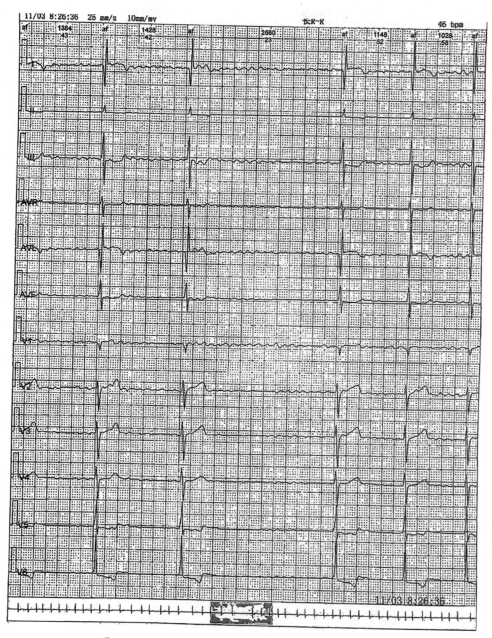

图16-3-1C 肥厚型心肌病患者心电图（室间隔肥厚）

病例2

吴某，男，肥厚性心肌病。心脏超声心动图：心尖部肥厚。心电图示：心房扑动，以不同比例下传，V_1、V_2、Ⅱ、Ⅲ、aVF 导联出现Q波，Q波≤0.04s，且Q波的深度≥1/4R波（图16-3-2A、B、C）。

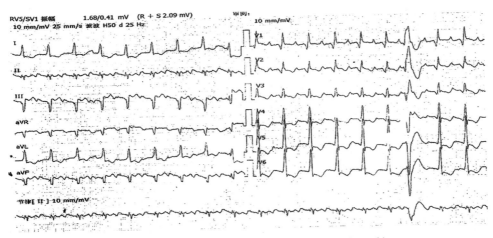

图 16-3-2A　肥厚型心肌病患者心电图（心尖部肥厚）

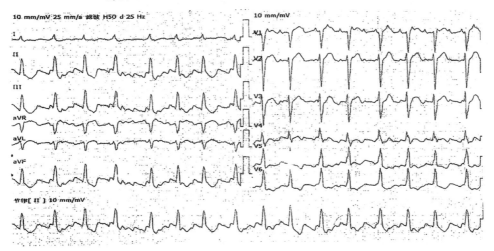

图 16-3-2B　肥厚型心肌病患者心电图（心尖部肥厚）

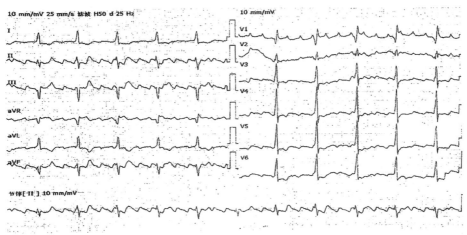

图 16-3-2C　肥厚型心肌病患者心电图（心尖部肥厚）

二、扩张型心肌病（DCM）

扩张型心肌病（DCM）是指由原发性或混合性心肌疾病导致一侧或双侧心腔扩大，继以心室收缩功能减退的原因不明的心肌病，30%~50% 患者具有家族遗传特点，常伴有骨骼肌和神经肌肉病变。病理生理改变：心肌细胞肥大、纤维组织增生，并出现非特异性退行性改变及间质纤维化；病变弥散，波及全心，但以左心室扩张为主，心室壁肥厚相对不明显甚至变薄；心脏收缩功能减退，心排血量减少引起心力衰竭。病变累及传导组织，可引起各种心律失常和传导障碍。

（一）心电图改变及其机制

1994 年，Momiyama 提出 DCM 心电图三联征具有较高的特异性，对于诊断 DCM 有重要的价值。三联征为左胸导联高电压、肢体导联低电压、胸前导联 R 波递增不良。

几乎所有病例都有心电图异常改变，以异位搏动和异位心律最为常见，其次为传导阻滞和 ST-T 改变。

1. 异位搏动和异位心律

90% 的患者有复杂性室性心律失常，如多源性和（或）多形性室性早搏、成对室性早搏、短阵性室性心动过速等，10%~20% 的患者出现房性心律失常，如房性早搏、短阵性房性心动过速及心房颤动等。有时，一些顽固性、难治性心律失常可能是扩张性心肌病早期诊断的重要线索。

2. 传导阻滞

最常见的是房室传导阻滞，以二度、三度阻滞多见，阻滞部位多在希氏束分叉以下，其次为不定型心室内传导阻滞、束支阻滞、双分支或三分支阻滞。传导阻滞的出现与病变累及传导系统后继发于心脏扩大，导致希-浦系统广泛受损。

3. 左心室高电压

约 10% 的患者出现左心室高电压，其发生率低与心室以扩张为主而心室壁增厚不明显有关。

4. QRS 波幅低电压

约占 15%，与心肌细胞退行性变、坏死、纤维化导致心室除极时所产生的电位减少有关。

5. 异常 Q 波

约占 11%~20%，常见于左胸导联及肢体导联，与心肌细胞片状坏死、疤痕形成（纤维化）有关。出现异常 Q 波，意味着心肌有较严重的病理学改变。

6. 胸导联 R 波递增不良 可见于部分患者，约占 10%。

7.非特异性ST-T改变

约占40%~50%,以R波为主导联ST段呈水平型或下斜型压低,T波低平、负正双相或倒置。

8.Q-T间期延长

约占20%,与心室除极、复极时间延长有关。

9.P波时间增宽

约占20%,与左心房负荷过重、扩大及左心房传导延缓有关。

(二)易引发猝死的心电图表现

1.多源性成对室性早搏、短阵性或持续性室性心动过速伴心室晚电位阳性者。

2.不定型心室内传导阻滞、双分支阻滞及三分支阻滞。

(三)示例

患者,女,心慌乏力1个月就诊,查心脏超声心动图提示:全心扩大,排他性诊断后,明确为扩张型心肌病。

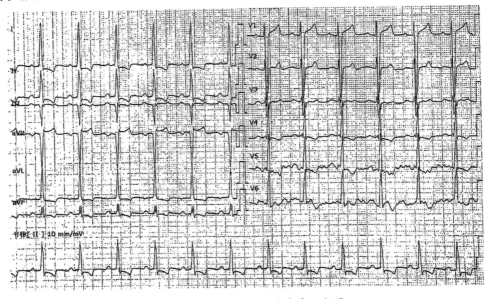

图16-3-3　扩张型心肌病患者心电图

【心电图诊断】

　a.窦性心律:86次/min。

　b.一度房室传导阻滞。

　c.左心室肥大。

　d.异常心电图。

【诊断依据】

　a.图16-3-3中P-R间期0.222s,符合一度房室传导阻滞心电图表现。

b.RV_5+SV_1为4.74mV,>3.5mV,Ⅰ、Ⅱ、aVF、aVL、V_{4-6}导联ST段压低约0.05mV,T波倒置,符合左心室肥厚心电图表现。

三、限制型心肌病（RCM）

RCM是一种因心肌僵硬度升高导致以舒张功能严重受损为主要特征的心肌病,目前尚无公认的诊断标准。

（一）心电图特征

1.淀粉样变性所致RCM患者注意QRS波低电压和右束支传导阻滞。

2.QRS波低电压。

3.传导阻滞。

4.呈室性/室上性心律失常表现。

四、致心律失常性右室心肌病（ARVC）

ARVC是一种主要以右室心肌组织不同程度地被纤维组织所取代的心肌疾病,患者以心律失常表现为主,包括室早、持续性和非持续性室速。

（一）ARVC心肌除极、传导异常标准（心电图及晚电位）

1.原诊断标准

（1）Epsilon波或右胸导联（V_{1-3}）局部波群时限延长（>110ms）。

（2）次要条件:晚电位（信号平均心电图）。

2.更新后诊断标准

（1）右胸导联（V_{1-3}）存在Epsilon波（在QRS波群终末部至T波起始部之间出现的低振幅信号）。

（2）在QRS时限<110ms情况下,信号平均心电图检查3个参数中至少1个异常。

a.f-QRS（滤波的QRS时限）≥114ms。

b.LAS（低振幅信号时限,即<40μV的QRS终末部时限）≥38ms。

c.RMS40（QRS终末40ms的均方根电压）≤20μV。

d.QRS波群终末部激时限≥55ms,无完全性右束支传导阻滞时V_1、V_2或V_3导联测量S波的最低点至QRS波群终末,包括R波在内。

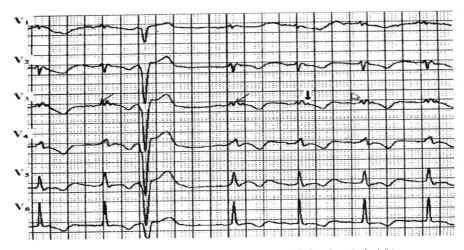

图 16-3-4　Epsilon 波(箭头处)　(此图引自《临床心电杂志》)

【心电图诊断】

窦性心律,心电轴右偏,室性期前收缩,V_3导联 r 波后 ST 段前可见一向上持续的小棘样波(图 16-3-4 中箭头示),结合临床考虑为 Epsilon 波,ST-T 改变。

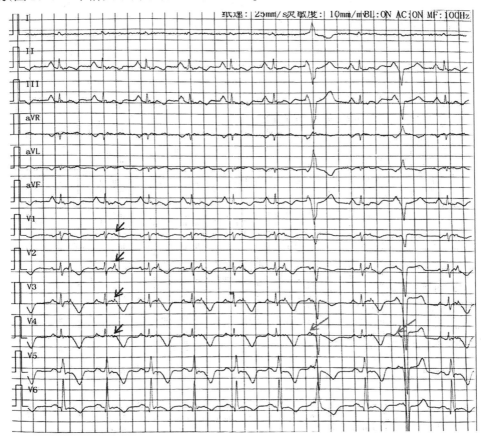

图 16-3-5　Epsilon 波(箭头处)

【心电图诊断】

窦性心律频发房性期前收缩伴室内差异性传导，V$_{1-4}$导联ST段前可见Epsilon波，T波改变。

【诊断依据】

图16-3-5中第7、9个P′波（箭头处）提前出现，形态与窦性P波不同，其后QRS波宽大畸形，在10s内发生2个，符合频发房性期前收缩伴室内差异性传导心电图表现；V$_{1-4}$导联ST段前可见一向上持续的小棘样波（箭头处），符合Epsilon波；该图中Ⅱ、Ⅲ、aVF、V$_{4-6}$导联T波倒置，符合T波改变心电图表现。

（二）ARVC室性心律失常标准（心电图及动态心电图）

1.原诊断标准

（1）左束支传导阻滞型室性心动过速（持续性或非持续性）。

（2）Holter显示频发室性期前收缩（24h>1000个）。

2.更新后诊断标准

（1）非持续性或持续性左束支传导阻滞型室性心动过速，伴电轴向上（Ⅱ、Ⅲ、aVF的QRS波群负向或不定型，aVL正向）。

（2）非持续性或持续性右心室流出道型室性心动过速，左束支传导阻滞型室性心动过速伴电轴向下（Ⅱ、Ⅲ、aVF的QRS波群正向，aVL负向），或电轴不定型。

（3）Holter显示室性期前收缩（24h>500个）。

第四节　急性肺栓塞

肺栓塞患者大多是基于临床表现来怀疑和诊断的，主要根据病史、症状、体征及某些基本实验检查，如X线胸片、心电图、超声心动图和血浆D-二聚体，其中心电图是最主要的检查手段，接诊医生可以根据心电图的变化对急性肺栓塞做出初步的诊断，为患者的进一步诊治赢取了时间。几乎所有有症状的急性肺栓塞患者，心电图都会有不同程度的改变。但是肺栓塞患者心电图缺乏足够的特异性，容易误诊为其他疾病，尤其是冠心病心肌缺血、心内膜下心肌梗死。

1.急性肺栓塞常见心电图表现

（1）心律失常（窦性心动过速、心房扑动、心房颤动、房性心动过速及房性期前收缩等）。

（2）非特异性ST-T改变，右侧胸前导联T波倒置。

（3）S_IQ_{III}或$S_IQ_{III}T_{III}$形；S_I一般指Ⅰ导联S波>0.15mV，中国医学科学院阜外医院统计认为急性肺栓塞患者S_I平均>0.19mV。

（4.）右束支阻滞。

（5）急性肺栓塞的心电图也可能完全正常。

2.肺栓塞其他不典型的心电图表现

（1）SaVL>0.15mV。

（2）正常情况下胸前导联过渡区应在V_3导联，肺栓塞患者由于右心室负荷过重，胸前导联过渡区左移至V_5导联。

（3）电轴右偏。

（4）肢体导联QRS波群低电压（<0.5mV）。

（5）阜外医院程显声教授认为需要留心观察一些心电图不典型或轻微的改变，如TV_{1-2}倒置，SV_1（或V_{3R-5R}）粗钝挫折，也可能提示肺栓塞。

（三）示例

病例1

李某，女，74岁，因胸闷憋气3d入院。入院查D-二聚体4.46mg/L，查CTPA诊断肺栓塞。

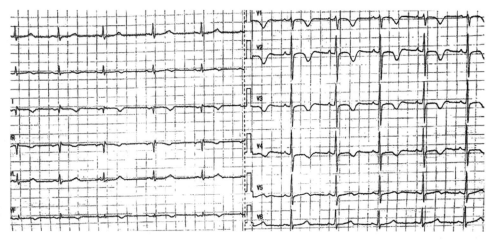

图16-4-1　肺栓塞患者心电图

【心电图诊断】

a.窦性心律。

b.$S_IQ_{III}T_{III}$。

c.T波改变（V_{1-4}导联）。

【诊断依据】

a.图16-4-1中Ⅰ导联S波>0.15mV，Ⅲ导联有异常Q波，T波倒置，符合$S_IQ_{III}T_{III}$心电图

表现。

b.V_{1-4}导联T波倒置,符合T波改变心电图表现。

【鉴别诊断】

急性下壁心肌梗死通常右冠或左回旋支受累,心电图表现在Ⅱ、Ⅲ、aVF导联,如为STEMI,则表现为Ⅱ、Ⅲ、aVF导联ST段抬高或异常高大不对称的T波,若累及Ⅰ导联,则表现为ST段压低。如为NSTEMI,则表现为Ⅱ、Ⅲ、aVF导联同时出现ST段压低和T波倒置。

病例2

张某,男,活动后呼吸困难3d就诊,患有高脂血症病史,肥胖,既往长期大量吸烟史。查CTPA示肺栓塞。

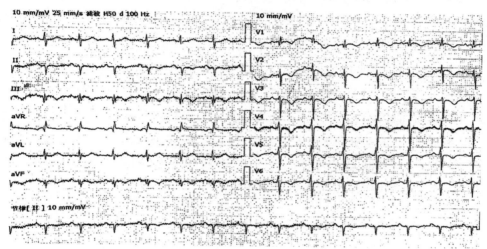

图16-4-2 肺栓塞患者心电图

【心电图诊断】

a.窦性心律:87次/min。

b.$S_I Q_{Ⅲ} T_{Ⅲ}$。

c.右心室高电压。

d.异常心电图。

【诊断依据】

a.图16-4-2中Ⅰ导联S波>0.15mV,Ⅲ导联有异常Q波,T波倒置,符合$S_I Q_{Ⅲ} T_{Ⅲ}$心电图表现。

b.该图中$RV_1+SV_5>1.05mv$,胸前导联T波倒置,胸前导联过渡区左移至V_5导联。

第五节　主动脉夹层

一、机制

对于有剧烈撕裂样胸痛、双上肢血压明显差异的患者,应警惕主动脉夹层的可能。主动脉夹层患者心电图改变可能的机制:主动脉夹层发生时血肿可压迫冠状动脉开口使血流不能满足心肌代谢的需要而引起心肌急剧缺血、缺氧。1%~2%近端主动脉夹层分离的内膜片会累及冠状动脉开口引起心肌梗死,且对右冠状动脉的影响比左冠状动脉大,所以心电图上心肌梗死改变多在下壁或发生缓慢心律失常,而此时溶栓更增加了该病的风险;另外,主动脉夹层常见病因为高血压、动脉粥样硬化等,基础存在冠状动脉狭窄和左室肥大,因而心电图表现为心肌缺血和左心室高电压、肥大劳损等。心电图表现类似心包炎改变可能因为主动脉夹层血肿破裂向心包腔缓慢漏血液时造成心外膜弥漫性受损所致。所以,主动脉夹层患者大多存在心电图的多种变化,有ST段改变,T波低平或倒置等,尽管无特异性,但仍然可提供患者基础疾病以及心脏心电图改变的信息,这对主动脉夹层患者正确临床评估及治疗有重要意义。

二、心电图表现

1.主动脉夹层患者中,1/3心电图显示左心室肥大,1/3心电图正常。

2.另有报道,20.8%的患者心电图为心肌缺血性改变,其中个别心电图改变类似急性下壁心肌梗死。

3.有些患者心电图改变类似急性心包炎。

4.有些表现为房性传导阻滞者。

5.ST段改变、T波低平或倒置等。

主动脉夹层患者大多存在心电图的多种变化。尽管无特异性,但仍然可提供患者基础疾病以及心脏心电图改变的信息,对主动脉夹层患者正确临床评估及治疗有重要意义。

三、示例

毛某,53岁,突发性剧烈胸痛2h就诊,查主动脉CTA示:A型夹层(Stanford分型)。

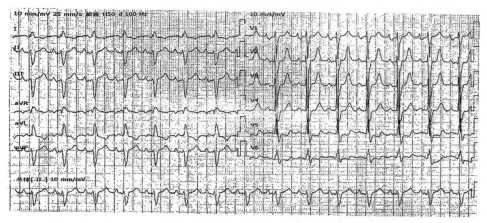

图16-5-1 主动脉夹层A型夹层（Stanford分型）患者心电图

【心电图诊断】

a.窦性心律：91次/min。

b.Ptf $V_1 \approx -0.04$mm·s。

c.ST段改变（Ⅰ、aVL、V_5、V_6）。

d.异常心电图。

【诊断依据】

a.Ptf $V_1 \approx -0.04$mm·s，提示左心房压力大。

b.Ⅰ、aVL、V_5、V_6导联ST段压低0.05mV，符合ST段改变心电图表现。

第六节 急性心包炎、心脏压塞

据统计，约90%的急性心包炎患者可能出现心电图异常、心率增快。常见的心电图改变有：

1.ST段上抬移位

因炎症累及和心包渗液压迫心外膜下心肌，产生损伤和缺血。

2.T波改变

由于心外膜下心肌纤维复极延迟。

3.P-R段移位

除aVR和V_1导联外，P-R段压低，提示心包膜下心房肌受损。

4.急性心包炎的心电图演变，典型演变可分4期：

（1）ST段呈弓背向下型抬高，T波高。一般急性心包炎为弥漫性病变，故出现于除aVR和V_1外的所有导联，持续2~7d。V_6的ST/T比值≥0.25。

（2）几天后ST段回复到基线，T波减低、变平。

（3）T波呈对称型倒置并达最大深度，无对应导联相反的改变（除aVR和V_1直立外）。可持续数周、数月或长期存在。

（4）T波恢复直立，一般在3个月内。病变较轻或局限时可有不典型的演变，出现部分导联的ST段、T波的改变和仅有ST段或T波改变。

病例1

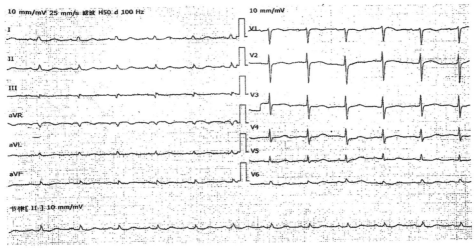

图16-6-1　甲状腺功能减低致大量心包积液患者心电图

【心电图诊断】

a.窦性心律：74次/min。

b.肢体导联低电压。

【诊断依据】

图16-6-1中肢体导联QRS波群波幅<0.5mV，符合肢体导联低电压心电图表现，结合病史超声诊断为甲状腺功能减退致大量心包积液。

第七节 张力性气胸

典型气胸患者的诊断并不困难,但有些气胸患者因其心电图改变可能被误诊为其他疾病,因此仔细阅读心电图改变,有可能为气胸诊断提供线索。

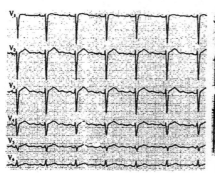

A.一例左侧自发性气胸患者的心电图(X线胸片示左肺压缩70%),胸导联R波递增不足,V_{4~6}低电压

B.一例右侧自发性气胸患者的心电图(X线胸片示右肺压缩60%),随呼吸运动V₁、V₂QRS电压呈数个高波渐转至数个低波样规律性改变

图 16-7-1 气胸患者心电图

一、左侧气胸心电图表现

1.窦性心动过速。

2.QRS顺钟向转位

左侧气胸使心脏失去左肺下叶内侧心压迹处肺组织的支撑作用而循长轴顺时钟旋转,表现为心电图的QRS顺钟向转位。

3.左胸导联QRS电压逐渐降低,并出现低电压现象

在左侧气胸时,由于左侧肺脏萎缩,心脏不仅失去肺脏作为介质的传导作用,而且心脏胸肋面与胸壁之间的空气也阻碍了左胸导联(V_{3-6})的心电活动向体表传导,以致左胸导联QRS电压逐渐降低,并出现低电压现象。

二、右侧气胸心电图表现

1.最为突出的表现是QRS电压与呼吸周期呈一致性变化,即随呼吸动作呈现数个高波逐渐转至数个低波的规律性改变。

2.与通常"电压交替"不同是,T波高低变化与QRS电压的变化不完全呈正比,即QRS电压变化大,T波电压变化小或无变化。这一现象的产生可能是因一侧气胸导致两侧胸腔压力不等,呼吸动作使纵隔摆动所致,吸气时心脏右侧摆动从而使V_1、V_2导联QRS电压增高。

第八节 风湿性心脏病

一、风湿性心脏病病理生理及心电图表现

风湿性心脏病是风湿热重度发作或者反复发作引起心脏瓣膜损害,常变现为二尖瓣、三尖瓣、主动脉瓣、肺动脉瓣中的一个或者几个瓣膜狭窄和(或)关闭不全。其中,二尖瓣损害者约占70%,二尖瓣合并主动脉瓣损害者占20%~30%,单纯主动脉瓣病变者为2%~5%,三尖瓣和肺动脉瓣病变者少见。二尖瓣狭窄到一定程度,引起左心房扩大,肺动脉压力增高,到后期引起右心室肥厚。故心电图变化可表现为窦性心动过速、二尖瓣型P波、右心室肥厚、房颤、房扑等心电图改变。在Ⅰ、Ⅱ、aVL、aVR导联中P波增宽,P波有切迹,且两峰之间可达0.04s,称为二尖瓣型P波。房颤是风湿性心脏病常见的心电图表现,多与左心房结构变大有关。

二、示例

李某,女,65岁,风湿性心脏病20余年,心脏超声心动图提示:左房扩大,左室肥大,二尖瓣中度狭窄伴关闭不全。

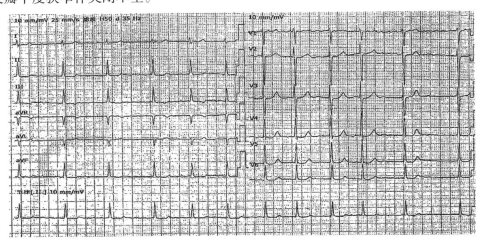

图16-8-1 风湿性心脏病患者心电图

【心电图诊断】

a.异位心律:平均心室率71次/min。

b.心房颤动。

c.ST-T改变(Ⅱ、Ⅲ、aVF导联)。

【诊断依据】

a. 图16-8-1中窦性P波消失,代之以形态、振幅、方向不一的f波出现,心室律绝对不齐,平均心室率71次/min,符合缓慢型心房颤动心电图表现。

b. Ⅱ、Ⅲ、aVF导联ST段水平型压低,T波低平,波幅<1/4R波,符合ST-T改变心电图表现。

(陆玉琴)

参考文献

[1] 肖志华.Niagara 瀑布样 T 波伴多种心电图表现 1 例[J].中国心脏起搏与心电生理杂志,2021,35(03):280-282.

[2] 尹春娥,吴寸草,郭继鸿,等.广义 Epsilon 波对 ARVC 诊断价值的研究[J].临床心电学杂志,2020,29(05):342-345.

[3] 汪佳丽,余莉芳.阵发性三度房室传导阻滞伴心室停搏 2 例[J].心电与循环,2020,39(01):83-85.

[4] 姚雪峰.神经源性 J 波 1 例[J].心电与循环,2020,39(01):89-90+101.

[5] 倪成韵,方世媚,吴超.心房分离 1 例[J].中国心脏起搏与心电生理杂志,2019,33(06):565-567.

[6] 石素琴,邓金芳.心肌桥患者一过性缺血性 J 波 1 例[J].心电与循环,2019,38(04):330-332.

[7] 杨丹丹.广义 Epsilon 波[J].临床心电学杂志,2019,28(03):235.

[8] 江旖莹,张凌志.低温性 J 波综合征 1 例[J].心电与循环,2018,37(06):417-418.

[9] 郭继鸿.宽 QRS 波心动过速的鉴别诊断:室速积分法[J].临床心电学杂志,2018,27(01):55-64.

[10] 国卫民.房性期前收缩二联律伴交替性右束支蝉联现象 1 例[J].实用心电学杂志,2007(02):148.

[11] 宋灼华.窦性期前收缩 2 例[J].实用心电学杂志,2007(01):61-62.

[12] 郭继鸿.Brugada 综合征的诊断与治疗[J].临床心电学杂志,2005(03):215-223.

[13] 郭继鸿.Lambda 波[J].临床心电学杂志,2004(04):291-295.

[14] 许原,张华萍.房性并行心律与心房分离[J].临床心电学杂志,2001(03):190-192.